GESUNDER SCHLAF

Schlafstörungen
erfolgreich behandeln

GESUNDER SCHLAF

Schlafstörungen erfolgreich behandeln

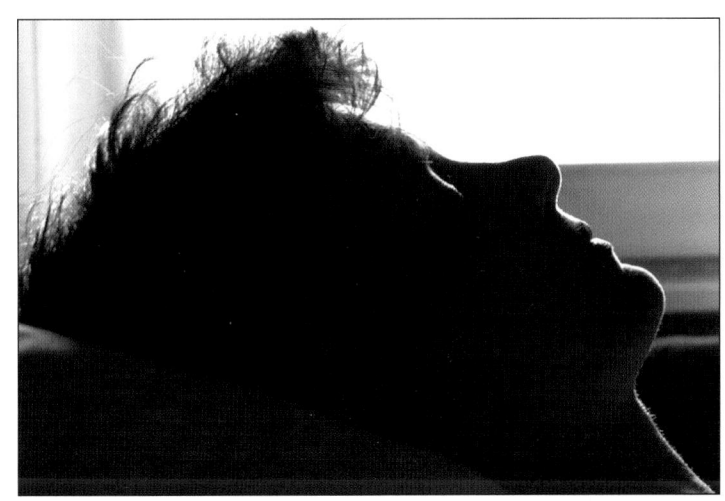

NEUER
HONOS
VERLAG

Herausgeber:

Dr. med. Ralf D. Fischbach

Dr. med. Guido Ern

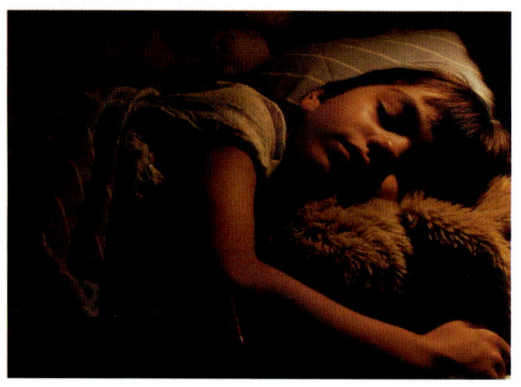

© by Neuer Honos Verlag
in der VEMAG Verlags- und Medien Aktiengesellschaft, Köln
Dieses Buch entstand mit freundlicher Unterstützung
der Qualimedic.com AG (www.qualimedic.de)
Redaktion: Das Redaktionsbüro, Köln
Covermotive: Zefa, PhotoDisc
Fotos: PhotoDisc, mediXtra 2001 (Andreas Frädrich)
Infografiken: Kerstin Pressel, Thomas Hammer
Fotos: Peter Schmidt
Gesamtherstellung: Neuer Honos Verlag
Alle Rechte vorbehalten

ISBN 3-8299-5543-X

Inhalt

Inhalt

Vorwort

Der Schlaf ist unverzichtbar für die physische und psychische Erholung des Organismus. Wie bedeutsam ein gesunder Schlaf ist, wird uns erst bewusst, wenn er sich nicht einstellen will oder durch innere Unruhe oder Angstattacken unterbrochen wird.

Fehlt der Schlaf, reduziert sich unsere Lebensqualität rasch auf ein Minimum. Die Unfallgefährdung am Tage nimmt zu, häufig kommt es zum beruflichen und sozialen Abstieg.

Besonders heimtückisch ist die schleichende Beeinträchtigung der Gesundheit beim so genannten Schlafapnoe-Syndrom. Hier bleibt dem Betroffenen der Zusammenhang zwischen Schlafstörung und fehlender Leistungsfähigkeit am Tage lange verborgen, da die Alarmreaktionen des Organismus während des Schlafes nicht bewusst wahrgenommen werden. Häufig erkennt erst der Partner die Beziehung zwischen Tagesmüdigkeit und nächtlicher Erstickungssymptomatik beim Aussetzen der Atmung.

Die medizinische Schlafforschung als relativ junge Wissenschaft hat die Aufmerksamkeit der Öffentlichkeit auf diese Zusammenhänge gelenkt. Sie hat in der Kürze der Zeit bereits enorme Fortschritte erzielen können. Der Schlaf und die Funktion des menschlichen Körpers während des Schlafes werden zunehmend erforscht. Modernste Medizin in Schlaflaboren ermöglicht eine immer genauere Diagnostik der Ursachen.

Dieses Buch soll den medizinischen Rat eines Spezialisten nicht ersetzen. Den Lesern wird nahegelegt, für die Behandlung ihrer Schlafprobleme einen Facharzt aufzusuchen.

Im Vorfeld wird durch zahlreiche praktische Ratschläge der Weg zu einem ruhigen erholsameren Schlaf gewiesen.

Dr. med. Ralf D. Fischbach
Dr. med. Guido Ern

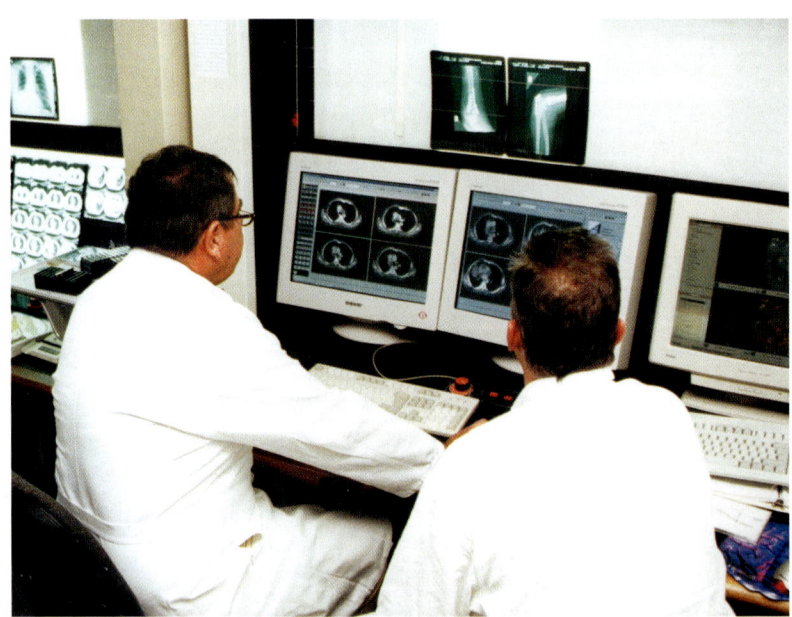

Der Schlaf im Wandel der Zeit

Schlaf ist ein veränderter Bewusstseinszustand, der einige Stunden andauert. Die Sinne nehmen nicht mehr bewusst wahr. Schlaf ist so selbstverständlich, dass über seine Entstehung und seinen Sinn kaum nachgedacht wird. Erst bei Störungen wird Schlaf bewusst, wird zum „Problem". In der jüngeren Zeit wird Schlaf auch für die Wissenschaft immer interessanter. Neue Erkenntnisse ermöglichen nun Antworten auf Fragen, die die Menschen seit Jahrhunderten beschäftigt haben. Die Schlafforschung steht im Zusammenhang mit vielen verschiedenen Wissensgebieten.

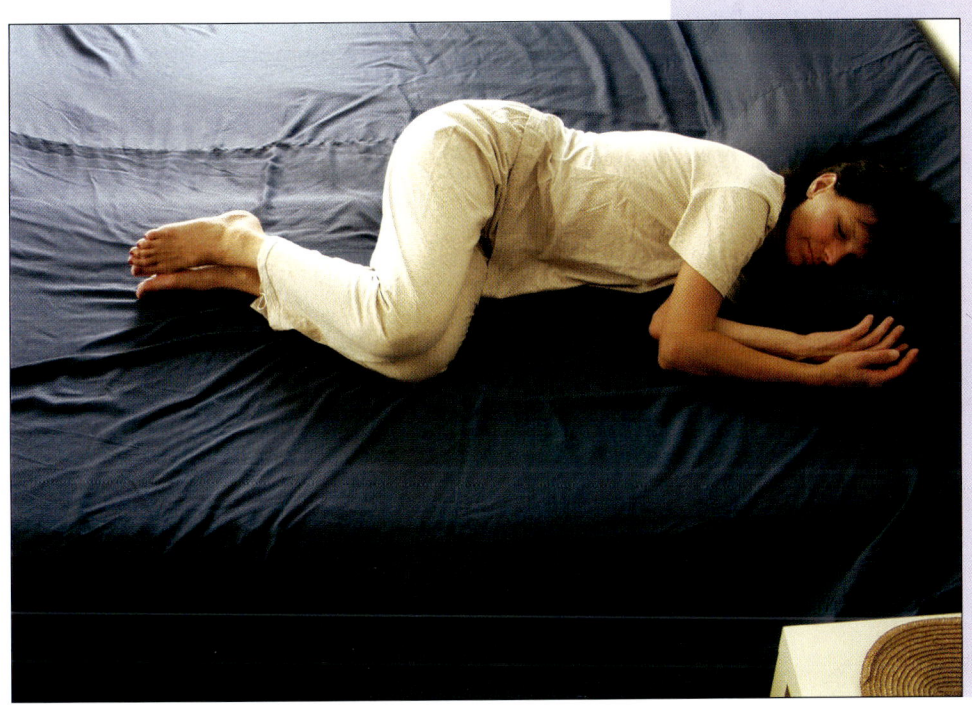

Vom schlafenden Menschen

Der Mensch schläft ein Drittel seines Lebens. Dabei ist Schlaf ein aktiver Prozess, der der Regeneration und Wiederherstellung des Körpers dient. Müdigkeit und das Bedürfnis zu schlafen sind ein automatischer Prozess und erfolgen wie das Aufwachen und Sichwachfühlen von selbst.

Nicht ein einziger Stoff, wie lange Zeit angenommen, sondern viele verschiedene bewirken Schlaf und Müdigkeit. Sie werden im Hirnstamm ausgeschüttet und aktivieren die spezifischen Nervenzellen, die für Müdigkeit und Einschlafen verantwortlich sind. Doch nicht nur diese Stoffe im Gehirn, sondern auch ein gewisser Schlaf-/Wach-Rhythmus steuern den Schlaf. Versuchspersonen, die keinerlei Zeitinformationen besaßen, wurden regelmäßig müde, gingen schlafen und wachten regelmäßig wieder auf. Der Ablauf pegelte sich auf 25 Stunden ein. Diese Versuche beweisen, dass der Schlaf-/Wach-Rhythmus nicht durch äußere Einflüsse wie Alltag und Tagesablauf gesteuert wird, sondern durch eine innere Uhr, die den biologischen Rhythmus lenkt.

Schlaf gehört wie die Nahrungsaufnahme zu den Grundbedürfnissen unseres Lebens und ist ein wichtiger Bestandteil von Fühlen und Erleben. Ein Mangel an gesundem Schlaf macht uns reizbarer, konzentrationsgeschwächter, lethargischer und unsere Leistungsfähigkeit lässt schnell nach. Ein permanenter Schlafentzug kann unser Verhalten und Empfinden erheblich verändern und bis hin zu Halluzinationen führen.

Tagsüber ist das Bewusstsein auf das Wahrnehmen von Sinneseindrücken eingestellt, nachts eher auf die Eigenschaften der rechten Gehirnhälfte: fantasieren, frei assoziieren. Im Schlaf versucht das Gehirn, ein Gleichgewicht aller tagsüber gewonnenen Reize herzustellen. Dies geschieht durch die Dynamik von Anspannung und Aktivierung im Gegensatz zu regelmäßig auftretenden entspannten Phasen und Traumelementen, die nachts unsere Lernvorgänge ermöglichen.

Schlaf bedeutet also auch ein aktives Erleben, eben nur auf einem anderen Bewusstseinsniveau und von anderen Hirnregionen gesteuert. In den sechs bis sieben Stunden Nachtschlaf werden sehr unterschiedliche und gegensätzliche Gefühle verarbeitet.

Schlafen für die Gesundheit

Schlaf ist das Wichtigste für Wohlbefinden und Ausgeglichenheit, besonders im Frühjahr, wenn der Körper mit dem Wechsel des Tageszeiten-Rhythmus und den Temperaturschwankungen konfrontiert wird. Dauerhafter oder länger bestehender Schlafmangel führt zu einer frühzeitigen Alterung: Die Stresshormone (Cortisol) im Blut nehmen zu. Die Glucosetoleranz verschlechtert sich. Denn nachts ist der Körper damit beschäftigt, sich zu regenerieren, Zellen zu erneuern, Energiespeicher aufzufüllen und schädliche Stoffe (Umweltgifte) abzubauen.

Schlafmangel kann also wirklich krank machen, und zwar physisch und psychisch. Schlaf ist lebenswichtig. Schon nach ca. 60 Stunden litten Versuchspersonen bei totalem Schlafentzug unter Halluzinationen und Wahnvorstellungen.

Das Schlafbedürfnis nimmt mit fortdauernder Wachzeit zu. Wer lange nicht geschlafen hat, braucht sich nur hinzusetzen und kann sofort einschlafen oder beginnt einzunicken. Nach Schlafeintritt nimmt das Schlafbedürfnis in einzelnen Schritten ab. Zu Beginn ist der Schlaf tief und wird in den folgenden Stunden oberflächlicher. Auch Bewegungen im Schlaf werden mit fortschreitender Schlafdauer häufiger.

Ist die Anstrengung tagsüber sehr groß, wird auch das Schlafbedürfnis größer. Trotzdem ist die so genannte Wachzeit für das Schlafbedürfnis entscheidender. Man kann also sagen: lange Wachzeit = großes Schlafbedürfnis.

Bei Experimenten mit längerem Schlafentzug wurde immer wieder beobachtet, dass es den Versuchspersonen in den frühen Morgenstunden ganz besonders schwer fiel, wach zu bleiben. Das Schlafbedürfnis schien ihnen zu diesem Zeitpunkt fast unüberwindlich zu sein. War diese kritische Periode einmal überstanden, dann machte es weniger Mühe, wach zu bleiben.

Auch ist interessant, dass der Rhythmus der Schlafbereitschaft spiegelbildlich zu jenem

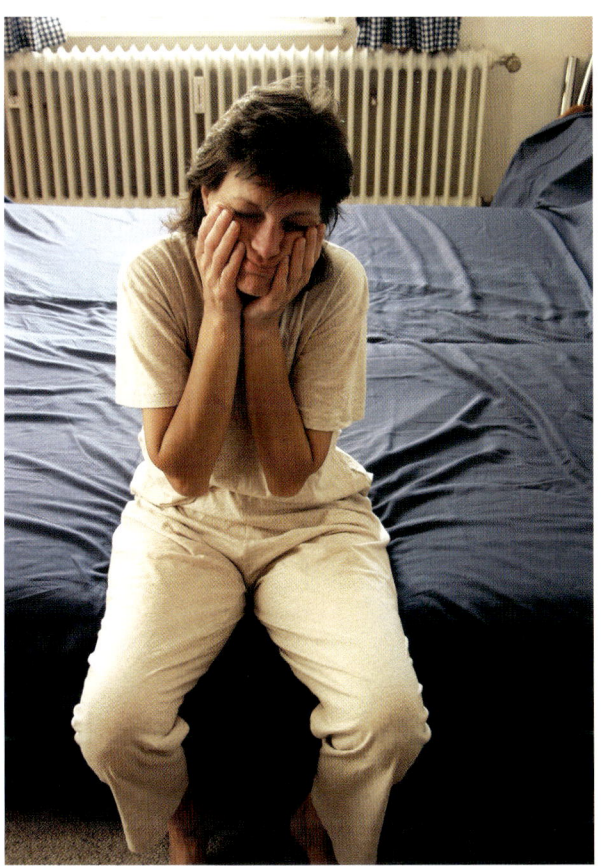

Abb. 1.1: Es gibt einen Punkt, an dem die Müdigkeit kaum noch zu ignorieren ist.

der Körpertemperatur verläuft. Die Schlaftendenz ist hoch, wenn die Körpertemperatur an ihrem Tiefpunkt angelangt ist, und sie ist klein, wenn die Temperatur ihr Maximum erreicht. Diese Beobachtungen machen deutlich, dass die Schlafbereitschaft nicht nur von der im Wachen verbrachten Zeitdauer abhängt und auch nicht ausschließlich von der jeweiligen Betätigung am Tag, sondern auch stark von einem von Schlafen und Wachen unbeeinflussten tagesrhythmischen Vorgang bestimmt wird. Auf dem Zifferblatt unserer „inneren Uhr" ist die Zeit des Schlafens offenbar vorbestimmt.

Die Bedeutung des Schlafes

Die Frage nach der Bedeutung des Schlafes kann bis heute nicht eindeutig beantwortet werden. Der Schlafvorgang kann sowohl als Anpassung an äußere als auch an innere Gegebenheiten gedeutet werden.

Im Schlaf ist der Energieverbrauch durch die Herabsetzung des Stoffwechsels und der Wärmeabgabe reduziert. Die Inaktivität schlafender Lebewesen kann also als eine Sparmaßnahme mit Rücksicht auf die begrenzten Energiereserven verstanden werden, die sich bei dauernder Aktivität schnell erschöpfen würden.

Die in den südlichen Ländern verbreitete Siesta ist ein gutes Beispiel für die Möglichkeit, das Schlaf-/Wach-Verhalten mit den klimatischen Bedingungen optimal in Übereinstimmung zu bringen. Der Schlaf dient aber zweifellos auch zur Verhütung von Erschöpfung, die als Folge allzu langer Wachaktivität auftreten könnte. Ähnlich wie die Mahlzeiten zu bestimmten Zeiten eingenommen werden, um Hunger zu vermeiden, hat wohl auch der regelmäßige Schlaf eine entsprechend präventive Funktion.

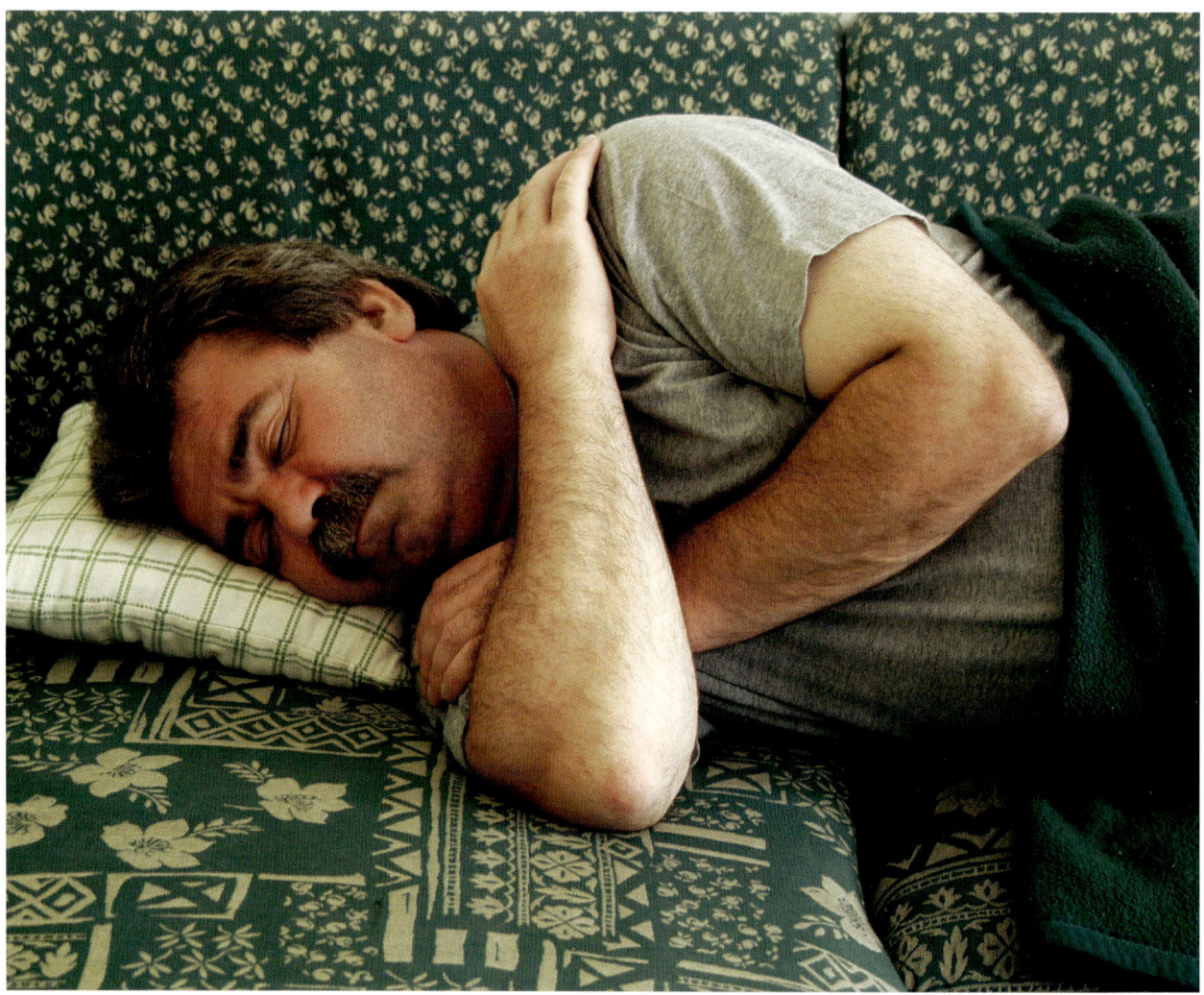

Abb. 1.2: In südlichen Ländern hat der Mittagsschlaf – die Siesta – Tradition.

Die wichtigste Funktion des Schlafes ist jedoch die Erholung. Man geht abends müde ins Bett und wacht im Idealfall morgens fit, wach und regeneriert auf. Welche Mechanismen während des Schlafes Erholung bringen, lässt sich nur vermuten: Das Ruhen der Sinnesorgane sowie die Entspannung der Muskeln lassen eine vollständige Regeneration des Körpers zu. Während des Schlafes finden Aufbauprozesse im Körper statt: Die hohe Konzentration des Wachstumshormons zu Schlafbeginn sowie die niedrige Konzentration des an Abbauvorgängen beteiligten Hormons Cortisol sprechen für diese Annahme. Die entscheidenden Erholungsmechanismen sind indessen nach wie vor verborgen.

Das Wort „Schlaf"

„Schlaf" ist ein Wort germanischen Ursprungs, eine Substantivierung zum Tätigkeitswort „schlafen" (gotisch „sleps", alt- und mittelhochdeutsch „slaf"). Auch das niederländische „slaap" und das englische „sleep" haben diesen Ursprung. „Schlafen" bedeutet ursprünglich „schlapp werden" und ist mit dem Adjektiv „schlaff" verwandt. Dem Wort „Schlummer" liegt die indogermanische Wurzel „slu" (schlaff, herabhängend) zugrunde. Das Wort „slummern" (englisch: to slumber) taucht erstmals im Mittelhochdeutschen und Niederdeutschen auf und ist erst im 16. Jahrhundert von Martin Luther

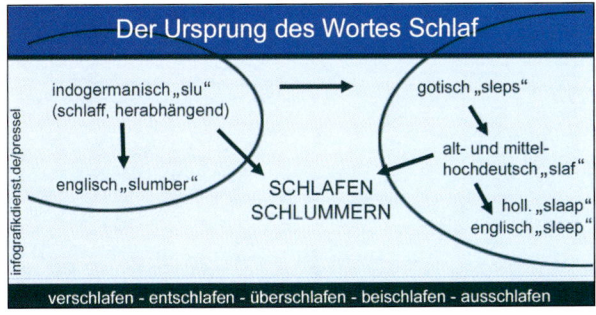

Der Ursprung des Wortes Schlaf

indogermanisch „slu"
(schlaff, herabhängend)

englisch „slumber"

SCHLAFEN
SCHLUMMERN

gotisch „sleps"

alt- und mittel-
hochdeutsch „slaf"

holl. „slaap"
englisch „sleep"

infografikdienst.de/pressel

verschlafen - entschlafen - überschlafen - beischlafen - ausschlafen

in die Schriftsprache eingeführt worden. „Dösen" (englisch: to doze) ist im Duden als „gedankenlos dasitzen, halb schlafen" definiert. Das Verb „dösen" ist erst im 19. Jahrhundert aus dem Niederdeutschen übernommen worden. Der umgangssprachliche Ausdruck „ein Nickerchen machen" entstammt dem Mittelhochdeutschen, wo „nücken" so viel wie „nicken, stutzen, leicht schlummern" bedeutete. „Er pennt" stammt aus der „Gaunersprache" und ist eine Ableitung von „Penne", das für ein einfaches Nachtlager oder eine Herberge genutzt wurde. Im Jiddischen bedeutet „pannai" so viel wie müßig.

Vom Hauptwort „Schlaf" leiten sich außerdem verschiedene Begriffe ab, die mit ihm in indirektem Bedeutungszusammenhang stehen, zum Beispiel „entschlafen", „beschlafen", „überschlafen", „Beischlaf", „Schläfe" etc.

Schlaf und Tod

Nicht nur für die alten Germanen waren Schlaf und Tod Geschwister, auch in der griechischen Mythologie sind Schlaf und Tod eng miteinander verwandt. Der sanfte Schlaf, Hypnos, und der mitleidlose Tod, Thanatos, sind beides Söhne der Nachtgöttin Nyx. Auch für Ovid ist der Schlaf ein „Abbild des Todes": „Er wohne in einer Höhle am Ufer des Lethebaches, wohin niemals die Sonne gelange. Am Eingang seiner Höh-

le stünden Mohn und tausenderlei Kräuter, aus denen die Nacht ihre Schlummersäfte gewinne, um damit das Land zu befeuchten."

Es versteht sich von selbst, dass der Schlaf in allen Kulturen ein Thema war, das als ein Synonym für den Tod oder den Zustand des Unbewussten behandelt wurde. So finden sich auch in der Bibel einige „Schlaf"-Stellen:

● „Ich liege und schlafe und erwache; denn der Herr hält mich" (Psalmen 3).

● „Siehe, der Hüter Israels schläft und schlummert nicht. Der Herr behütet dich" (Psalmen 121,4.5).

● Im Alten Testament ist bereits im Schöpfungsbericht von Schlaf die Rede, allerdings nicht vom gewöhnlichen, sondern vom „tiefen Schlaf" (hebräisch: „tardema"), in welchen Gott Adam versetzt, um ihm zur Erschaffung Evas eine Rippe zu entnehmen. So unglaubwürdig es klingt, hier entwickelt sich tatsächlich erstmalig die Idee einer Narkose.

Der Schlaf als Scheintod ist ein beliebtes und immer wiederkehrendes Motiv in Sage, Dichtung und Märchen. In Shakespeares Drama „Romeo und Julia" beispielsweise nimmt Julia eine Droge ein, um in einen mehrtägigen, todesähnlichen Schlaf zu fallen und dadurch der lästigen Obhut ihrer Familie zu entkommen. Leider lässt sich auch Romeo täuschen – mit dem bekannten schlimmen Ende. Wir erinnern uns auch an Schneewittchen, das zwar schon scheintot im Sarg liegt, aber im entscheidenden Augenblick doch noch erwacht. Oder Dornröschen, das durch eine an sich harmlose Verletzung in den vorhergesagten hundertjährigen Schlaf fällt. Nicht nur sie selbst schläft hundert Jahre, sondern mit ihr der König, die Königin und der gesamte Hofstaat – lediglich die Pflanzen sind dem Zauber entzogen, denn die Dornenhecke wächst und wächst.

Doch auch umgekehrt kann der Tod als ein schlafähnlicher Zustand gedeutet werden. In diesem Zusammenhang sei an die Geschichte des Lazarus im Johannesevangelium erinnert.

Die Bedeutung der Seele

In den östlichen Philosophien und Religionen wird Schlaf zuweilen als der eigentliche, wahre Zustand des Menschen dargestellt, Individuum und Universum sind eins. Der chinesische Philosoph Chuang Tzu (300 v. Chr.) erklärte es so: „Alles ist eins; im Schlaf ist die Seele ungestört und aufgenommen in diese Einheit; im Wachen hingegen ist sie abgelenkt und sieht die verschiedenen Gegebenheiten der Welt."

In der hinduistischen Philosophie kann sich der Mensch in vier Seinszuständen aufhalten:

1. im Wachzustand, der allen Menschen gemeinsam ist;
2. im Zustand des Träumens;
3. im Zustand des Tiefschlafs;
4. im überbewussten Zustand des eigentlichen Selbst.

Der Tiefschlaf (susupta) ist jener Zustand, in welchem man nichts begehrt und nicht träumt. An anderer Stelle wird der Tiefschlaf mit dem eigentlichen Selbst in Zusammenhang gebracht: „Wenn man tief schläft, ruhig und heiter, und keinen Traum sieht, das ist das Selbst (atman), das ist das Unsterbliche, Furchtlose, das ist Brahma."

In der jüdisch-christlichen Überlieferung dagegen ist der Schlaf selten ein erstrebens-

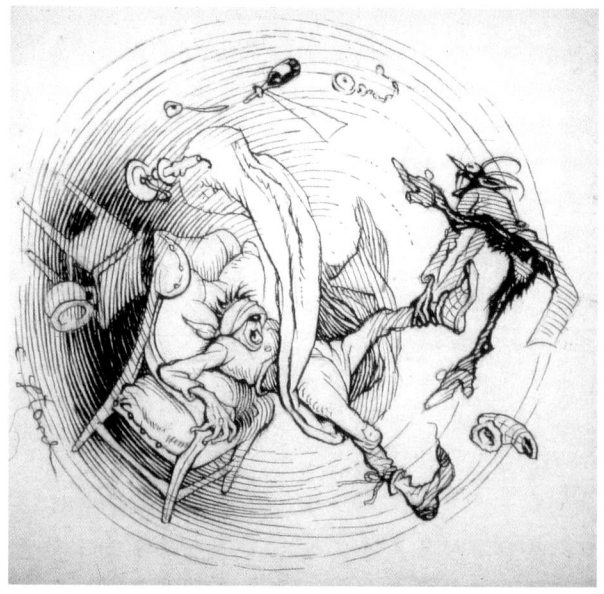

Abb. 1.3: Albträume (Kupferstich)

werter Zustand. So heißt es im Alten Testament: „Liebe den Schlaf nicht, dass du nicht arm werdest; lass deine Augen wacker sein, so wirst du Brot genug haben" (Sprüche 20,13). Nur der durch harte Arbeit redlich verdiente Schlaf ist ein guter Schlaf: „Wer arbeitet, dem ist der Schlaf süß, er habe wenig oder viel gegessen; aber die Fülle des Reichen lässt ihn nicht schlafen" (Prediger 5,11).

Häufig wird Schlaf auch als Sinnbild der Trägheit gesehen, des dumpfen Unwissens und Unglaubens. Wir erinnern an die Verteidigungsrede des Sokrates vor Gericht in Athen: „Wenn ihr also mir folgen wollt, werdet ihr meiner schonen. Ihr aber werdet vielleicht verdrießlich, wie die Schlummernden, wenn man sie aufweckt, und euch stoßen und mich, dem Anytos folgend, leichtsinnig hinrichten, dann aber das übrige Leben weiter fort schlafen, wenn euch nicht der Gott wieder einen andern zuschickt aus Erbarmen."

Das Aufwachen dagegen steht oft im übertragenen Sinn für den Begriff Verständnis, so auch im Christentum. Im Neuen Testament findet sich der Aufruf: „Wache auf, der du schläfst, und stehe auf von den Toten, so wird dich Christus erleuchten" (Epheser 5,14).

Die ersten Erklärungsversuche für den Schlaf

Die Geschichte der Schlafforschung ist wahrscheinlich so alt wie die Menschheit selbst. Es waren immer wieder dieselben Fragen, die die Menschen zu verschiedensten Zeiten und in verschiedensten Kulturen bewegten:

● Warum schlafen wir?

● Wie schlafen wir?

● Was geschieht mit uns, während wir schlafen?

Es gab die unterschiedlichsten Ansätze, sich diesen Fragen zu nähern und den Schlaf zu durchleuchten. Wir wollen hier die markantesten Meilensteine in der Entwicklung der frühesten Schlafforschung darstellen.

Das alte Griechenland

Der Dichter und Arzt Empedokles von Agrigent (ca. 483–425 v. Chr.), der auch als Schöpfer der Vier-Elementen-Lehre gilt, betrachtete den Schlaf als Folge einer mäßigen Abkühlung der sich im Blut befindlichen Wärme bzw. als die Absonderung des Elements „Feuer" von den drei anderen. Hippokrates (460–370 v. Chr.) schloss aus der Abkühlung der Gliedmaßen, dass der Schlaf auf der Flucht von Blut und Wärme ins Innere des Körpers beruhe. Für Aristoteles (382–322 v. Chr.) dagegen lag die Schlafursache in der aufgenommenen Nahrung, von der er annahm, sie gebe eine Ausdünstung in die Adern ab. Diese Dünste würden dann von der Lebenswärme in den Kopf getrieben, sammelten sich dort an und verursachten Schläfrigkeit. Alsdann kühlten sie sich im Gehirn ab, sänken wieder in tiefere Körperteile zurück und entzögen dabei dem Herzen Wärme. Dies führe schließlich zum

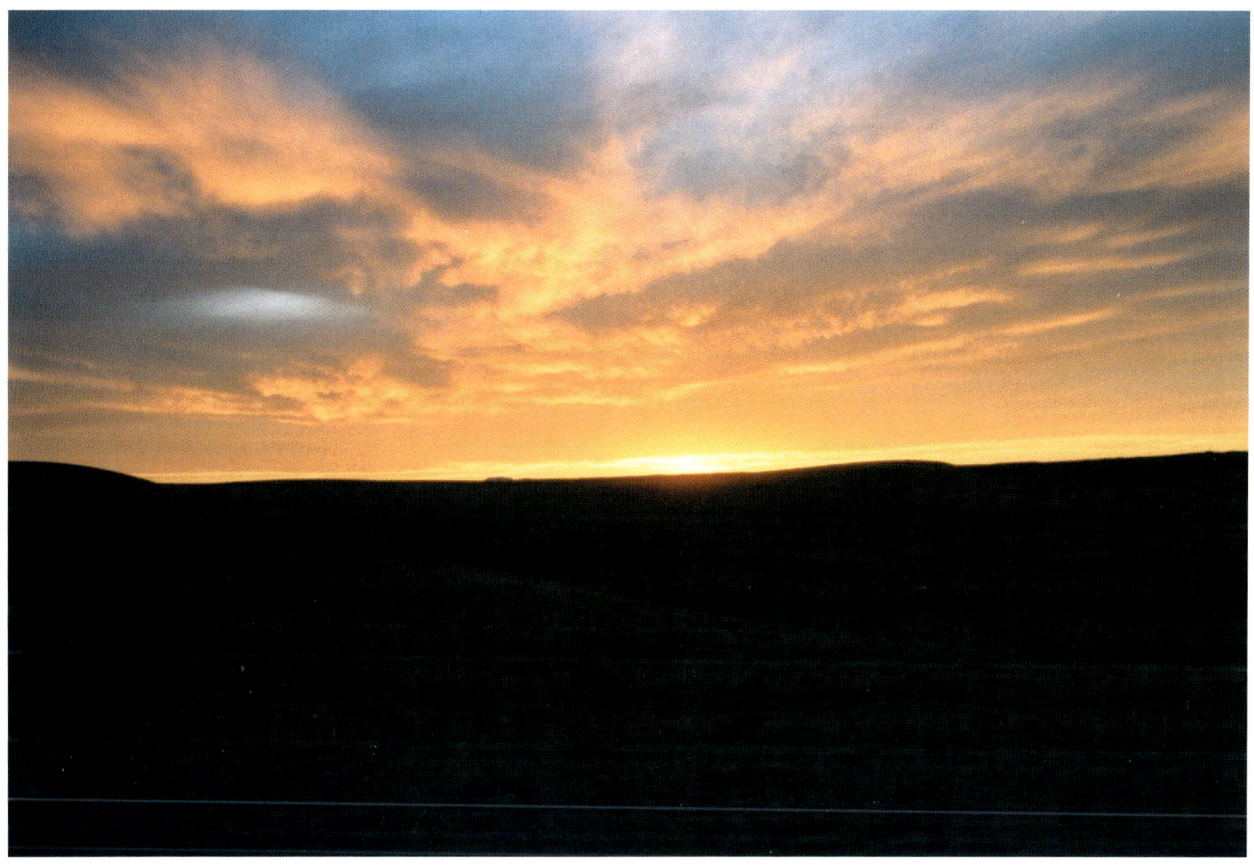

Abb. 1.4: Paracelsus empfahl, bei Sonnenuntergang schlafen zu gehen.

Schlaf, der so lange andauere, bis die Nahrung verdaut sei und das für die oberen Körperregionen bestimmte reine Blut sich vom unreinen geschieden habe. Auch Alexander von Aphrodisias (2./3. Jahrhundert n. Chr.) knüpft daran an: Durch die Ermüdung werde der Körper ausgetrocknet und verliere dadurch an Wärme, was schließlich zum Schlaf führe.

Mittelalterliche Theorien

Im 12. Jahrhundert war es Hildegard von Bingen (1098–1179), die die Idee von den Parallelen zwischen Schlaf und Nahrung mit dem Sündenfall in Zusammenhang brachte. Ihre Theorie fand großen Anklang und wurde zunächst als Tatsache so hingenommen. Im 16. Jahrhundert wollte Paracelsus (1493–1541) die Medizin wieder näher an die Naturwissenschaft heranführen. Seine Ansichten über den Schlaf waren simpel, aber auch aus heutiger Sicht durchaus korrekt: Der natürliche Schlaf dauere sechs Stunden, beseitige die durch Arbeit aufgetretene Ermüdung und erquicke den Menschen. Er empfahl, man solle weder zu viel noch zu wenig schlafen, sondern sich nach der Sonne richten, mit ihr aufstehen und bei Sonnenuntergang schlafen gehen.

Im 17. und 18. Jahrhundert fand sich in der Erklärung des Schlafs oft eine eigenartige Verbindung von physiologischen Konzepten und Seelenlehre. Der britische Arzt Alexander Stuart sah den Schlaf als Folge einer Verminderung des „animalischen Lebensgeistes" *(spiritus animales),* der durch Arbeit und Bewegung erschöpft und ausgezehrt werde. Der Niederländer Herman Boerhaave erklärte sich die Notwendigkeit zum Schlaf dadurch, dass die Gehirnflüssigkeit *(liquor)* in der Bewegung gehindert werde, sich verbrauche und deshalb feine Gefäße und Nerven, die vom Gehirn zu den Sinnesorganen und willkürlichen Muskeln zögen, nicht mehr füllen könne. Der Schweizer Arzt Albrecht von Haller (1708–1777) wusste zu berichten, dass im Kopf verdichtetes Blut das Gehirn komprimiere und dadurch den Weg des „spiritus" in die Nerven abschneide, was unweigerlich zur Müdigkeit und zum Schlaf führe. Der deutsche Physiologe Jacob Fidelis Ackermann (1765–1815) sprach dem damals neu entdeckten Sauerstoff eine besonders wichtige Rolle zu, indem er aus der eingeatmeten Luft den „Lebensäther" abscheide. Über das Blut gelange dieser ins Gehirn, wo er abgetrennt und gespeichert werde. Von den „Hirnkräften" in die Nerven und Muskeln getrieben, rufe er „animale Bewegung" hervor. Ermüdung sei ein Mangel an Lebensäther, doch im Schlaf könnten die Vorräte wieder aufgefüllt werden.

Die Naturwissenschaft des 19. Jahrhunderts

In der Naturphilosophie tauchten vorübergehend vermehrt mystische Konzepte auf. Philipp Franz von Walther, Professor für Physiologie und Chirurgie, sah im Schlaf die folgende Bedeutung: „Der Schlaf ist eine Hingebung des egoistischen Seyns in das allgemeine Leben des Naturgeistes, ein Zusammenfließen der besonderen Seele des Menschen mit der allgemeinen Naturseele." Mit der wachsenden Bedeutung der Naturwissenschaften versuchte man nun, den Schlaf ausschließlich auf physiologischer und chemischer Grundlage zu erklären. So schrieb Alexander von Humboldt: „Ursache des Schlafs ist Sauerstoffmangel." Der Bonner Physiologe Eduard Friedrich Wilhelm Pflüger diagnostizierte während des Schlafes eine „verminderte Aufnahme von Sauerstoff in die ‚lebenden Gehirnmoleküle'". Aber es gab noch eine Vielzahl weiterer Theorien, die die Notwendigkeit des Schlafens zu erklären versuchten, wie zum Beispiel:

- Blutleere der Hirnrinde,
- Druck aufs Gehirn,
- Quellung der Nervenzellen,
- Umlagerung elektrischer Ladung in den Ganglien.

Die Soziologie des Schlafes

In Mitteleuropa haben sich bei fast allen Kulturen separate Schlafzimmer durchgesetzt, doch handelt es sich hierbei um eine relativ neue Errungenschaft. Noch bis zum späten Mittelalter schliefen viele Menschen gemeinsam in einem Raum, der auch viele andere Funktionen hatte. Dienstboten übernachteten oft in der Nähe ihrer Herrschaft, um jederzeit zur Verfügung zu stehen. Ein eigentliches Schlafzimmer gab es erstmals an königlichen Höfen, etwa bei Ludwig XIV. Es bildete die räumliche Mitte des Palastes und galt als Herrschaftszentrum des Königreichs. Das morgendliche „Lever du Roi" – der Empfang durch Seine noch im Bett ruhende Majestät – war das wichtigste gesellschaftliche Ereignis des Tages.

Die Einrichtung eines eigentlichen Schlafzimmers wurde dann von der adligen Oberschicht übernommen und gelangte erst sehr viel später in bürgerliche Häuser.

Ab dem 19. Jahrhundert setzten sich in vornehmen Häusern eigene Ankleidezimmer, Kinderzimmer und Schlafzimmer durch. Während die Schlafräume in früherer Zeit leicht zugänglich waren, sind sie nun abgeschlossener und gelten immer mehr als Intimbereich. Auch in den Gasthäusern und Spitälern wurden die Massenlager immer seltener, während die Zahl der Einzelzimmer zunahm.

In früheren Zeiten war aber nicht nur der Schlafort, sondern auch die Schlafzeit weniger starr festgelegt als heute. Noch heute sieht man etwa in Indien viele Menschen, die tagsüber im Freien schlafen. In Europa hat sich dagegen die Auffassung durchgesetzt, dass man zu gewissen Tageszeiten an gewissen Orten eben einfach nicht schläft. Auf den Straßen oder anderen öffentlichen Plätzen zu schlafen, wird als ordnungsstörend empfunden. In Großstädten wie Paris wird der unter den Brücken oder in

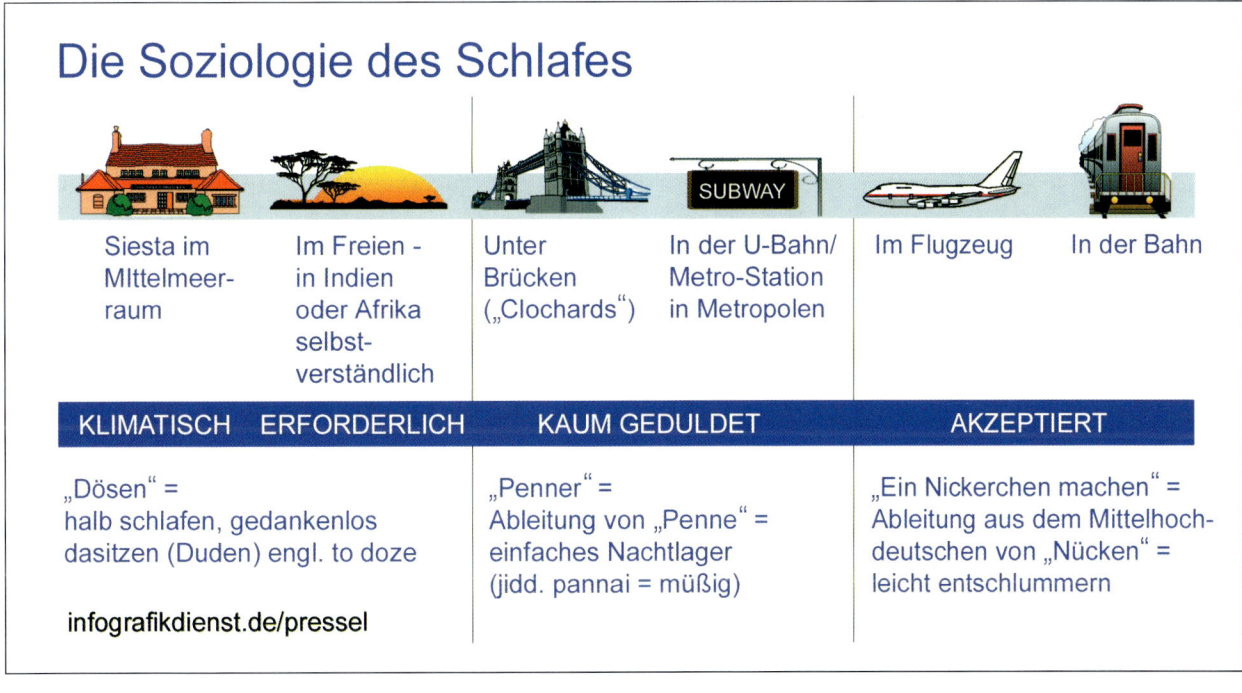

Die Soziologie des Schlafes

Siesta im Mittelmeerraum	Im Freien - in Indien oder Afrika selbstverständlich	Unter Brücken („Clochards")	In der U-Bahn/ Metro-Station in Metropolen	Im Flugzeug	In der Bahn
KLIMATISCH ERFORDERLICH		**KAUM GEDULDET**		**AKZEPTIERT**	
„Dösen" = halb schlafen, gedankenlos dasitzen (Duden) engl. to doze		„Penner" = Ableitung von „Penne" = einfaches Nachtlager (jidd. pannai = müßig)		„Ein Nickerchen machen" = Ableitung aus dem Mittelhochdeutschen von „Nücken" = leicht entschlummern	

infografikdienst.de/pressel

17

Metrostationen schlafende Clochard gerade eben noch geduldet. Durchaus akzeptabel ist dagegen das Schlafen in öffentlichen Verkehrsmitteln, wie in der Eisenbahn oder im Flugzeug.

Das Gehirn: Lernen im Schlaf

Es ist allgemein bekannt, dass es, beispielsweise vor einer Prüfung, hilfreich sein kann, das Buch unter das Kopfkissen zu legen. Doch ist dies wissenschaftlich nicht gesichert – im Gegenteil: Das Buch allein genügt definitiv nicht, um klüger zu werden. Dennoch: Schlaf spielt eine entscheidende Rolle für den Lernerfolg. Denn erst im Schlaf speichert das Gehirn Eindrücke und Erlerntes. Schlafen ist also in jedem Fall besser, als die ganze Nacht durchzupauken.

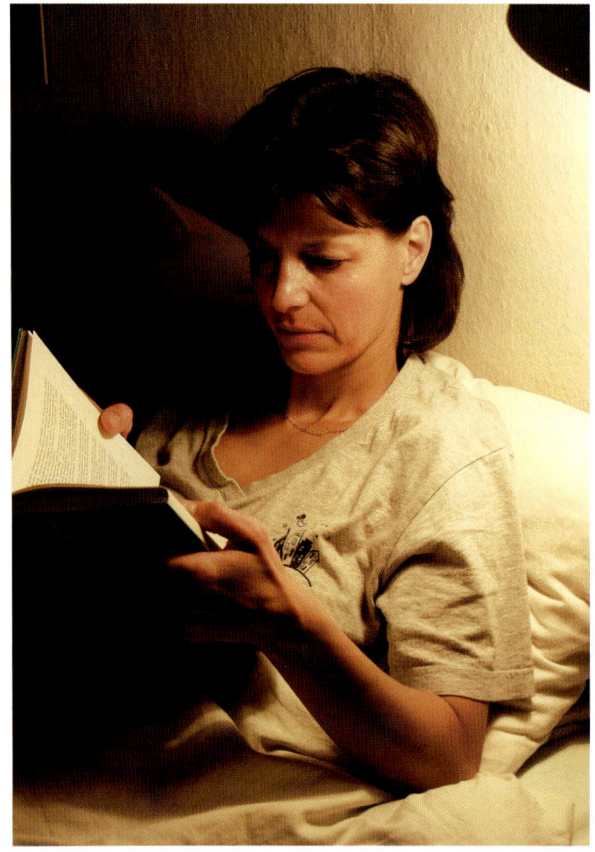

Abb. 1.5: Die ganze Nacht zu pauken, bringt weniger als gesunder Schlaf.

Schlafen ist also nicht nur gesund, es macht auch klüger – vorausgesetzt, man schläft lang genug und möglichst schnell nach dem Lernen. Denn das Gehirn verarbeitet Informationen, indem es Hirnzellen miteinander vernetzt. Diese neuronalen Verknüpfungen erfolgen im Schlaf stärker als im wachen Zustand. Dauerhaft speichert das Gehirn die Informationen vor allem in der traumlosen Tiefschlafphase, der so genannten Non-REM-Phase (REM = **R**apid **E**ye **M**ovement), auf die wir im Kapitel „Schlafforschung und Schlafstadien" ausführlich eingehen werden. In dieser Non-REM-Phase verändern sich die Nervenzellen, gehen neue Zellverbindungen ein und verstärken bestehende. Je besser sich die Hirnzellen anpassen und verändern können, desto besser ist die Lern- und Merkfähigkeit.

Schlafen, Wachen und das Gedächtnis

Um das Zusammenspiel zwischen Schlaf und Gedächtnis zu untersuchen, wollen wir uns zunächst mit den verschiedenen Formen des Gedächtnisses beschäftigen. Man unterscheidet grundsätzlich das Kurzzeit- und das Langzeitgedächntis.

Das Gedächtnis, also die Bezirke in unserem Gehirn, die beispielsweise den Beginn eines gerade gelesenen Satzes speichern, nennen wir Kurzzeitgedächtnis. Hier ist die Dauer der Speicherung streckenweise nur Zehntelsekunden lang.

Die Dinge im Gehirn, die reproduziert werden können, sind im Langzeitgedächtnis gespeichert, und zwar sowohl in Form eines elektrischen Signals als auch durch gebildete Engramme (Gedächtnismoleküle).

Das Kurzzeitgedächtnis, das nur Millisekunden bis Minuten aktiv ist, ist das Tor zum Speichern im Langzeitgedächtnis. Dazwischen liegen die Filterung und die Reduktion der Information auf das Wichtige. Diese Filter bewirken auch, dass für uns nur wiederholte oder sehr starke Informationen abrufbar sind. Bewusstes, Unbewusstes und der Biorhythmus des Schlafes übernehmen dabei die Informationsfilterung. Allerdings: Werden Reize unserer Umgebung zu eintönig, filtern die Gedächtnismechanismen diese einfach heraus. So nehmen wir beispielsweise nach einiger Zeit das Ticken einer Uhr gar nicht mehr wahr.

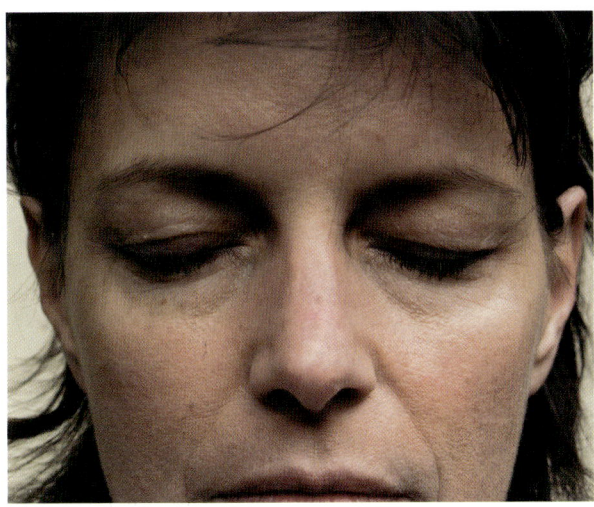

Abb. 1.6: Was geschieht im Kopf, während wir schlafen?

Schlaf und Gehirn

Grundsätzlich gibt es zwei unterschiedliche, noch nicht ganz geklärte Thesen in Bezug auf Schlaf und Gehirn:

- Ist der Schlaf ein passiver Vorgang, der durch das Verschwinden des Wachzustandes entsteht, oder
- ist er ein aktiver Vorgang, der durch die Erregung bestimmter Hirngebiete zustande kommt?

Der belgische Neurophysiologe Frederic Bremer war ein prominenter Verfechter der erstgenannten These. Er versuchte, mit seinen Experimenten in den 30er-Jahren des 20. Jahrhunderts zu belegen, dass der Wachzustand nur aufrechterhalten werden kann, solange Sinnesreize aus der Umwelt das Gehirn aktivieren. Nach Durchtrennung der Nervenbahnen, welche die Sinnesorgane mit dem Gehirn verbinden, beobachtete er einen dauernden Schlafzustand. Dieser Befund unterstützte die Annahme, dass der Schlaf ein passiver Vorgang sei, der lediglich auf der Ausschaltung aktivierender Einflüsse beruhe.

Walter Hess, Professor für Physiologie an der Universität Zürich und später Nobelpreisträger für Medizin, vertrat die andere These. Als einer der Ersten hatte er eine Methode entwickelt, die es ermöglichte, über feine Metallelektroden, die permanent in bestimmten Gehirnregionen von Versuchstieren implantiert worden waren, die Wirkung elektrischer Reize auf das Verhalten zu erforschen. Dieses Verfahren wird in neuerer Zeit auch in der Medizin verwendet, vor allem, wenn es darum geht, bei Patienten einen epileptischen Herd im Gehirn zu lokalisieren und auszuschalten. Da das Gehirn nicht schmerzempfindlich ist, sind der operative Eingriff und die elektrische Reizung völlig schmerzfrei.

Hess beobachtete nun, dass nach Reizung bestimmter Hirnregionen das Versuchstier seinen Ruheplatz aufsuchte, dann seine typische Schlafstellung einnahm und einschlief.

Die Befunde von Hess stellten die Theorie des passiven Schlafs in Frage, denn der Schlaf war offensichtlich durch Erregung von Hirnstrukturen hervorgerufen worden und konnte daher nicht lediglich auf dem Entzug aktivierender Sinnesreize beruhen.

Die Kontroverse, ob der Schlaf als aktiver oder passiver Vorgang zu betrachten sei, wurde Ende der 1940er-Jahre neu belebt. Giuseppe Moruzzi, Professor an der Univer-

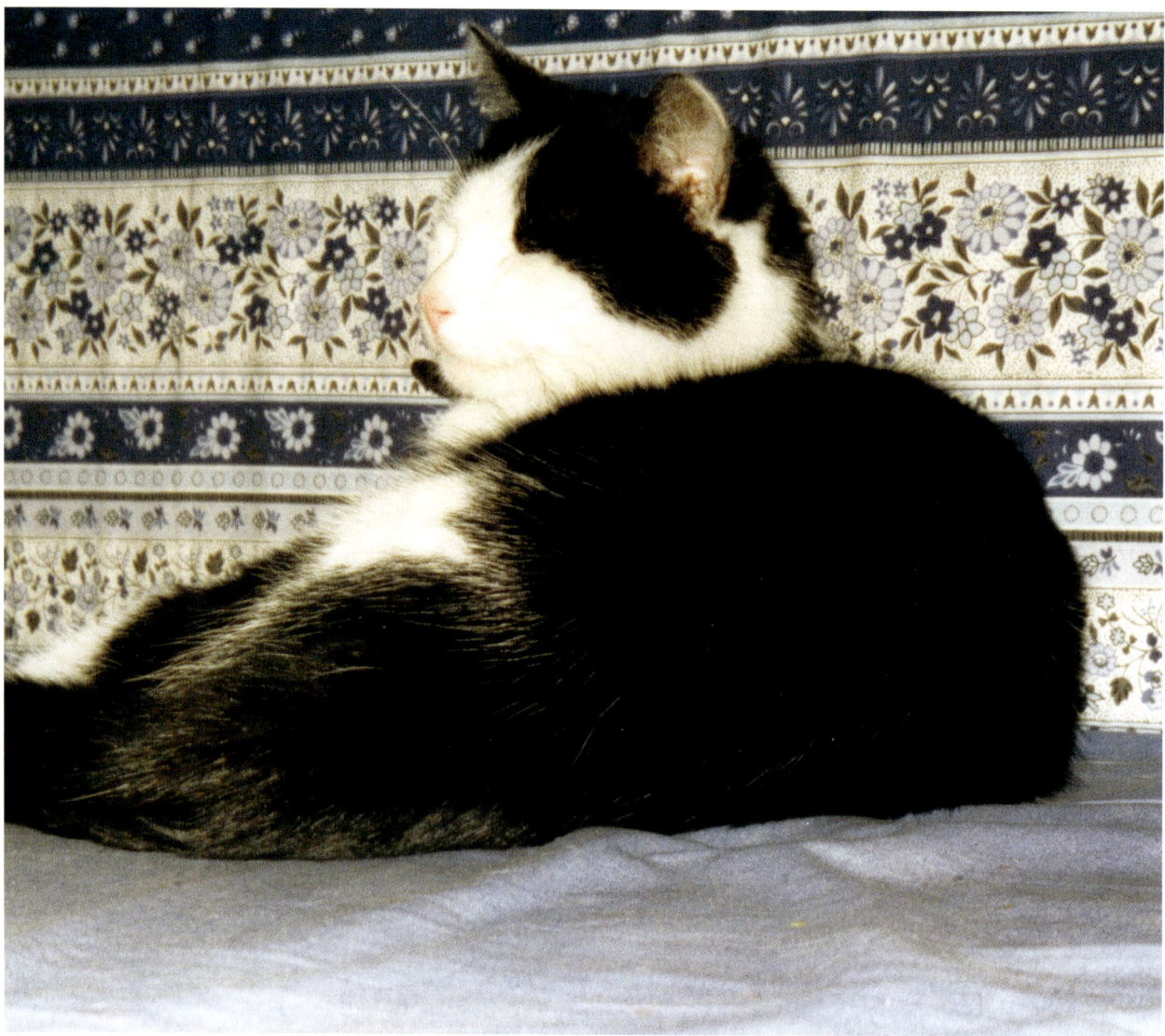

Abb. 1.7: Auch unsere Hauskatze sucht sich ihren Ruheplatz und nimmt dort ihre typische Schlafstellung ein.

sität Pisa, entdeckte zusammen mit dem amerikanischen Physiologen Horace Magoun, dass die elektrische Reizung im Hirnstamm ein schlafendes Tier augenblicklich weckt. Aufgrund der Ergebnisse von Moruzzi erschien diese vor allem als eine aktivierende Struktur, deren Erregung zu einem aufmerksamen Wachzustand führt. Der Schlaf musste demzufolge durch das Ausbleiben dieser Aktivierung zustande kommen und ein passiver Vorgang sein. Gemäß unseren heutigen Kenntnissen sind Schlafen und Wachen zwei unterschiedliche, aber „gleichberechtigte" Zustände, bei denen

der eine nicht lediglich durch das Fehlen des anderen erklärt werden kann. Obwohl es Hirnstrukturen gibt, deren Reizung mehr den einen oder anderen Zustand begünstigen, gibt es kein eigentliches Schlaf- oder Wachzentrum. Wenn wir schließlich noch die Aktivität einzelner Nervenzellen im Gehirn betrachten, so erkennen wir, dass die meisten sowohl im Schlaf als auch im Wachen aktiv sind und dass sich vor allem das Muster ihrer Entladungsaktivität ändert. Etwas überspitzt könnte man also sagen: Das Gehirn schläft während des Schlafens nicht.

Schlaf als biologischer Rhythmus

Die meisten Menschen gehen jahraus, jahrein ungefähr zur selben Zeit zu Bett und stehen zur selben Zeit auf. Nur an Wochenenden, Feiertagen oder im Urlaub kommt es zu gewissen Abweichungen der Schlafzeit. Nur selten können diese Zeiten frei gewählt werden, meist sind sie durch das Leben in Familie und Gesellschaft sowie durch Arbeit oder Schule bestimmt. Es gibt viele Gründe, warum wir in aller Regel in den Nachtstunden schlafen, unter anderem weil die Betätigungsmöglichkeiten im Dunkeln geringer sind.

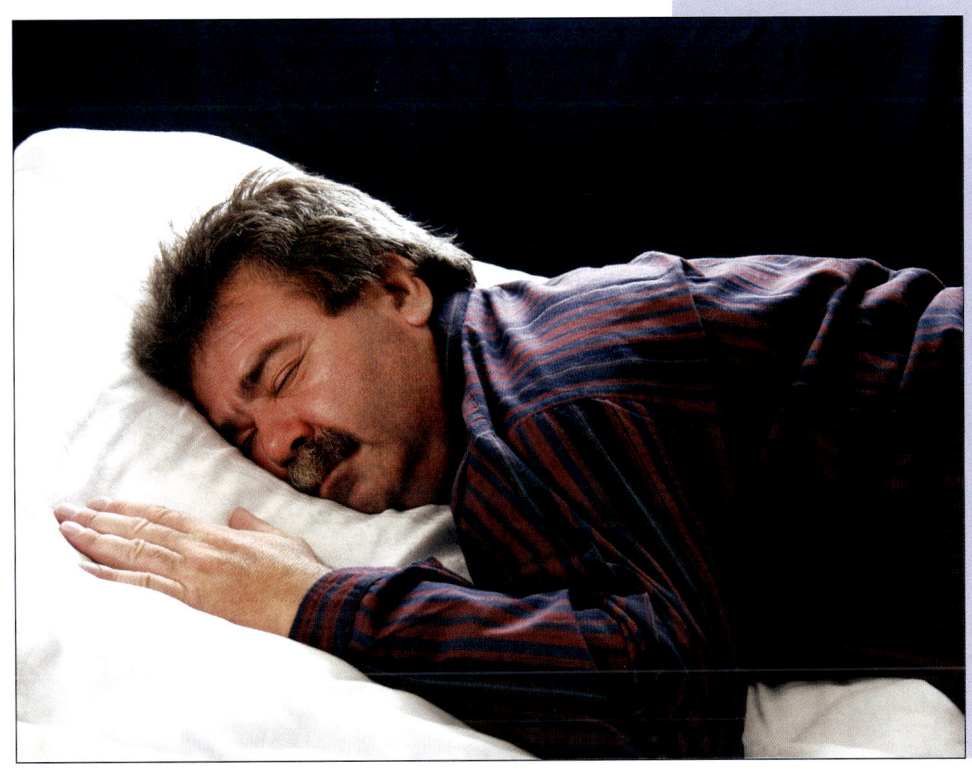

Die Stunden nach Sonnenuntergang gehörten von jeher auch dem Haus und der Familie und dienten der Vorbereitung zur Nachtruhe. Mit der Einführung des künstlichen Lichtes, das nicht nur Häuser, sondern ganze Städte erhellte, wurde es möglich, die Tagesaktivitäten weit in die Abend- und Nachtstunden hinein zu verlängern. Diese neue „Errungenschaft" verlockt dazu, die abendliche Freizeit auf Kosten der Schlafzeit auszudehnen. Fernsehprogramme bringen Unterhaltung bis in die späten Nachtstunden und machen das frühe Zubettgehen für viele zu einem Akt der Entsagung und des Verzichts. Die Versuchung liegt nahe, die Bettzeit den äußeren Gegebenheiten anzupassen: Einmal geht man spät, ein anderes Mal dann wieder früh schlafen.

Ausgedehnte Versuche haben gezeigt, dass sich der Mensch, wüsste er nicht über die Uhrzeit Bescheid und wäre für sich in einem Raum ohne Zeitdruck und Termine, automatisch in einem Schlaf-/Wach-Rhythmus einpendeln würde, der dem normalen Rhythmus, wie man ihn kennt, gleicht. Es gibt jedoch eine kleine Abweichung, nämlich dass die innere Uhr des Menschen ihm ohne äußere Einflüsse einen Tagesrhythmus von 25 statt 24 Stunden vorgibt.

Rhythmusstörungen als Berufsrisiko

Die Weltumsegler früherer Jahrhunderte mussten viel Mühsal und Beschwernis auf sich nehmen. Eines aber hatten sie den modernen Globetrottern sicher voraus: Sie litten nicht unter dem Jetlag-Syndrom, jener unliebsamen Folge von transatlantischen Flugreisen, die eine immer größere Zahl von Passagieren aus eigener Erfahrung kennt. Nach einem Flug in westliche Richtung wacht man am Bestimmungsort oft noch einige Tage lang ungewohnt früh auf und fühlt dafür am Nachmittag eine bleierne Müdigkeit. Reisen in östliche Richtung verursachen eher Einschlafstörungen. Die Hauptursache dieser Beschwerden liegt da-

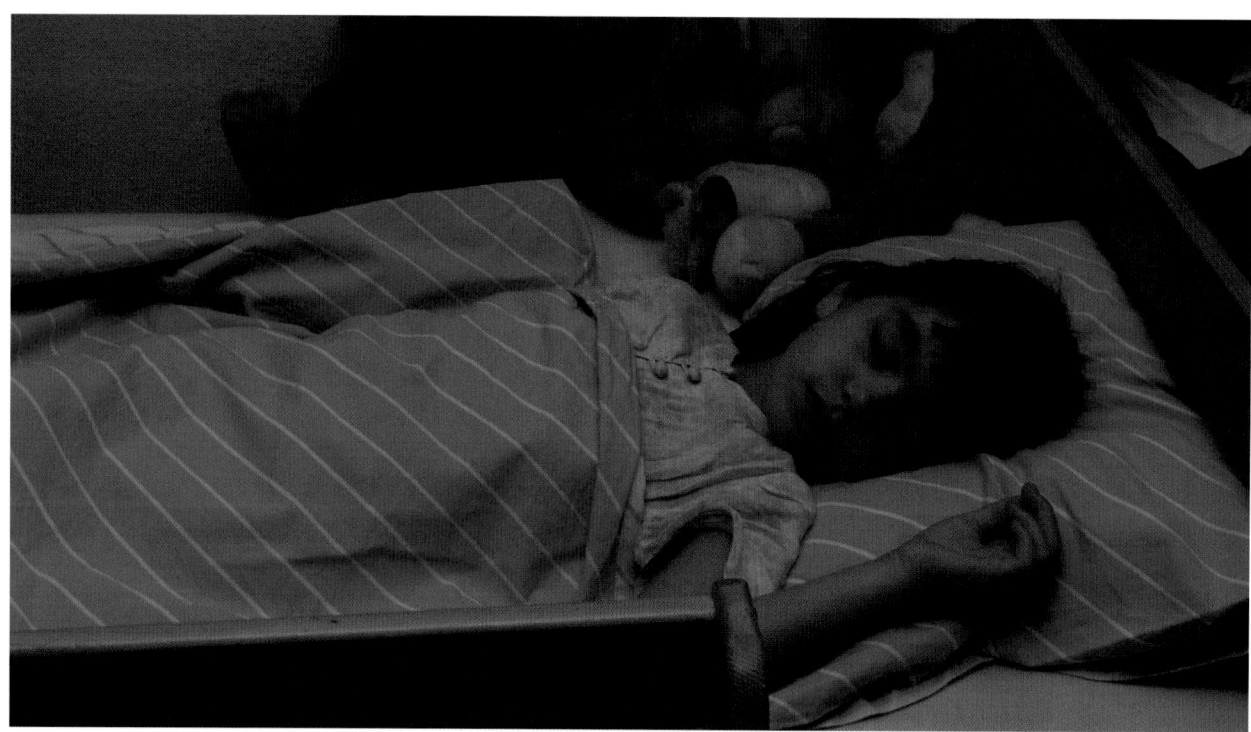

Abb. 2.1: Der Tag unserer inneren Uhr hat 25 Stunden.

rin, dass sich die innere Uhr (unter Fachleuten als zirkadianer Rhythmus bezeichnet) nur langsam an eine Änderung des Tag-Nacht-Zyklus anpasst. So sind denn nach einem Flug nach Amerika die Rhythmen unseres Stoffwechsels und unserer Hormone immer noch auf europäische Zeitverhältnisse eingestellt. Genauere Untersuchungen haben ergeben, dass es bis zu zwei Wochen dauern kann, bis sich die körpereigenen Rhythmen an eine große Phasenverschiebung vollständig angepasst haben. Viele Menschen erleben das Reisen in westliche Richtung als wesentlich angenehmer als das Reisen nach Osten.

So störend die Folgen solcher Rhythmusverschiebungen für den Reisenden auch sein können, so sind sie doch nur eine kurzfristige Unannehmlichkeit. Ein viel ernsthafteres Problem ergibt sich für Personen, deren Beruf eine häufige Rhythmusänderung mit sich bringt.

Der Kampf gegen die innere Uhr und seine Folgen

Es ist nicht erstaunlich, dass bei Menschen, die im Schichtdienst tätig sind, häufig Schlafstörungen auftreten. Als Hauptbeschwerden gelten grundsätzlich

● Einschlafstörungen,
● häufiges Erwachen sowie
● eine zu kurze Schlafdauer.

Lärm aus der Umgebung, der natürlich tagsüber intensiver ist als nachts, kann die Schlafqualität zusätzlich beeinträchtigen. Die Folge ist, dass der Tagesschlaf von Leuten, die in Nachtschicht arbeiten, um zwei bis drei Stunden kürzer ist als ihr Nachtschlaf zu Zeiten der Tagesschicht. So kann bei ihnen neben Schlafrhythmusstörungen auch ein Schlafmangel entstehen, der Wohl-

Berufsbedingte Rhythmusstörungen

In den meisten Industrieländern sind etwa 20 Prozent aller arbeitenden Personen außerhalb der normalen Arbeitszeit beruflich tätig. Zu ihnen gehören das auf Langstreckenflügen eingesetzte Flugpersonal und vor allem Arbeitnehmer im Krankendienst sowie Fabrikarbeiter. Für die eigentlichen Schichtarbeiter können der periodische Wechsel der Arbeitszeit und die daraus resultierenden häufigen Verschiebungen des zirkadianen Rhythmus zu einem großen Problem werden.

befinden und Leistungsfähigkeit zusätzlich beeinträchtigt. Schlafmittel sind dann für viele die einzige Möglichkeit, um sich wenigstens einige Stunden ungestörten Schlaf zu sichern.

Viele Störungen können aufgrund der Gesetzmäßigkeit zirkadianer Rhythmen er-

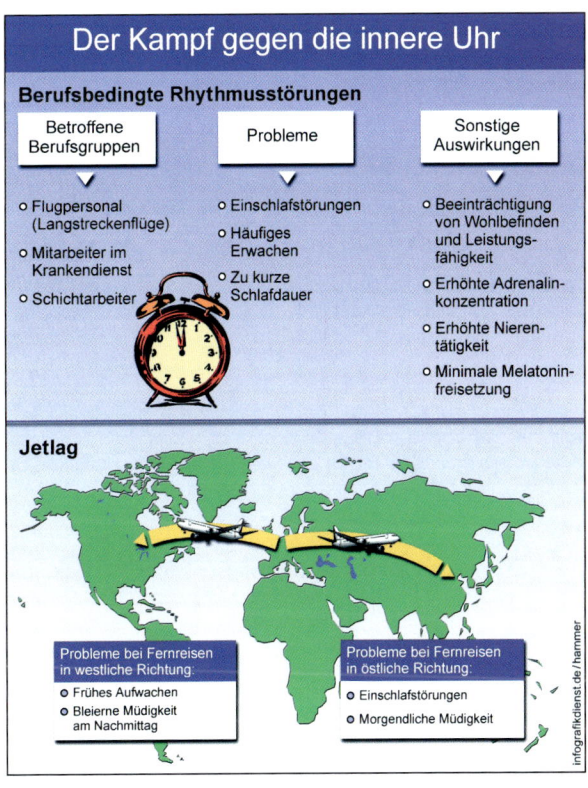

Der Kampf gegen die innere Uhr

Berufsbedingte Rhythmusstörungen

Betroffene Berufsgruppen
○ Flugpersonal (Langstreckenflüge)
○ Mitarbeiter im Krankendienst
○ Schichtarbeiter

Probleme
○ Einschlafstörungen
○ Häufiges Erwachen
○ Zu kurze Schlafdauer

Sonstige Auswirkungen
○ Beeinträchtigung von Wohlbefinden und Leistungsfähigkeit
○ Erhöhte Adrenalinkonzentration
○ Erhöhte Nierentätigkeit
○ Minimale Melatoninfreisetzung

Jetlag

Probleme bei Fernreisen in westliche Richtung:
○ Frühes Aufwachen
○ Bleierne Müdigkeit am Nachmittag

Probleme bei Fernreisen in östliche Richtung:
○ Einschlafstörungen
○ Morgendliche Müdigkeit

infografikdienst.de / hammer

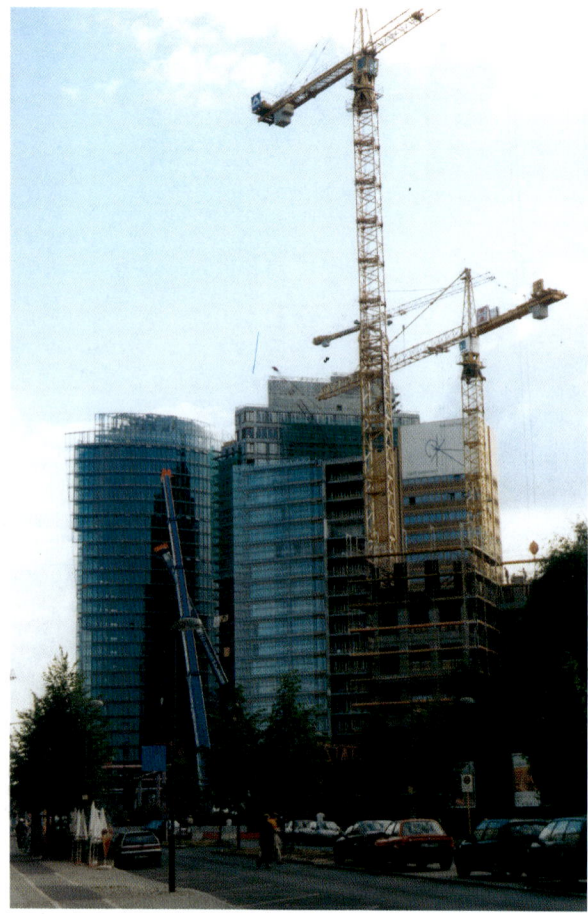

Abb. 2.2: Vor allem für die Menschen, die tagsüber schlafen müssen, ist Lärm der Schlafkiller Nr. 1.

auf einen Zeitabschnitt, der von der inneren Uhr eigentlich für das Wachsein vorgesehen wäre: Die Körpertemperatur, die Konzentration des bei Stress freigesetzten Nebennierenhormons Adrenalin sowie die Nierentätigkeit sind erhöht, während die Freisetzung von Melatonin (des Hormons der Zirbeldrüse) minimal ist. Der Schlaf ist in dieser ersten Phase der Rhythmusänderung häufig unterbrochen, kurz und wenig erholsam.

Es gibt Menschen, denen Rhythmusverschiebungen besonders stark zusetzen und die praktisch unfähig sind, zu ungewohnter Zeit anspruchsvolle Tätigkeiten zu verrichten. Andere stellen sich leichter auf solche Veränderungen ein. Es ist jedoch unklar, worauf diese individuellen Unterschiede beruhen. Bisher ist nur bekannt, dass die Schwierigkeit, sich an Rhythmusverschiebungen anzupassen, mit fortschreitendem Alter zunimmt.

klärt werden. Bei plötzlichen, länger dauernden Änderungen der Arbeitszeit passen sich die Rhythmen des Stoffwechsels und der Hormone nur langsam an die neuen Gegebenheiten an, während der Schlaf-/Wach-Zyklus sich gewöhnlich sofort umstellen muss. Der Schlaf fällt somit vorübergehend

Ungewohnte Zeiten gegen Depressivität

Für depressive Menschen kann allerdings eine Veränderung der Schlafzeiten Hilfe bringen. So hat ein Vorverschieben – also früher zu Bett gehen und früher aufstehen – eine antidepressive Wirkung.

Hell-Dunkel oder Dunkel-Hell

Viele innere Vorgänge werden durch Hell-Dunkel-Phasen beeinflusst und gesteuert. Deshalb ist ein ständiger Wechsel dieser Phasen, wie er zum Beispiel bei Nachtschichtarbeitern erfolgt, gesundheitsschädlich. Der Organismus kann nicht mehr gegensteuern und keinen Ausgleich mehr schaffen. Es kann zum Auftreten psychosomatischer Störungen kommen:

- *Kopfschmerzen*
- *Migräne*
- *Muskelschmerzen*
- *Magen-Darm-Störungen*

Frühaufsteher und Nachtmenschen

Abends lange aufzubleiben und morgens lange zu schlafen, galt vor allem früher als verwerflich und lasterhaft. Das frühe Zubettgehen wurde nicht nur als moralisch erstrebenswert, sondern auch als besonders gesund angesehen. Professor Theodor Stöckmann, deutscher Lyzeumsdirektor zu Beginn dieses Jahrhunderts, entwarf die These des Naturschlafs. Er betrachtete den Schlaf vor Mitternacht als doppelt so erholsam wie den Schlaf nach der „Geisterstunde". Er behauptete auch, dass man die Schlafzeit problemlos auf vier bis fünf Stunden pro Nacht verkürzen könnte, wenn man abends bereits um sieben Uhr zu Bett ginge. Stöckmann und seine Anhänger führten zwar zahlreiche Fallberichte an, um ihre Theorie des Naturschlafs zu stützen, doch ernsthafte wissenschaftliche Untersuchungen fehlen bis heute. Für die immer noch verbreitete Ansicht, der Schlaf vor Mitternacht sei besonders gesund, gibt es demnach keine gesicherten Beweise. Trotzdem ist es nicht belanglos, zu welcher Tages- oder Nachtzeit man schlafen geht.

Noch heute gelten Frühaufsteher gesellschaftlich oft als vorbildlich und leistungsfähig, wohingegen Nachtmenschen eher eine „schlechte Presse" haben. Psychologische Untersuchungen haben jedoch gezeigt, dass die Persönlichkeitsunterschiede zwischen beiden Gruppen keineswegs sehr ausgeprägt sind. Auch extreme Varianten von Abend- oder Morgentypen können noch im Rahmen des Normalen sein, wenn es ihnen gelingt, sich beruflich und privat entsprechende „Nischen" in der Gesellschaft zu sichern. Nur wenn dies nicht gelingt, kann eine ausgeprägte Verschiebung der Schlafphasenlage krankheitswertig werden und mit erheblichem Leidensdruck sowie sekundären Folgeerscheinungen (Medikamenten-

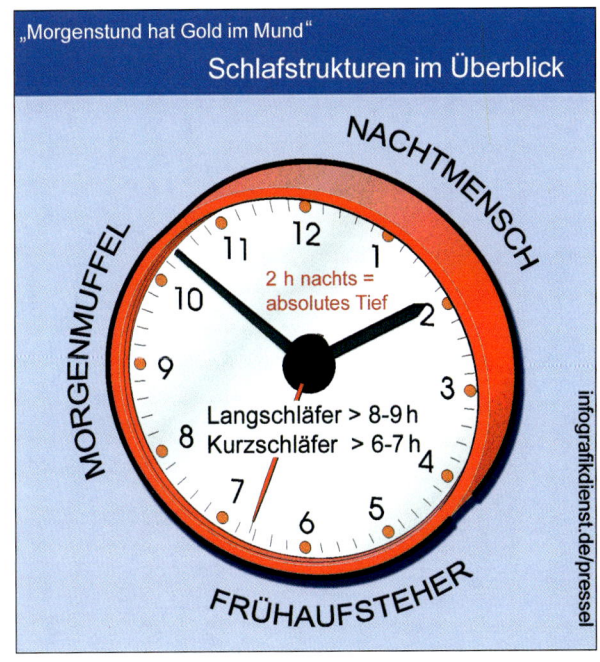

„Morgenstund hat Gold im Mund"

Schlafstrukturen im Überblick

NACHTMENSCH

MORGENMUFFEL

2 h nachts = absolutes Tief

Langschläfer > 8-9 h
Kurzschläfer > 6-7 h

FRÜHAUFSTEHER

infografikdienst.de/pressel

missbrauch, depressiven Verstimmungen) einhergehen. In diesen Fällen sprechen wir vom verzögerten oder vorverlagerten Schlafphasen-Syndrom.

Der Morgenmuffel als Abendtyp

Die Menschen, die morgens Schwierigkeiten haben aufzustehen und dann „richtig wach" zu werden, werden oft etwas abschätzig als „Morgenmuffel" bezeichnet. Sie fühlen sich auch nach dem Aufstehen noch schlaftrunken, müde und schlapp, haben morgens wenig Appetit und frühstücken, wenn überhaupt, nur spärlich. Während des Vormittags fühlen sie sich immer noch nicht ganz auf der Höhe, bleiben ihren Mitmenschen gegenüber wortkarg und mürrisch. Am Nachmittag bessern sich dann Befinden und Stimmung. Man fühlt sich allmählich leistungsfähiger und dynamischer. Solche Menschen arbeiten am besten am Abend und können oft ohne Schwierigkeiten bis in die frühen Morgenstunden wach und aktiv bleiben. Der hier beschriebene „Morgenmuffel" wird in der Fachsprache der Schlafforschung als „Abendtyp" bezeichnet.

Es sei zunächst klar und deutlich gesagt, dass Nachtmenschen weder an einem Syndrom leiden noch „schwere Fälle" mit Melatonin oder anderen Therapien „geheilt" werden müssen. Nachtaktivität ist in der Natur weit verbreitet und im Falle des nachtaktiven Menschen eine natürliche biologische Variation. Der einzig sinnvolle Rat an einen Nachtmenschen ist:

„Richten Sie sich Ihre Lebensumstände so ein, dass Sie Ihren persönlichen Schlafrhythmus ausleben können."

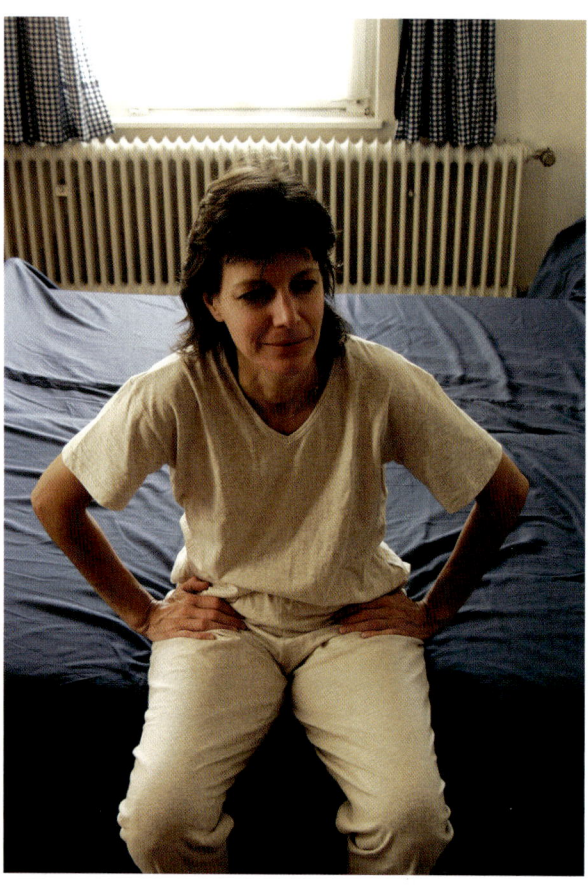

Abb. 2.3: „Morgenmuffel" fühlen sich nach dem Aufwachen noch lange müde und schlapp.

Eine Schwierigkeit tritt erst dann auf, wenn eine Anpassung an die normalen Schul- oder Arbeitszeiten nicht möglich ist. In einem solchen Fall gibt es unbedingten Handlungsbedarf, da sonst beispielsweise eine Stelle

Hilfe für den Nachtaktiven

Bei besonders schwierigen Fällen kann man die Schlafzeit im Uhrzeigersinn um jeweils drei Stunden am Tag verlagern. Dies ist jedoch meist nur in einer Klinik oder während des Urlaubs möglich, da die Therapie ca. sieben Tage dauert und auch am Tage geschlafen werden muss. Anschließend müssen die Schlaf- und Wachzeiten strikt eingehalten werden. Unterstützende Maßnahmen sind:

- *Sonnenlicht oder eine Lampe mit mehr als 2500 Lux am frühen Morgen für 1–2 Stunden verlagert die Schlafphase nach vorne.*

- *Melatonin (2,5–5 mg) kann 2–3 Stunden vor dem Schlafengehen eingenommen werden.*

- *Vitamin B12 (1,5–3 mg) morgens nach dem Aufwachen.*

- *Verzicht auf Schlafmittel oder Alkohol vor dem Schlafengehen.*

verloren geht oder eine Schule nicht mehr besucht werden kann. Hier kann man einen Versuch wagen, die Einschlafzeit pro Nacht um jeweils 15 Minuten nach vorne zu verlegen. Wichtig ist auch eine gleichzeitige Vorverlagerung von Mahlzeiten und Ruhephasen. Eine Nacht ohne Schlaf vor Beginn der Therapie kann diese Maßnahmen unterstützen.

Der Frühaufsteher als Morgentyp

Der „Morgentyp" dagegen kommt den Vorstellungen von Stöckmann am nächsten. Morgentypen erwachen spontan, fühlen sich

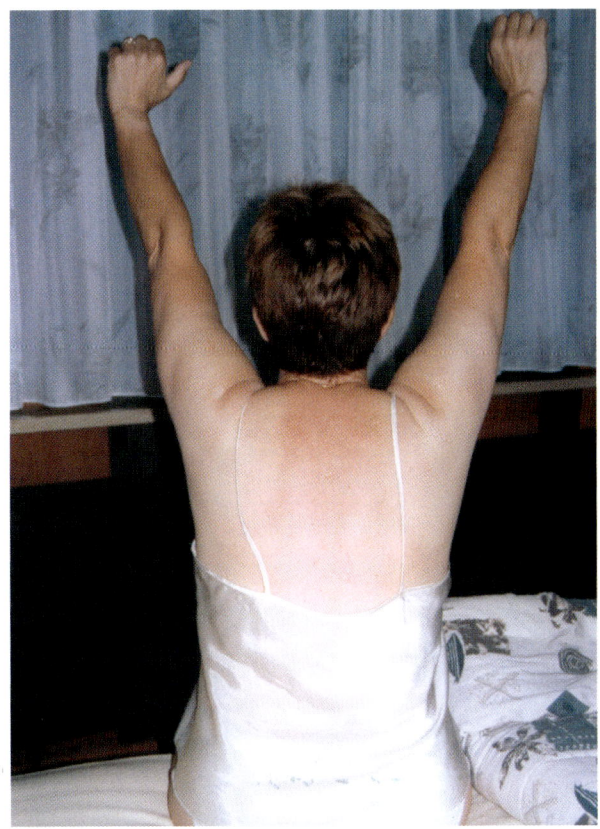

Abb. 2.4: Der Morgentyp ist morgens voller Tatendrang.

ihre Energie nach, sie werden zunehmend müder und gehen, sofern es die Umstände erlauben, früh zu Bett.

Die Schlafforschung befasst sich erst seit relativ kurzer Zeit mit diesem Themenkomplex, und die bisherigen Ergebnisse geben noch kein klares Bild. Die Frage, weshalb es so unterschiedliche Morgen- und Abendtypen gibt, ist noch ungeklärt. Sind Veranlagung oder die sich im Laufe des Lebens ausgebildeten Gewohnheiten ausschlaggebend?

Kurzschläfer und Langschläfer

Die Zeit, die ein Mensch an Schlaf braucht, ist individuell verschieden. Im Durchschnitt sind es sieben bis acht Stunden – Frauen schlafen in der Regel etwas länger als Männer. Die Schlafdauer wird von der inneren Uhr gesteuert. Grundsätzlich kann man in Bezug auf die benötigte Schlafdauer zwei Typen unterscheiden:

Der Langschläfer schläft mindestens acht Stunden am Tag, oft aber auch neun Stunden und länger. Zumeist versuchen Langschläfer, sich an den so genannten „normalen" Schlafzyklus, das heißt acht Stunden,

ausgeruht, stehen ohne Mühe auf und fühlen sich während der Morgen- und Vormittagsstunden am frischesten und leistungsfähigsten. Am Spätnachmittag lässt dann

FASPS

FASPS ist der Name eines angeborenen „Frühaufsteher-Syndroms", bei dem der „Wecker" beziehungsweise die innere Uhr über Nacht um ca. vier Stunden vorgeht. Das Ganze beruht auf der Mutation eines Gens, das normalerweise durch eine so genannte Phosphorylierung die Anhäufung von „Wecker-Proteinen" bremst. Erscheint das Gen in veränderter Form, können sich diese Proteine beschleunigt anhäufen und stellen somit die innere Uhr vor, mit der Folge vorzeitigen Erwachens.

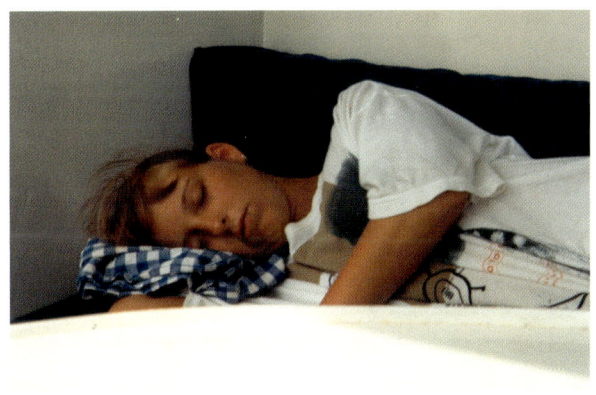

Abb. 2.5: Langschläfer schlafen häufig noch am helllichten Tag.

27

anzupassen. Das Resultat ist dann eine erhöhte Tagesmüdigkeit und ein Abfall der Leistungsfähigkeit über den Tag.

Der Kurzschläfer kommt mit weniger als acht Stunden, oft nur mit sieben oder noch weniger Stunden aus. Trotzdem fühlt er sich fit und ausgeruht.

Kurzschläfer sind für die Schlafforschung besonders interessant, da bei ihnen offenbar der dem Schlaf zugeschriebene, aber bislang nicht hinreichend aufgeklärte Erholungsvorgang in relativ kurzer Zeit vor sich geht. Schwankungen können bei ein und demselben Individuum auftreten. Nicht nur äußere Umstände erlauben zuweilen viel oder auch nur sehr wenig Schlaf, sondern auch innere Faktoren sind wichtig. Auch Stimmungsschwankungen können den Schlaf stark beeinflussen.

Die unterschiedlichen Schlafstrukturen

Den Schlafstrukturen von Kurz- und Langschläfern und den damit verbundenen Fragen ist die Pariser Physiologin und Schlafforscherin Odile Benoit nachgegangen. Der auffälligste Befund war, dass Langschläfer trotz der langen Schlafdauer weniger Zeit im Tiefschlaf verbrachten als Kurzschläfer. Andererseits waren es gerade die Langschläfer, die auf Schlafentzug mit einer besonders ausgeprägten Verlängerung des Tiefschlafs im ersten Schlafzyklus reagierten. Allen Menschen ist gemeinsam, dass die Tiefschlafphasen in den ersten Stunden des Schlafes deutlich länger sind und in den letzten Stunden kürzer werden, nicht selten wird sogar zum Ende der Schlafzeit kein Tiefschlafstadium mehr erreicht. Die Unterschiede zwischen Langschläfern und Kurzschläfern lassen sich dadurch erklären, dass Langschläfer den wichtigen Tiefschlaf zu

---

Schlaf des Gerechten - Vom Schlafverhalten deutscher Politiker

Edmund Stoiber 5 1/2–6 h — Steht um 6 h morgens auf. Sein Tipp: Alkohol und Rauchen vermeiden, lieber zu Hause als im Hotel schlafen.

Guido Westerwelle 6–7 h — Steht um 7 h morgens auf. Sein Tipp: Fithalten mit Sport und viel Wasser trinken.

Renate Künast 7 h — Steht um 7 h morgens auf. Ihr Tipp: Entspannungsmusik hören, abends lesen, Sport und Sauna.

Hans Eichel 4–5 h — Steht um 6 h morgens auf. Sein Tipp: Jeden Abend den Schreibtisch aufräumen.

Schlafdauer nach eigenen Angaben

Politiker sind keine Schlafmützen, sondern haben erhebliche Schlafdefizite ...

Sie müssen daher oft die Gelegenheit für ein kurzes Nickerchen nutzen. Schlaflose Nächte infolge tagelanger Sitzungsmarathons gehören oft zur Taktik: Sie sollen zermürben und so die Politiker kompromissbereiter machen.

infografikdienst.de/pressel

„Ich kann an jedem Ort schlafen, am besten im Flugzeug. Dort verpasse ich nichts"

Schlafbeginn offenbar nur kurze Zeit erreichen können. Sie müssen ihn später, während der langen Schlafzeit, in „verdünnter" Form absolvieren. Kurzschläfer können dagegen längere Zeit im Tiefschlaf verbringen, und es ist für sie damit schon nach einer kürzeren Schlafperiode möglich, ihr „Pensum" zu erfüllen.

Schlafdauer und Gesundheit

Obwohl von alters her dem Schlaf eine gesundheitsfördernde Wirkung zugeschrieben wird, wurde diese Annahme bisher noch kaum wissenschaftlich untersucht. Der kalifornische Forscher und Psychiater Dan Kripke und seine Mitarbeiter starteten in den Jahren 1959/60 eine von der Amerikanischen Krebsgesellschaft durchgeführte Umfrage bei mehr als einer Million Menschen. Alle Altersgruppen von Erwachsenen über 30 Jahren wurden erfasst. Es wurde nach der Schlafdauer, dem Gebrauch von Schlafmitteln und nach eventuellen Schlafstörungen gefragt. Sechs Jahre nach dieser Erhebung wurde ermittelt, wie viele der Befragten inzwischen verstorben waren und was ihren Tod verursacht hatte. Es zeigte sich ein überraschender Zusammenhang zwischen Schlafdauer und Sterblichkeit. Bei den Personen, die sieben bis acht Stunden schliefen, war die Sterblichkeitsrate am geringsten, sie stieg sowohl bei der Personengruppe mit kürzerer als auch bei der mit längerer Schlafdauer deutlich an. Bei extremen Langschläfern (mehr als zehn Stunden Schlaf) war die Sterblichkeitsrate bis zu zwei Mal höher und bei extremen Kurzschläfern (weniger als vier Stunden Schlaf) sogar fast zweieinhalb Mal höher als bei Personen, die sieben bis acht Stunden schliefen. Die erhöhte Sterblichkeit bei Kurz- und Langschläfern beruht auf folgenden Todesursachen: Kurz- und Langschläfer starben vermehrt an Herzkrankheiten,

Krebs oder Selbstmord. Die Sterblichkeitsrate bei Personen, die häufig Schlafmittel einnahmen, lag um 50 Prozent höher als bei denen, die sie nie benutzten.

Der Mittagsschlaf

Rund ein Fünftel der deutschen Bevölkerung macht mittags ein Nickerchen. Es sind vor allem Rentner und Nichterwerbstätige, die sich den Mittagsschlaf sozusagen leisten können – er ist durchaus als biologisches Grundbedürfnis anzusehen.

Im Mittelmeerraum ist die berühmte Siesta sehr weit verbreitet. In einer Umfrage des griechischen Schlafforschers Constantin Soldatos in Athen gaben 42 Prozent der Befragten an, mindestens drei Mal pro Woche mittags zu schlafen, wobei die Schlafdauer im Durchschnitt etwas mehr als eine Stunde betrug. Klimatische Gegebenheiten können zur Beibehaltung jenes biphasischen (zweiphasischen) Schlafmusters führen, das auch für das Kind im Vorschulalter typisch ist.

Ältere Leute schlafen tagsüber häufig. Eine Umfrage in der Altersgruppe zwischen 65 und 83 Jahren ergab, dass 60 Prozent der

Mittagsschlaf als Grundrecht

Auch im heutigen China ist der als Xiu-Xi bezeichnete Mittagsschlaf weit verbreitet. In Fabriken und Büros legen sich Arbeiter und Angestellte nach dem Mittagessen regelmäßig zur Ruhe. „Das arbeitende Volk hat das Recht zu ruhen", heißt es in Artikel 49 der chinesischen Verfassung.

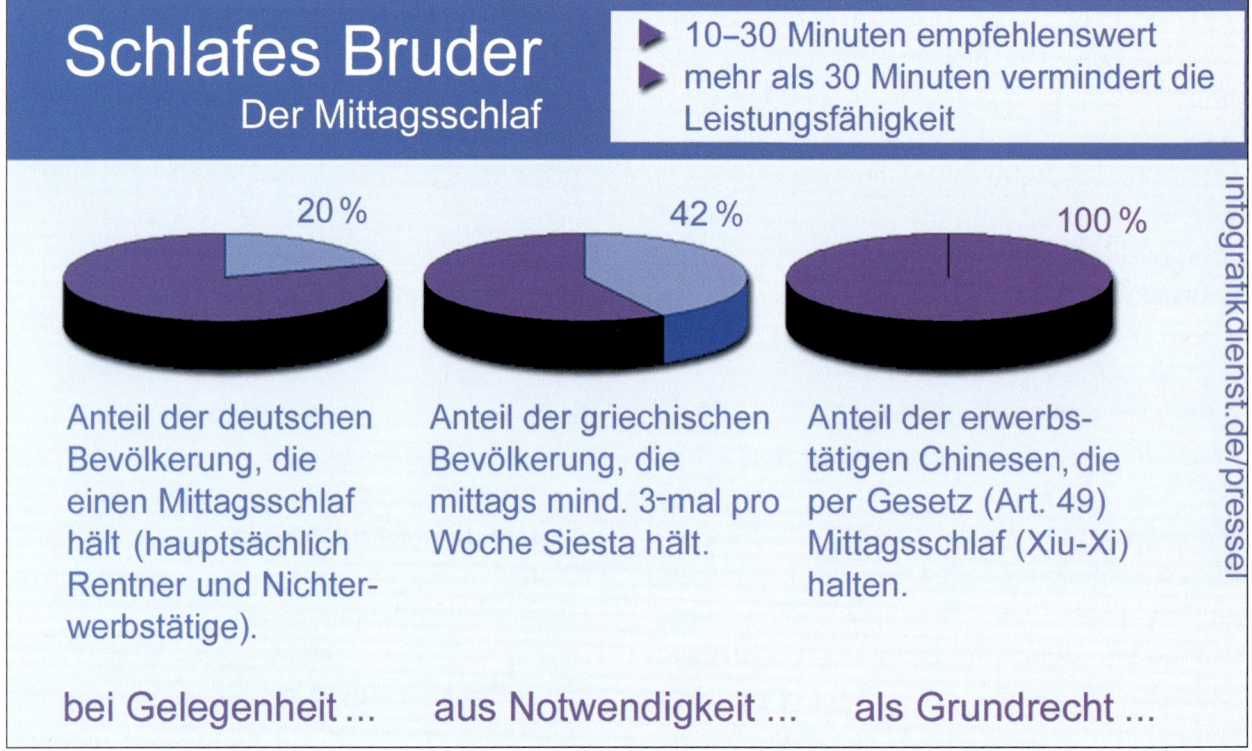

Schlafes Bruder
Der Mittagsschlaf

▶ 10–30 Minuten empfehlenswert
▶ mehr als 30 Minuten vermindert die Leistungsfähigkeit

20 %

Anteil der deutschen Bevölkerung, die einen Mittagsschlaf hält (hauptsächlich Rentner und Nichterwerbstätige).

bei Gelegenheit ...

42 %

Anteil der griechischen Bevölkerung, die mittags mind. 3-mal pro Woche Siesta hält.

aus Notwendigkeit ...

100 %

Anteil der erwerbstätigen Chinesen, die per Gesetz (Art. 49) Mittagsschlaf (Xiu-Xi) halten.

als Grundrecht ...

infografikdienst.de/pressel

Befragten häufig oder immer einen Mittagsschlaf halten. Das vermehrte Schlafen tagsüber ist mit einer Reduktion des Nachtschlafs verbunden. Ob sich aber die gesamte tägliche Schlafzeit im Alter ändert, ist ungeklärt. Das häufige Einnicken älterer Leute während der Tagesstunden und das wiederholte Aufwachen in der Nacht führen zu einem mehrphasischen Schlafmuster, das mit dem frühkindlichen Schlafmuster gewisse Ähnlichkeiten hat.

Schlaf und Lebensalter

Sieben bis acht Stunden gelten als die Normaldauer eines gesunden Schlafes. Wie bereits erwähnt, bestehen aber erhebliche interindividuelle Unterschiede. Der Schlaf ist dann gesund und ausreichend, wenn am nächsten Tag gutes Wohlbefinden sowie körperliche und seelische Ausgeglichenheit vorherrschen. Dabei sind die Schlafqualität und das individuelle Schlafbedürfnis wichtiger als die Schlafdauer. Dennoch kann man grundsätzlich festhalten, dass sich sowohl das Schlafbedürfnis als auch die Schlafqualität mit fortschreitendem Lebensalter ändern. Als Faustregel gilt:

Wir schlafen weniger und weniger tief, je älter wir werden.

Die Dauer des Mittagsschlafes

Ein kurzer Mittagsschlaf (10 bis 30 Minuten) ist empfehlenswert.

Ein langer Mittagsschlaf (mehr als 30 Minuten) mindert eher die anschließende Leistungsfähigkeit.

Wenn Sie nachts unter Schlafstörungen leiden, sollten Sie gegebenenfalls auf einen Mittagsschlaf verzichten.

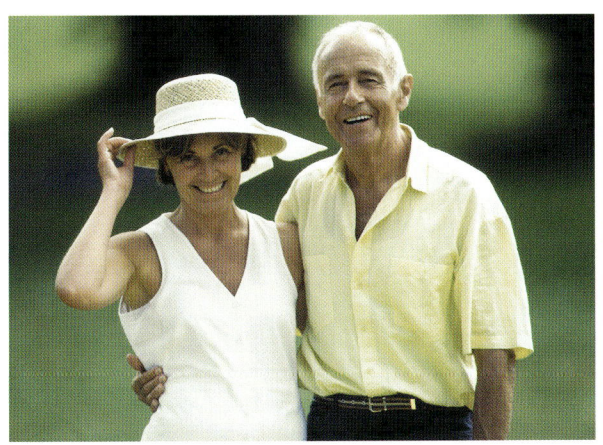

Abb. 2.6: Ältere Leute schlafen weniger.

Ein Neugeborenes schläft noch 16 Stunden am Tag. Drei bis vier Mal wacht es im Laufe von 24 Stunden auf. Doch mit zunehmendem Alter schlafen Kinder weniger und ihre Hauptschlafzeit verlagert sich in die Nacht. Ab dem fünften Lebensjahr brauchen sie auch keinen Mittagsschlaf mehr. Einige Kinder verzichten auch schon früher auf den Mittagsschlaf.

Junge Erwachsene schlafen täglich durchschnittlich sieben bis neun Stunden. Rund ein Viertel der Nacht verbringen sie noch in den so genannten Tiefschlafphasen. Bis zum 50. Lebensjahr wird sich dieser Anteil jedoch rapide verringern. In diesem Alter schläft man nur noch 5 Prozent einer Nacht „tief".

Mit zunehmendem Alter werden Schlafstörungen häufiger: Ältere Leute liegen oft lange ohne Schlaf im Bett, müssen nachts häufig aufstehen, um auf die Toilette zu gehen, und erwachen vielfach schon in den frühen Morgenstunden. Dabei fühlen sie sich im Allgemeinen ausgeruht und stehen im Gegensatz zu vielen jüngeren Personen gerne früh auf. Dafür benötigen sie wieder ab und zu eine kurze „Siesta" während des Tages.

Im Alter nehmen Klagen über schlechten Schlaf drastisch zu, was sich auch im hohen Schlafmittelverbrauch widerspiegelt. Ob der häufig unterbrochene und subjektiv oft un-

befriedigende Nachtschlaf auf einen normalen Alterungsprozess des Organismus zurückzuführen ist oder ob er als Folge krankhafter Veränderungen betrachtet werden muss, ist schwer zu entscheiden.

Neben diesen biologischen Faktoren bestimmen jedoch vor allen Dingen persönliche Gewohnheiten und äußere Zwänge die „Güte" des Schlafes.

Schlaf bei Säuglingen und Kleinkindern

Wie viel Schlaf braucht ein Kind? Nachfolgend einige allgemeine Richtlinien, wobei auch starke Abweichungen im Einzelfall normal sind.

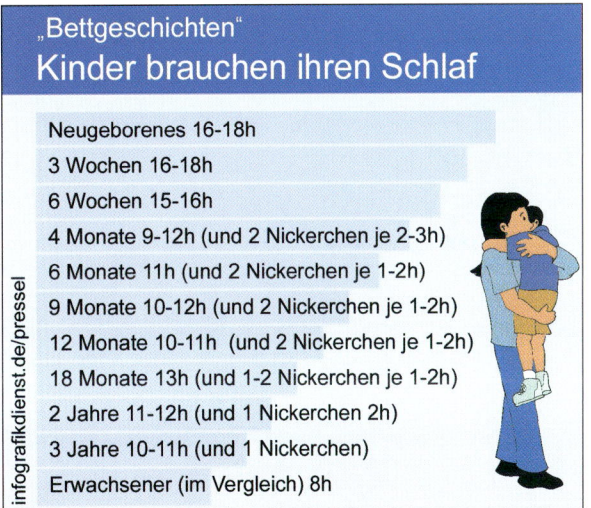

„Bettgeschichten"
Kinder brauchen ihren Schlaf

Neugeborenes 16-18h
3 Wochen 16-18h
6 Wochen 15-16h
4 Monate 9-12h (und 2 Nickerchen je 2-3h)
6 Monate 11h (und 2 Nickerchen je 1-2h)
9 Monate 10-12h (und 2 Nickerchen je 1-2h)
12 Monate 10-11h (und 2 Nickerchen je 1-2h)
18 Monate 13h (und 1-2 Nickerchen je 1-2h)
2 Jahre 11-12h (und 1 Nickerchen 2h)
3 Jahre 10-11h (und 1 Nickerchen)
Erwachsener (im Vergleich) 8h

infografikdienst.de/pressel

Das Neugeborene

Ein Neugeborenes kennt den Unterschied zwischen Tag und Nacht noch nicht, es schläft und isst rund um die Uhr. Im Allgemeinen schläft ein Neugeborenes ungefähr 16 bis 20 Stunden pro Tag. Es schläft üblicherweise jeweils zwei bis vier Stunden durch und wacht dann hungrig auf. Man kann ihm den Unterschied zwischen Tag und Nacht langsam beibringen, indem man sich zu den verschiedenen Tageszeiten unterschiedlich verhält.

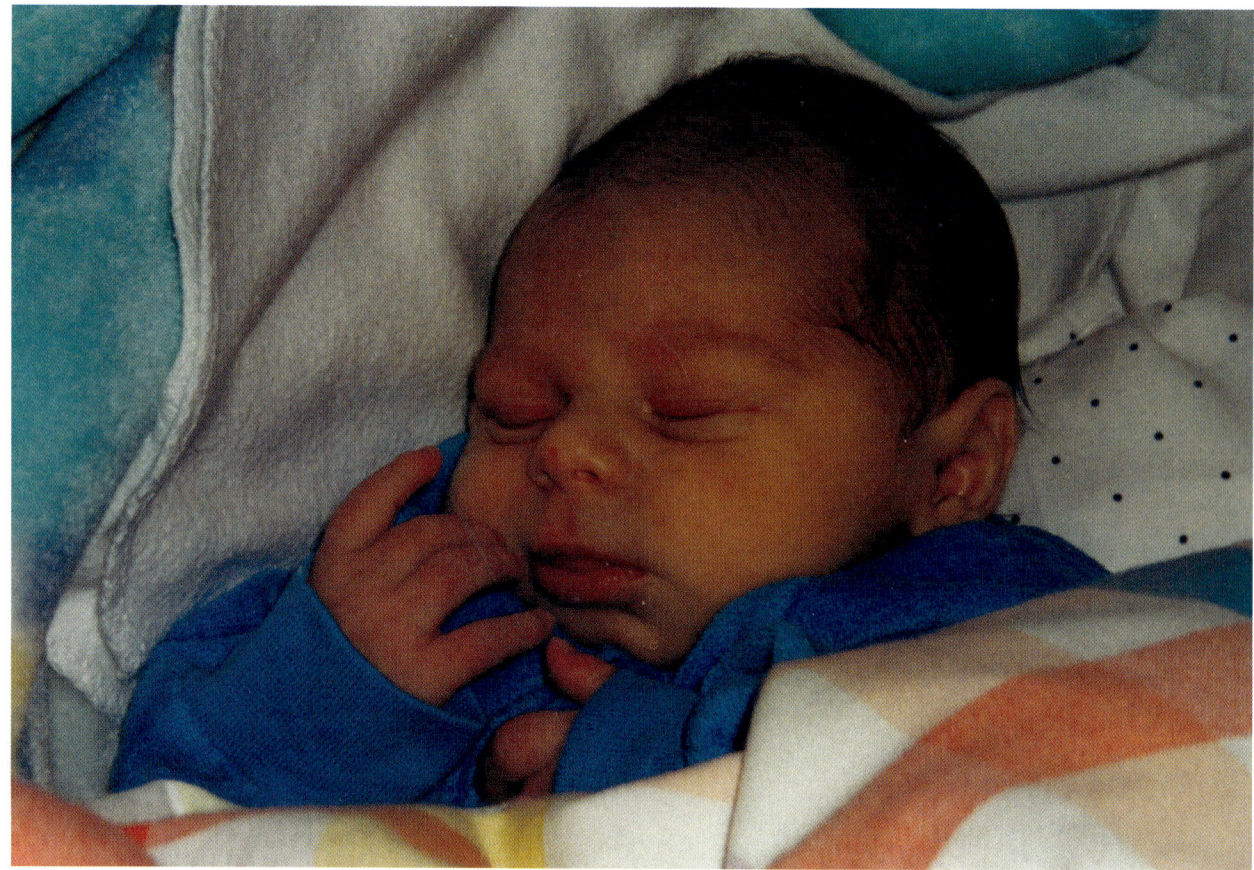

Abb. 2.7: Kleine Babys brauchen noch viel Schlaf.

3 Wochen

Ein Säugling wacht in diesem Alter während der Nacht immer noch auf und will gefüttert werden, schläft aber etwas länger durch, ungefähr vier bis fünf Stunden lang. Er wird aber auch etwas länger wach bleiben. Im Allgemeinen lässt sich kein großer Unterschied zu gestillten oder mit künstlicher Milch ernährten Babys feststellen.

2 Monate

Das Kind schläft jetzt abends meist einfacher ein und schläft länger, wacht allerdings nachts wahrscheinlich immer noch auf, um gefüttert zu werden. Das Schlafverhalten wird geregelter. Noch ist es zu früh für einen festen Zeitplan, und es ist ungesund, dem Kind einen Zeitplan aufzuzwingen. In diesem Alter schlafen Kinder jeden Tag etwas weniger, im Durchschnitt aber immer noch 15 bis 16 Stunden. Mit der Zeit werden tagsüber etwa drei Nickerchen gemacht.

4 Monate

Ein vier Monate altes Kind schläft typischerweise neun bis elf Stunden pro Nacht und macht jeden Tag ungefähr zwei Nickerchen für jeweils zwei bis drei Stunden. An Tagen, an denen es weniger schläft, wird es wahrscheinlich in der Nacht durchschlafen. Ein Kind kann sich jetzt selbst beruhigen und alleine einschlafen. Zu diesem Zeitpunkt kann man mit einer Einschlafroutine anfangen, die für den Nachtschlaf und seine Nickerchen gilt. Es ist also hilfreich, das Kind jeden Tag ungefähr zur gleichen Zeit und auf dieselbe Art und Weise zum Schlafen hinzulegen.

6 Monate

Jeder Mensch hat ein eigenes Schlafverhalten, und dasselbe gilt für sechs Monate alte Säuglinge. Besondere Umstände, zum Beispiel wenn das Kind krank ist oder bei der Oma in einem fremden Bett schläft, können das Schlafverhalten beeinflussen. Im Allgemeinen pendelt sich in diesem Alter jedoch ein regelmäßiges Schlafverhalten ein. Ein sechs Monate altes Baby schläft typischerweise ungefähr elf Stunden pro Nacht und macht jeden Tag, meist am Morgen und am Nachmittag, ein Nickerchen, das jeweils ungefähr ein bis zwei Stunden dauert. Die meisten Kinder können im Alter von sechs Monaten durchschlafen und brauchen nicht mehr um Mitternacht gefüttert oder frühmorgens beschäftigt zu werden.

9 Monate

Ein unregelmäßiges Schlafverhalten ist im Alter von acht oder neun Monaten normal. Es kann vorkommen, dass ein Kind mehrere Nächte nichts von sich hören lässt und dann plötzlich mitten in der Nacht nach Beschäftigung schreit. Es schläft in der Regel ungefähr elf bis zwölf Stunden pro Nacht. Allerdings wacht es jede Nacht mehrere Male

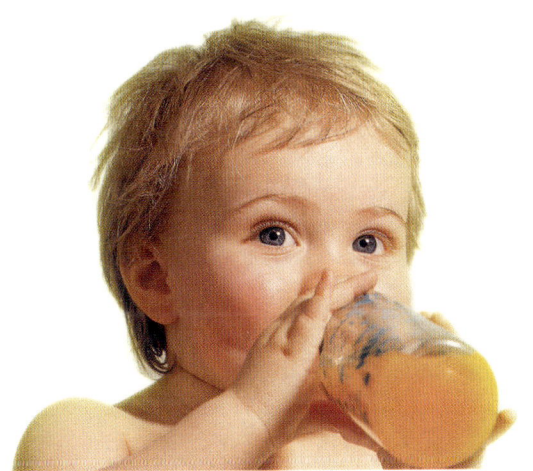

Abb. 2.8: Der kleine Mensch wird immer wacher.

auf. Wenn sich das Kind daran gewöhnt hat, beim Schlafengehen gehalten oder geschaukelt zu werden, dann erwartet es das gleiche Ritual mitten in der Nacht und schläft nicht wieder alleine ein. In diesem Alter macht ein Baby normalerweise zwei Nickerchen pro Tag. Die Nickerchen dauern am Morgen und am Nachmittag typischerweise jeweils ein bis zwei Stunden.

1 Jahr

Im Alter von einem Jahr fangen die Probleme zur Schlafenszeit an. Ein einjähriges Kind schläft in der Regel ungefähr zehn bis elf Stunden pro Nacht und macht jeden Tag etwa zwei Nickerchen für jeweils ein bis zwei Stunden. Doch auch hier gilt: Nicht alle Kinder brauchen gleich viel Schlaf.

18 Monate

Im Alter von eineinhalb Jahren ist das Leben für ein Kind so interessant und intensiv, dass Schlafen das Letzte ist, was es möchte. Zwar braucht es ungefähr 13 Stunden Schlaf pro Tag, würde aber am liebsten ganz darauf verzichten.

2 Jahre

Jedes Kleinkind braucht unterschiedlich viel Schlaf. Im Allgemeinen braucht ein zweijähriges Kind jedoch immer noch 13 Stunden Schlaf pro Tag. Typischerweise schlafen die Kinder in diesem Alter elf bis zwölf Stunden pro Nacht und machen am Nachmittag vielleicht ein Nickerchen für ein bis zwei Stunden. Freiwillig gehen sie nur selten ins Bett.

Schlafforschung und Schlafstadien

Lange Zeit stand der Schlaf in dem Ruf, ein nicht lohnender Forschungsgegenstand zu sein, denn er erschien als ein weitgehend unzugänglicher Vorgang. Es war zwar möglich, die vom Schlafenden eingenommene Körperstellung und deren Änderungen zu beobachten sowie die Atmung, den Puls und die Körpertemperatur aufzuzeichnen. Dies sind aber nur Begleiterscheinungen des Schlafes, nicht seine grundlegenden Prozesse.

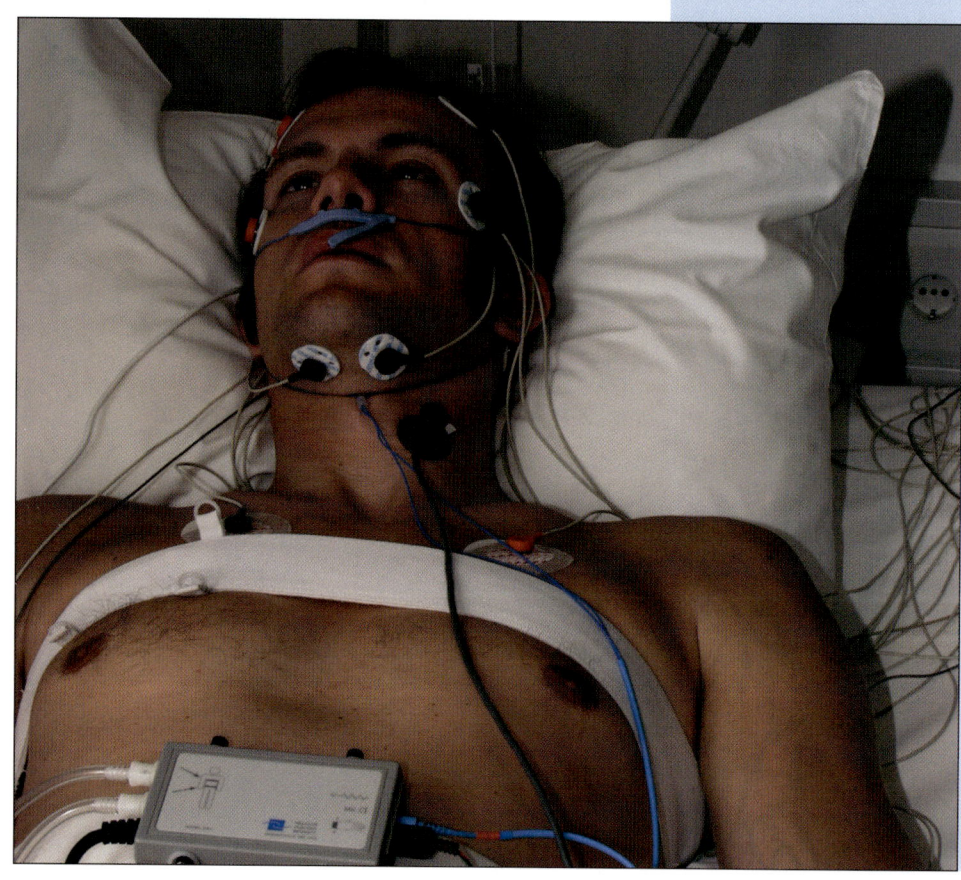

Bei der Frage der Schlaftiefe ist es unumgänglich, den Schläfer durch spezifische Reize zu wecken oder zu stören. Das Untersuchungsobjekt Schlaf wird also bei diesen Experimenten beeinflusst. Erste Versuche unternahm der Physiologe Kohlschütter im 19. Jahrhundert. Dabei entdeckte er, dass der Schlaf in den ersten Stunden am tiefsten ist, später wird er oberflächlicher.

Die Anfänge der Schlafforschung

Ein Durchbruch in der Schlafforschung war erst mit Hilfe der ersten Hirnstrommessungen (EEG = Elektroenzephalogramm) möglich, die in den späten 1920er-Jahren ihren Anfang nahmen. In den folgenden Jahren wurden zusätzlich die Augenbewegungen, die Muskelbewegungen, der Herzschlag und weitere Körperfunktionen während des Schlafes aufgezeichnet – und die Schlafforschung war nun in der Lage, auf wissenschaftlichen Füßen zu stehen.

Die Entdeckung des EEG

In den 20er-Jahren des 20. Jahrhunderts versuchte Hans Berger erstmals, von der Schädeloberfläche Hirnströme abzuleiten. Mit äußerst primitiven Registriergeräten (einem Edelmann-Galvanometer, später mit einem Siemens-Spulengalvanometer) untersuchte er, ob elektrische Hirnströme von der Schädeloberfläche abgeleitet werden können. Als Ableitelektroden verwendete er unter anderem auf die Kopfhaut geklebte Silberplättchen. Es gelang ihm, bei entspannten, wachen Versuchspersonen regelmäßige Wellen von etwa 10 Schwingungen pro Sekunde, heute als so genannter Alpha-Rhythmus bekannt, aufzuzeichnen. Das EEG ist

ein ausgezeichneter Indikator für Zustandsänderungen des Gehirns während des Schlafes. Die Vorgänge, die der Entstehung des EEG zugrunde liegen, sind im Einzelnen noch nicht geklärt. Es wird angenommen, dass vor allem die an den Schaltstellen der Nervenzellen (Synapsen) entstehenden elektrischen Ströme in der Hirnrinde für die Hirnströme verantwortlich sind. Da in der Hirnrinde viele Nervenzellen und Nervenfasern gleichgerichtet angeordnet sind, summieren sich Tausende von elektrischen Einzelpotentialen und können an der Hirnoberfläche als Hirnstromkurve abgeleitet werden. Der Grundstein für die Schlafforschung war gelegt.

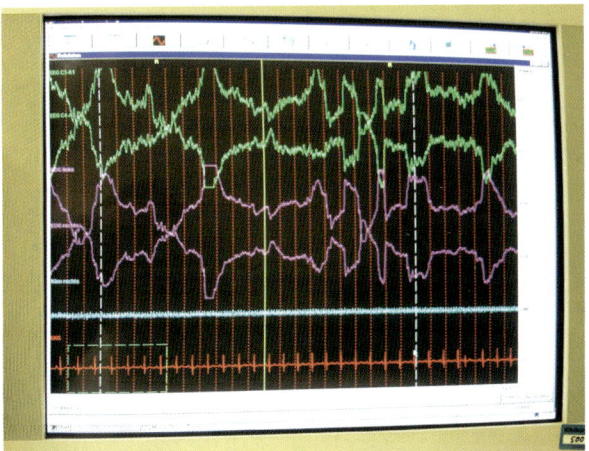

Abb. 3.1: EEG-Messung im Schlaflabor: REM-Schlaf

Bis heute hat sich kein anderes Verfahren etabliert, dass das EEG ersetzen könnte und bessere Aussagen über den Schlaf zulässt. Bei der EEG-Schlafstadien-Analyse muss aber immer bedacht werden, dass wir bis heute nicht wissen, ob beispielsweise ein ausreichender Tiefschlafanteil gleichbedeutend mit guter Schlafqualität ist.

Wach- und Schlaf-EEG

Während des Einschlafens geht der regelmäßige Alpha-Rhythmus des Wachzustandes in ein kleinwelliges, rasches Muster über. Im weiteren Verlauf des Schlafes weist das EEG allmählich höhere und langsamere Wellen auf, die schließlich das Bild ganz beherrschen. Bereits in den 1930er-Jahren hatten die amerikanischen Physiologen Loomis, Davis und deren Mitarbeiter diese typischen Veränderungen des Schlaf-EEG beobachtet und festgestellt, dass mit der Vergrößerung und Verlangsamung der Wellen eine Zunahme der Schlaftiefe einherging. Sie versuchten, anhand dieser Befunde den Schlaf in einzelne Stadien zu unterteilen.

Die Entdeckung des REM-Schlafes

Als Entdecker des REM-Schlafes gilt Nathaniel Kleitman. Sein 1939 erstmals erschienenes und 1963 überarbeitetes Buch „Sleep and Wakefulness" enthält über 4000 Literaturhinweise und ist noch heute ein Standardwerk der klassischen Schlafforschung. 1952 interessierte sich Kleitman gemeinsam mit Eugene Aserinsky für die langsamen, pendelnden Augenbewegungen, die typischerweise den Einschlafvorgang begleiten. Die Augenbewegungen wurden von in Augennähe angebrachten Hautelektroden als Elektrooculogramm (EOG) aufgezeichnet. Aserinsky stellte mitten im Schlafvorgang EOG-Veränderungen fest, die plötzlich auftretenden, raschen Augenbewegungen entsprachen. Die direkte Beobachtung schlafender Versuchspersonen bestätigte, dass sich unter den geschlossenen Lidern die Augen tatsächlich bewegten. William Dement begann, das Phänomen systematisch zu untersuchen.

Er berichtete als Erster, dass nach dem Aufwachen aus dem Schlafstadium mit raschen Augenbewegungen Versuchspersonen oft über Träume berichteten. Daher wird der REM-Schlaf häufig auch als Traumschlaf be-

zeichnet. Es verging noch einige Zeit, bis klar wurde, dass diese raschen Augenbewegungen im Schlaf mehr als nur eine Zufallsbeobachtung waren. Ein grundlegend neuer Abschnitt des Schlafes war entdeckt worden. Das Auftreten rascher Augenbewegungen in diesem Stadium führte zur Bezeichnung REM-Schlaf (**R**apid **E**ye **M**ovement Sleep), die heute allgemein verwendet wird.

1955 wurden erstmals Schlafzyklen beschrieben. Seit dem weiß man, dass der Schlaf nicht gleichförmig über sechs bis acht Stunden abläuft, sondern in mehrere Phasen unterteilt werden kann, die sich zusammensetzen aus:

- Leichtschlaf,
- Tiefschlaf,
- Traumschlaf.

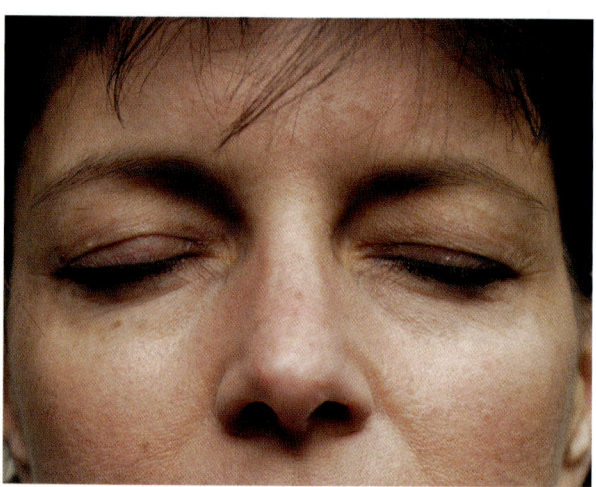

Abb. 3.2: Im REM-Schlaf kommt es zu raschen Augenbewegungen.

Das Rätsel des REM-Schlafes

Seit der Entdeckung des REM-Schlafes gibt es zahlreiche Erklärungsversuche für dieses Schlafstadium. Anfangs stand der früher überschätzte Zusammenhang zwischen REM-Schlaf und Träumen im Vordergrund. Doch zeigte sich, dass Träume nicht ausschließlich auf die REM-Schlafphase beschränkt sind.

Die Systematisierung

Das EEG ist von Person zu Person verschieden. Manche Versuchspersonen weisen im Tiefschlaf hohe Wellen auf, andere viel flachere. Bei manchen ist der Alpha-Rhythmus sehr ausgeprägt, bei anderen überhaupt nicht. Um trotz dieser individuellen Unterschiede verschiedene Untersuchungen vergleichen zu können, stellte eine Gruppe amerikanischer Schlafforscher Kriterien auf, die seither allgemein zur Definition von Schlafstadien verwendet werden. Die Non-REM-Stadien 1 bis 4 und der REM-Schlaf basieren auf den nach den Schlafforschern Rechtschaffen und Kales benannten Kriterien.

Eine Hypothese basiert vor allem auf dem Vorherrschen dieses Schlafstadiums in den frühen Lebensjahren bei Menschen und Tieren. Es gibt Hinweise, dass Säugetiere vor der Geburt einen großen Teil ihrer Zeit in einem dem REM-Schlaf ähnlichen Zustand verbringen. Jouvet hat aufgrund dieses Befundes angenommen, der REM-Schlaf diene der Programmierung von Vorgängen im Gehirn, die zur Entwicklung und Aufrechterhaltung genetisch bedingter Funktionen, zum Beispiel von Instinkthandlungen, notwendig seien. Dieser Hypothese nach entsteht während des REM-Schlafes im Gehirn ein von der Außenwelt unabhängiges sensorisches Aktivitätsmuster – die Träume – sowie ein motorisches Muster, das jedoch infolge der starken Hemmung der Willkürmuskulatur nicht offen als Verhalten zum Ausdruck kommt. Jouvet nimmt nun an, dass die im REM-Schlaf auftretende phasische Aktivität der Nervenzellen, die mit Elektroden in tiefen Hirnstrukturen registriert werden kann und nach außen als sporadische rasche Augenbewegung in Erscheinung tritt, einen Code darstellt, der in den Genen gespeicherte Informationen aktivie-

ren kann. Dieses würde vor allem angeborenem Instinktverhalten entsprechen, das im REM-Schlaf gleichsam „eingeübt" und mit erworbener Information in Verbindung gebracht wird. Es ist jedoch nicht möglich, diese Hypothese mit Experimenten zu bestätigen.

Andere Forscher sehen im REM-Schlaf ein Stadium, das spezifische Erholungsvorgänge im Gehirn ermöglicht. Es ist klar zu erkennen, dass die Funktion des REM-Schlafes ein bisher unerklärtes Phänomen ist beziehungsweise keine Beweise für die verschiedenen Theorien erbracht werden können.

Lernprogramm REM-Schlaf

Wahrscheinlich wird im REM-Schlaf hart gearbeitet. Für Säuglinge gilt das auf jeden Fall. Sie träumen in ihren ersten Lebenswochen jeden Tag acht Stunden, die Hälfte ihrer gesamten Schlafenszeit. Der REM-Schlaf ist entscheidend für die Entwicklung des Gehirns.

Während der Schwangerschaft werden 200 Milliarden Nervenzellen im Gehirn aufgebaut. Diese Nervenzellen sind das Material

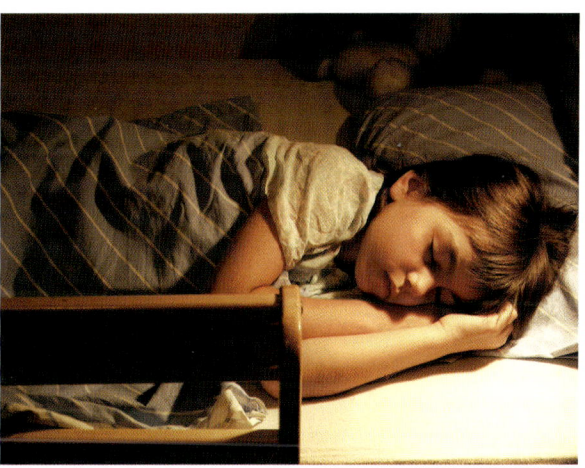

Abb. 3.3: Junge Menschen träumen mehr als Erwachsene.

für die Entwicklung der Nervenbahnen. Im REM-Schlaf wird das Gehirn stimuliert, Nervensysteme werden gebildet. Bereits während der Schwangerschaft empfängt das Ungeborene Sinnesreize, die im REM-Schlaf verarbeitet werden. Für Säuglinge ist der REM-Schlaf ein Lernprogramm, in dem die stammesgeschichtlichen Stadien nachvollzogen werden.

Nach fünf Jahren ist das Gehirn fertig entwickelt. Die Hälfte der Nervenzellen wurde dafür benötigt, die restlichen 100 Milliarden sind abgestorben. Die REM-Phase wäre demnach nicht mehr notwendig, trotzdem begleitet sie uns unser Leben lang.

Ihre Aufgabe wird in den weiteren Jahren in der Gedächtnisbildung gesehen. Allerdings zeigen neueste Forschungen an der Universität Lübeck, dass die erste Tiefschlafphase für die Festigung der Gedächtnisleistung maßgeblich ist. Für das emotionale Gedächtnis sind die späteren REM-Phasen nach Mitternacht zuständig.

Das Träumen wird dabei immer weniger. Der Erwachsene träumt nur noch ein Viertel der gesamten Schlafzeit. Bei älteren Menschen können die Träume ganz entfallen.

Gibt es ein REM-Schlafzentrum?

Die Entdeckung des REM-Schlafes übte eine derartige Faszination auf die Schlafforschung aus, dass dieses Schlafstadium ganz in den Mittelpunkt der Untersuchungen rückte. Die anderen, schon seit viel längerem bekannten Schlaftypen (Stadium 1 bis 4) erhielten die Bezeichnung Non-REM-Schlaf.

Ein Schlafzyklus besteht demnach aus der Aufeinanderfolge von Non-REM- und REM-Schlaf. Die Periodenlänge eines Non-REM-/REM-Zyklus beträgt gewöhnlich etwa 90 Minuten. Diese zyklische Abfolge der Schlafstadien ist eine typische Eigenschaft des Schlafes, die nicht nur beim Menschen zu beobachten ist.

Doch wie und wodurch wird der REM-Schlaf gesteuert?

Knapp zehn Jahre nach Entdeckung des REM-Schlafes beobachtete man zu Beginn der 1960er-Jahre, dass die Ausschaltung bestimmter Nervenzellgruppen im Brückenhirn, dem so genannten Pons, zum vollständigen Verschwinden des REM-Schlafes führt. Es war also die folgende Schlussfolgerung möglich: Die Hirnstrukturen, die für den REM-Schlaf zuständig sind, müssen im Bereich des Gehirnstamms lokalisiert sein.

Wie die folgenden, Aufsehen erregenden Befunde zeigten, scheint dies tatsächlich der Fall zu sein. Wurden nämlich bei Versuchstieren bestimmte Nervenzellen im Pons ausgeschaltet, kam es zwar immer noch zum REM-Schlaf, die Tiere zeigten jedoch starke Muskelspannung und bizarres Verhalten: Sie hoben den Kopf, schienen nicht existierende Objekte zu verfolgen oder anzugreifen, wichen zurück und zeigten auch Zeichen von Wut oder Angst. Es schien ganz so, als ob die schlafenden Tiere durch den Wegfall der Muskelhemmung ihren REM-Schlaf „auslebten". Vielleicht sind diese dramatischen Befunde ein Hinweis darauf, dass auch bei Tieren im REM-Schlaf traumähnliche Prozesse vorkommen.

Es gibt auch die These, dass chemische Prozesse für den REM-Schlaf verantwortlich sind. Die Ausschüttung von Neurotransmittern soll für die REM-Schlafphasen zuständig sein, und zwar serotoninhaltige Nervenzellen für das Auslösen der REM-Schlafepisode und noradrenalin- und acetylcholinhaltige Zellen für den eigentlichen REM-Schlaf.

Amerikanische Forscher untersuchten diese These und kamen zu dem Schluss, dass sich serotoninhaltige Zellen einerseits und noradrenalin- und acetylcholinhaltige Zellen andererseits gegenseitig beeinflussen und dadurch tatsächlich die Interaktion der Non-REM-/REM-Schlaf-Zyklen zustande kommt.

Die Schlafstadien

Mithilfe der Hirnstrommessungen lässt sich der Schlaf anhand der unterschiedlichen Hirnstromwellen in verschiedene Schlafstadien einteilen. Um auch den Traumschlaf und die Wachzustände besser abgrenzen zu können, misst man zusätzlich die Augenbewegungen und die Muskelspannung. Beides erfolgt ebenfalls durch Elektroden, wie auch beim EEG.

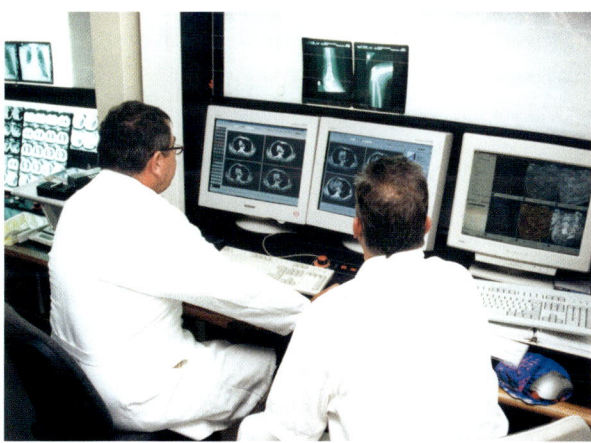

Abb. 3.4: Wissenschaftler werten die wichtigsten Daten aus.

Der gesunde Schlaf eines Erwachsenen kann in drei verschiedene Phasen unterteilt werden: Wachzustand, Non-REM- und REM-Schlaf. Sie wechseln sich während einer Nacht regelmäßig ab.

Im ruhigen Wachzustand, kurz nach dem Zubettgehen, ist das Gehirn noch relativ aktiv. Die Augen bewegen sich, die Muskeln sind gespannt. Innerhalb von circa 30 Minu-

Die Schlafstadien

- *4 Nicht-Traumschlafstadien (2 Leicht- und 2 Tiefschlafstadien)*
- *Traumschlaf (REM-Schlaf)*
- *Wachzustand*

ten wird der so genannte Non-REM-Schlaf erreicht, das Stadium 1. Die Gehirnaktivität verlangsamt sich, die Augen beginnen zu rollen, die Muskelspannung lässt nach. Je mehr diese Aktivitäten abnehmen, desto tiefer wird der Schlaf. Die Non-REM-Schlafstadien 2, 3 und 4 werden erreicht. Die Stadien 3 und 4 werden auch als Tiefschlafstadien bezeichnet.

Die erste Tiefschlafphase der Nacht endet normalerweise nach ein bis zwei Stunden. Eine Körperbewegung leitet den so genannten REM-Schlaf ein. Die Muskelspannung fällt in diesem Zustand völlig ab. Diese erste REM-Periode der Nacht dauert meist nur einige Minuten.

Jetzt wechseln sich Non-REM- und REM-Phasen ab. Eine Abfolge der beiden Stadien wird auch als Zyklus bezeichnet. Pro Nacht gibt es drei bis fünf solcher Zyklen. Wirklich tief wird nur in den ersten beiden Zyklen der Nacht geschlafen, dann wird der Schlaf leichter, die REM-Phasen werden länger.

Im Einzelnen stellen sich die einzelnen Phasen und Stadien in vereinfachter Weise wie folgt dar:

Einschlafphase: Im entspannten Wachzustand zeigt die Muskulatur ein gewisses Maß an Anspannung, und es kommt zu schnellen Augenbewegungen.

Schlafstadium 1: Während dieser in der Regel nur wenige Minuten andauernden Phase zu Beginn des Schlafes lockern sich die Muskeln und die Glieder werden schwer,

Puls und Atmung werden gleichmäßiger und die Körpertemperatur sinkt ab. Die Lider fallen zu und Geräusche aus der Umwelt werden noch registriert. Langsam rollen die Augen unter die Lider.

Schlafstadium 2: In diesem Zustand ist man noch leicht erweckbar. Die Augäpfel rollen von einer Seite auf die andere. Diese Phase wird von den Schlafforschern auch als der eigentliche Beginn des Schlafes angesehen. Das Bewusstsein schwindet in dem Maße, wie die Frequenzen der Hirnstromwellen abnehmen.

Schlafstadium 3: Jetzt wird man nur noch durch sehr laute, ungewohnte Geräusche geweckt. Die Muskulatur entspannt sich noch weiter, der Herzschlag verlangsamt sich, und der Blutdruck fällt. Dieser Zustand dauert etwa zehn bis zwanzig Minu-

ten. Die Augen stehen still, aber der Schläfer zeigt noch schnelle Reaktionen auf mögliche Reize.

Schlafstadium 4: Der tiefste Schlaf ist im vierten Schlafstadium erreicht. Man kann nur schwer erweckt werden. Atmung und Herztätigkeit sind regelmäßig, die Körpertemperatur sinkt noch weiter ab. Stadium 3 und 4 werden auch als die Tiefschlafphasen eines Schlafzyklus zusammengefasst. In diesem Stadium setzt die Erholung ein.

REM-Schlafstadium: Der REM-Schlaf ähnelt dem Stadium 1, jedoch fehlt der Muskeltonus völlig, das heißt, die Muskeln sind absolut entspannt und man ist schwer aufzuwecken. Herzschlag und Atmungstätigkeit steigen an und sind unregelmäßig. Besonderes Kennzeichen dieser Phase sind aber die schnellen Augenbewegungen. Der Energieumsatz des Hirns ist hoch: Es wird lebhaft geträumt. Das EEG-Muster zeigt unregelmäßige Frequenzen bei geringer Amplitude und ähnelt erstaunlich dem einer wachen Person. Das Gehirn arbeitet mit höchster Aktivität. Weckt man einen Schlafenden aus der REM-Phase, kann er von seinen Träumen berichten. Die Augenbewegungen stellen somit ein äußerlich erkennbares Zeichen dafür dar, dass das schlafende Gehirn unter anderem lebhaft träumt.

Schlafzyklus und Lebensalter

Nach der Geburt besteht der Schlaf zu gleichen Teilen aus REM-Schlaf und Non-REM-Schlaf. Der REM-Schlaf des Säuglings hat schon viele Ähnlichkeiten mit dem des Erwachsenen. Sporadisch treten rasche Augenbewegungen auf, der Spannungszustand der Willkürmuskulatur ist stark reduziert, Atmung und Puls sind unregelmäßig. Anders als beim Erwachsenen unterscheidet sich allerdings das REM-Schlaf-EEG noch weni-

Körperliche Veränderungen im Schlaf

Einschlafphase:	○ Muskulaturentspannung ○ Schnelle Augenbewegungen
Schlafstadium 1:	○ Muskeln lockern sich ○ Glieder werden schwer ○ Puls und Atmung werden gleichmäßig ○ Körpertemperatur sinkt ○ Augenlider fallen zu ○ Geräusche werden registriert ○ Langsames Rollen der Augen unter den Lidern
Schlafstadium 2:	○ Augapfelrollen ○ Bewusstsein schwindet
Schlafstadium 3:	○ Muskulatur entspannt sich weiter ○ Herzschlag verlangsamt sich ○ Blutdruck fällt ○ Augen stehen still
Schlafstadium 4:	○ Atmung und Herztätigkeit regelmäßig ○ Körpertemperatur sinkt weiter
REM-Schlafstadium:	○ Muskeln sind absolut entspannt ○ Herzschlag und Atmungsaktivität steigen an und sind unregelmäßig ○ Schnelle Augenbewegungen ○ Gehirn arbeitet mit höchster Aktivität

infografikdienst.de / hammer

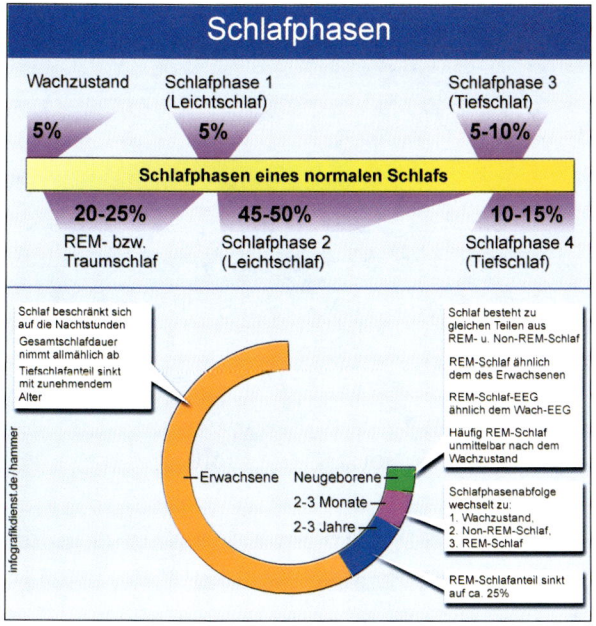

Schlafphasen

| Wachzustand | Schlafphase 1 (Leichtschlaf) | | Schlafphase 3 (Tiefschlaf) |
| 5% | 5% | | 5-10% |

Schlafphasen eines normalen Schlafs

| 20-25% | 45-50% | 10-15% |
| REM- bzw. Traumschlaf | Schlafphase 2 (Leichtschlaf) | Schlafphase 4 (Tiefschlaf) |

Schlaf beschränkt sich auf die Nachtstunden
Gesamtschlafdauer nimmt allmählich ab
Tiefschlafanteil sinkt mit zunehmendem Alter

Schlaf besteht zu gleichen Teilen aus REM- u. Non-REM-Schlaf

REM-Schlaf ähnlich dem des Erwachsenen

REM-Schlaf-EEG ähnlich dem Wach-EEG

Häufig REM-Schlaf unmittelbar nach dem Wachzustand

Erwachsene Neugeborene
2-3 Monate
2-3 Jahre

Schlafphasenabfolge wechselt zu:
1. Wachzustand,
2. Non-REM-Schlaf,
3. REM-Schlaf

REM-Schlafanteil sinkt auf ca. 25%

infografikdienst.de / hammer

ger vom Wach-EEG. Auch ist der Säugling im REM-Schlaf viel unruhiger als der Erwachsene; Arme und Beine bewegen sich fast ständig, ebenso wie die Gesichtsmuskeln. Besonders bei Frühgeborenen ist die Bewegungsaktivität so ausgeprägt, dass sich der REM-Schlaf vom Wachzustand mitunter nur schwer unterscheiden lässt. In dieser frühen Entwicklungsphase spricht man daher auch von „aktivem Schlaf", im Gegensatz zum „ruhigen Schlaf" ohne Augen- und Körperbewegungen, der dem Non-REM-Schlaf entspricht.

Bei Neugeborenen folgt auf den Wachzustand häufig unmittelbar der REM-Schlaf, was beim Erwachsenen ungewöhnlich ist. Erst nach zwei bis drei Monaten kommt es zur Abfolge Wachzustand/Non-REM-Schlaf/REM-Schlaf, die dann während des ganzen Lebens beibehalten wird.

Der REM-Schlafanteil nimmt in den ersten Lebensmonaten rapide ab. Beim zwei bis drei Jahre alten Kleinkind ist er bereits auf 25 Prozent des Gesamtschlafs abgesunken, auf einen Wert, der sich nicht mehr wesentlich vom Schlaf des Erwachsenen unterscheidet.

Beim Neugeborenen tritt zunächst im Non-REM-Schlaf ein von raschen und langsamen Wellen durchsetztes EEG-Muster auf, das erst im Verlauf der ersten Monate in ein kontinuierliches, von langsamen Wellen bestimmtes Muster übergeht. Bereits beim drei Monate alten Säugling herrscht der Tiefschlaf zu Nachtbeginn vor, und dies entspricht der Stadienverteilung des Erwachsenen.

Die zyklische Abfolge von Non-REM- und REM-Schlaf ist ebenfalls schon beim Kleinkind zu beobachten. Die Zyklusdauer beträgt beim Einjährigen nur 45 bis 50 Minuten, verlängert sich beim größeren Kind (5–10 Jahre) auf 60 bis 70 Minuten, um schließlich den für Erwachsene typischen Wert von 90 Minuten zu erreichen. Zusammenfassend lässt sich festhalten, dass die wesentlichen Elemente des Erwachsenenschlafes bereits im frühen Kindesalter vorhanden sind. Mit fortschreitender Entwicklung beschränkt sich der Schlaf immer mehr auf die Nachtstunden, die Gesamtschlafdauer nimmt allmählich ab, und der REM-Schlafanteil verringert sich von der Hälfte auf weniger als ein Viertel des gesamten Schlafes.

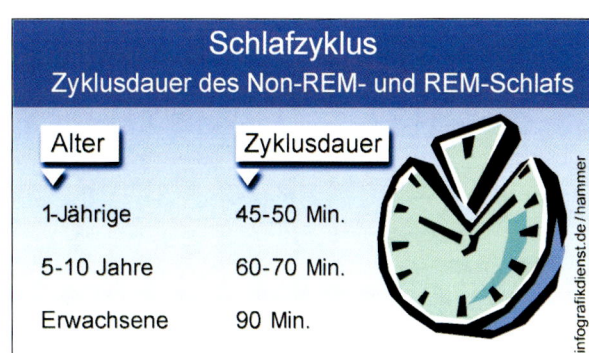

Schlafzyklus
Zyklusdauer des Non-REM- und REM-Schlafs

Alter	Zyklusdauer
1-Jährige	45-50 Min.
5-10 Jahre	60-70 Min.
Erwachsene	90 Min.

infografikdienst.de / hammer

Ältere Leute verbringen zunehmend weniger Zeit im Tiefschlaf, und die für dieses Schlafstadium charakteristischen langsamen Wellen (Deltawellen) sind seltener und weniger ausgeprägt. Der REM-Schlafanteil bleibt dagegen bis ins hohe Alter relativ konstant.

Schlafen vor Mitternacht?

Schon unsere Großeltern erzählten uns, dass der Schlaf vor Mitternacht der erholsamste sei. Und tatsächlich hat diese Weisheit ihre wissenschaftliche Basis. Zwar ist der Schlaf vor Mitternacht an sich nicht gesünder als der nach Mitternacht, doch herrscht in der ersten Nachthälfte eindeutig der Tiefschlaf vor. So findet man in den ersten 90 Minuten Schlaf den tiefsten Schlaf (das heißt ca. 30 Minuten im so genannten Stadium 4), dazwischen taucht man kurz auf (über Stadium 3, 2, dann 1 in den REM-Schlaf) und fällt dann in den zweiten 90 Minuten wieder bis zur Stufe 4 herab – wenn auch etwas kürzer –, um erneut in den REM-Schlaf aufzutauchen (diesmal etwas länger). In den dritten 90 Minuten des Schlafs sinkt man nur noch bis Stufe 3 (länger) ab, taucht wieder in den REM-Schlaf auf und sinkt in den vierten 90 Minuten nur noch kurz ins Schlafstadium 3 ab, taucht noch länger auf und sinkt dann nur noch ins Schlafstadium 2 ab.

Man kann also allgemein sagen: Wichtig ist vor allem störungsfreie Ruhe in den ersten 90 Minuten des Schlafes, da hier ein langer Tiefschlaf vorherrscht, während der Tiefschlaf in den zweiten 90 Minuten eher kurz ist. Dies ist allerdings unabhängig davon, ob man vor oder nach Mitternacht ins Bett geht.

Die Körperfunktionen im Schlaf

Der Schlaf ist ein Privileg, das nur wenige Lebewesen genießen. Im streng wissenschaftlichen Sinne schlafen nämlich nur Säugetiere und einige Vogelarten. Im Schlaf ist der Mensch körperlich nur wenig aktiv und nimmt die Umwelt kaum wahr. Körper und Geist fahren sozusagen auf „Sparflamme".

Jedoch hat die schlafmedizinische Forschung gezeigt, dass im Schlaf sehr viel mehr mit uns geschieht, als wir zunächst vermuten. Wahrscheinlich müssen wir regelmäßig schlafen, um uns zu erholen und Energie zu sparen. Einige Wissenschaftler vertreten die Theorie, dass während des Schlafes außerdem unser Gehirn aufgeräumt würde. Neu Erlerntes würde jetzt dauerhaft „abgespeichert" und unwichtige Informationen würden gelöscht.

Die Körperfunktionen im Non-REM-Schlaf

Unser Körper schaltet während des Schlafes auf eine andere Funktionsweise um. Eine Art komplexer, innerer Zeitplan, die so genannte zirkadiane Rhythmik, regelt, welche „Arbeiten" verrichtet werden.

Misst man im Blut das in der Nebennierenrinde produzierte „Stresshormon" Cortisol, so findet man niedrigere Werte nach dem Einschlafen als im vorangehenden Wachzustand. Umgekehrt verhält es sich mit dem Wachstumshormon, welches in der ersten Tiefschlafphase extrem hohe Werte erreicht. Es ist möglich, dass diese hormonellen Veränderungen nach Schlafbeginn eine Aktivierung von Aufbauvorgängen im Stoffwechsel bewirken.

Schlafphasen eines gestörten Schlafes

- *Der Tiefschlafanteil vermindert sich.*
- *Der REM-Schlafanteil und damit die Traumzeit vermindert sich.*
- *Die Anzahl der Weckreaktionen nimmt deutlich zu.*

Körperfunktionen des Schlafs

Non-REM-Schlaf: ○ Körperliche Regeneration
○ Erholung durch Tiefschlaf

REM-Schlaf: ○ Aufbau von Nervenbahnen
○ Aufbau von Erinnerungsvermögen
○ Energieverbrauch
○ Starke Durchblutung der Geschlechtsorgane

infografikdienst.de/hammer

Durch die Körpertemperatur steuert unsere innere Uhr außerdem, wann wir müde werden und schlafen wollen. In der Nacht ist unsere Körpertemperatur am niedrigsten – sie sinkt um einige Zehntelgrad – und unser Bedürfnis zu Schlafen am größten. Gegen Morgen steigt unsere Körpertemperatur wieder und wir wachen auf.

Atmung und Puls werden langsamer und der Blutdruck sinkt. Es zeigt sich ein regelmäßiger Tag-Nacht-Rhythmus von Blutdruck und Herzfrequenz, deren nächtliche Werte etwa um 20 Prozent niedriger liegen als die Tageswerte. Das eigentliche Minimum ist in der Zeit zwischen 2 und 3 Uhr morgens erreicht. Vor dem Erwachen klettert der Blutdruck nach oben, ohne dass gleichzeitig die Herzfrequenz ansteigt. Der Verlauf ist bei systolischem und diastolischem Blutdruck vergleichbar.

Diese zirkadianen Änderungen des Blutdrucks unterliegen mehreren Einflüssen wie Schlaf, Alter, Geschlecht, Zeitpunkt der Nahrungsaufnahme, Kalorienzufuhr und vor allem körperliche Aktivität. Doch daneben gibt es auch jahreszeitliche Schwankungen. So liegen die Blutdruckwerte im Winter höher als im Sommer. Bei Frauen besteht außerdem noch eine menstruationsabhängige Schwankung. Die niedrigsten Herzfrequenzen misst man während der Nacht. Nach dem Aufwachen steigt die Herzfrequenz an. Bei bettlägerigen Patienten findet sich gegen Mittag ein Maximum. Insgesamt wird die Herzfrequenz durch psychische und physische Einflüsse deutlich stärker beeinflusst als der Blutdruck.

Die Körperfunktionen im REM-Schlaf

Anders als im Non-REM-Schlaf kommt es im REM-Schlaf zu einer Aktivierung von Körpervorgängen. Mit dem Beginn einer REM-Schlafphase wird die Atmung unregelmäßig, und auch Puls und Blutdruck zeigen kurzfristige Schwankungen. Eine weitere typische Begleiterscheinung dieses Schlafstadiums ist die Erektion des Penis. Das Schlaf-Ende kündigt sich bereits vor dem Erwachen an: Die Körpertemperatur und der Cortisolspiegel zeigen eine steigende Tendenz, Körperbewegungen werden häufiger. Es ist, als ob sich der Organismus bereits auf die bevorstehende Wachzeit vorbereitet.

Wachen und Schlafen, Tag und Nacht stehen also in einem komplizierten und empfindlichen Zusammenhang. Wird unser Schlaf gestört, gerät dieses Zusammenspiel durcheinander und unser Körper gerät „ins Schleudern".

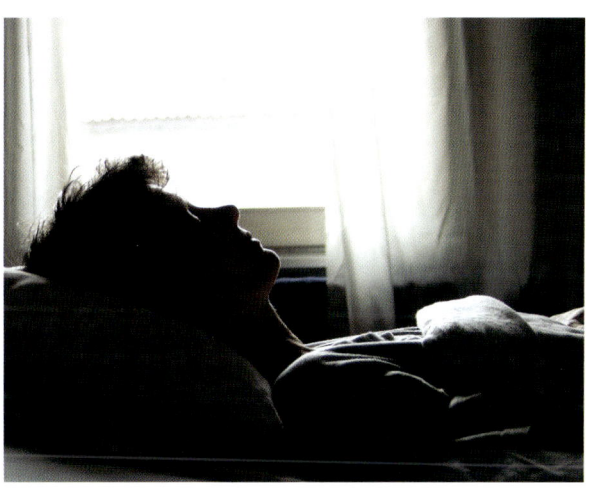

Abb. 3.5: Während wir vermeintlich nur schlafen, arbeitet das Kraftwerk Körper weiter.

Exkurs: Vom Schlaf der Tiere

Alle Lebewesen legen Ruhepausen ein. Bei niederen Tierarten ist es mehr ein Abschalten, sie machen Pause, bleiben aber mit ihrem Bewusstsein präsent. Die höheren Tierarten und der Mensch haben den Schlaf gemeinsam, wobei jede biologische Art ihren eigenen zirkadianen Rhythmus mit einer längeren Schlafphase und einer längeren Wachperiode hat. Je größer die Tiere sind, umso weniger schlafen sie. Das hängt mit dem Energievorrat zusammen, den ein Lebewesen speichern kann. Kleine Tiere haben im Vergleich zu ihrem Körpergewicht viel Körperoberfläche, sie geben dadurch mehr Energie ab.

Oft wird der menschliche Schlaf mit dem der Tiere verglichen. Man denke nur an den Satz: „Der schläft wie ein Murmeltier." Tiere, die während des Winterschlafs warm zusammengekugelt in ihrem Bau liegen, rufen das Gefühl von Sicherheit und Geborgenheit hervor. Gerne wird der Regenerationsschlaf der Tiere mit dem Tiefschlaf des Menschen verglichen. Es ist jedoch fraglich, ob Tiere und Menschen hinsichtlich der Schlafphasen vergleichbar sind. Systematische Beobachtungen und Studien über die Schlafstadien geben Auskunft über das Schlafverhalten der Tiere.

Füchse, Ratten, Elefanten – schlafende Säugetiere

Viele Säugetiere bereiten ihren Schlaf mit einem so genannten „Schlafritual" vor: Sie scharren sich eine Mulde oder kugeln sich in ein Nest ein. Sie legen sich nicht einfach an einen beliebigen Ort zum Schlafen, sondern haben gleich bleibende Schlafplätze. Das Schlafritual kann als Einstimmung auf den Zustand des Schlafes gedeutet werden.

Auch der Schlafort ist für jedes Tier verschieden. Während Fuchs und Bär eher schwer zugängliche Orte, z. B. Höhlen, für ihren Schlaf wählen, richten Hamster ihr Nest in einem Erdwall und Eichhörnchen auf einem Baum ein. Einige Menschenaffen schlafen auch auf Bäumen, doch richten sie sich ihren Schlafplatz jeden Abend neu ein. Von manchen Vögeln (z. B. Fasanen) weiß man, dass sie sich in einer Gruppe abends auf ihre Schlafbäume zurückziehen.

Wie der Mensch nehmen auch Tiere typische Schlafstellungen ein. Die Katze schläft in

Wer schläft wie lange?

Katzen sind besonders gute Schläfer. Sie kommen auf 13 bis 14 Stunden pro Tag. Ständig bereit zu einem Nickerchen, verteilen sie ihre Schlafphasen über den ganzen Tag. Sie halten sich dadurch ständig fit für die Jagd.

Vögel haben kurze Phasen des REM-Schlafes, allerdings ohne die entsprechende Muskelentspannung. Vermutlich könnten sie sich sonst während des Schlafs nicht auf einem Ast halten. Sie schlafen etwa acht Stunden pro Nacht.

Delfine schlafen abwechselnd mit der rechten oder linken Gehirnhälfte. Die jeweils andere Gehirnhälfte bleibt unterdessen wach und ist für die bewusste Atmung verantwortlich.

Reptilien legen Ruhepausen ein, wobei sich ihre Gehirnaktivität verlangsamt. Mit ihrem Bewusstsein bleiben sie jedoch stets präsent.

Hamster dösen mehr oder weniger den ganzen Tag. Sie kommen auf 15 Stunden Schlaf.

Fledermäuse verschlafen fast ihr ganzes Leben. Nur für drei oder vier Stunden am Tag sind sie wach.

Pferde sind mit drei Stunden Schlaf zufrieden. Mit ihrem Körper führen sie einen ökonomischen Energiehaushalt.

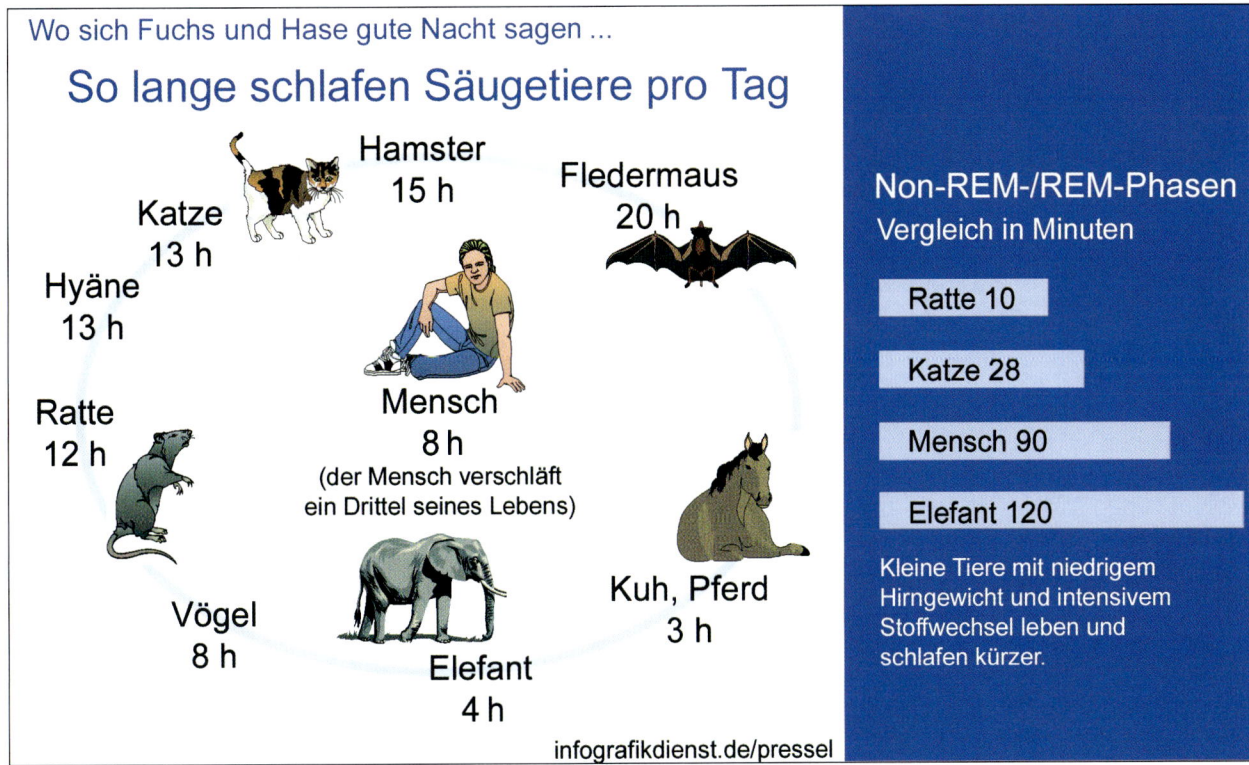

Wo sich Fuchs und Hase gute Nacht sagen ...

So lange schlafen Säugetiere pro Tag

Hamster 15 h

Katze 13 h

Fledermaus 20 h

Hyäne 13 h

Mensch 8 h
(der Mensch verschläft ein Drittel seines Lebens)

Ratte 12 h

Vögel 8 h

Elefant 4 h

Kuh, Pferd 3 h

Non-REM-/REM-Phasen
Vergleich in Minuten

Ratte 10

Katze 28

Mensch 90

Elefant 120

Kleine Tiere mit niedrigem Hirngewicht und intensivem Stoffwechsel leben und schlafen kürzer.

infografikdienst.de/pressel

gestreckter oder eingerollter Seitenlage, Kaninchen, Füchse oder auch Pferde in eingerollter Bauchlage oder Seitenlage. Hyänen schlafen in der so genannten Bilchlage, bei der der Körper von der Nasenspitze bis zum Schwanz bäuchlings eingekrümmt ist. Löwen schlafen in Seitenlage. Am auffälligsten jedoch ist die Hängehaltung der Fledermäuse. Aus solchen Beobachtungen ergibt sich die Schlussfolgerung, dass alle Tiere in der für sie typischen Haltung schlafen.

Gibt es aber auch parallele Schlafstadien? EEG-Ableitungen bei Tieren ergaben, dass die Kurvenbilder der Ratte mit denen des Menschen vergleichbar sind: Im Wachzustand sind die Wellen klein und haben einen Rhythmus von etwa sieben Schwingungen pro Sekunde. Bei der Ratte gibt es wie beim Menschen verschiedene Schlafphasen: Im Non-REM-Schlaf zeigen die Hirnstromkurven hohe, breite und unregelmäßige Wellen, im REM-Schlaf dagegen kleine, rasche und regelmäßige Schwingungen, schnelle Augenbewegungen sowie Zuckungen der Pfoten und Schnauzenhaare. Non-REM-Schlaf und REM-Schlaf konnten praktisch bei allen bis-

her untersuchten Säugetieren beobachtet werden.

Die Ratte ist ein nachtaktives Tier und schläft vor allem tagsüber. Schlafregistrierungen über 24 Stunden zeigten, dass die Ratte pro Tag etwa zwölf Stunden schläft. Von diesen entfallen zehn Stunden auf den Non-REM-Schlaf und zwei Stunden auf den REM-Schlaf. Die Tageszeit, die der nächtlichen Schlafzeit des Menschen entspricht, verbringt das Tier indessen nicht nur schlafend, sondern ist mehr als zwei Stunden

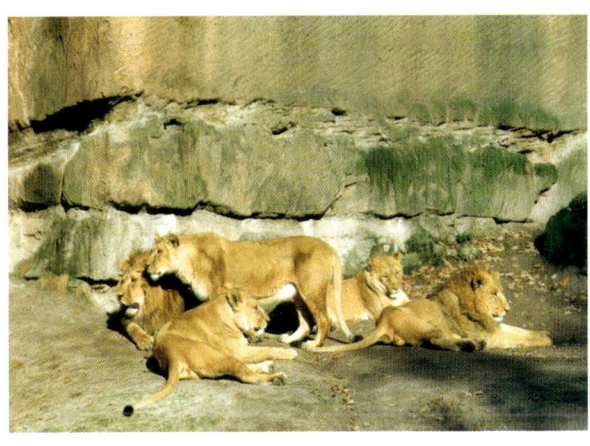

Abb. 3.6: Schlafende Löwen bevorzugen die Seitenlage.

wach. Wie viele andere Tiere hat auch die Ratte einen mehrphasigen Schlaf, der immer wieder von Wachperioden unterbrochen wird. Eine einzelne Schlafepisode der Ratte dauert in der Regel nur wenige Minuten und wird dann von einer meist kurzen Wachepisode abgelöst. Wie beim Menschen beginnt auch bei Tieren der Schlaf mit dem Non-REM-Schlaf und geht anschließend in den REM-Schlaf über. Ein einzelner Non-REM-/REM-Schlafzyklus dauert bei der Ratte lediglich zehn Minuten. Die Dauer einzelner Schlafstadien ist damit viel kürzer als beim Menschen.

Es gibt auch Unterschiede in der Länge des Schlafes: Die Fledermaus zum Beispiel schläft 20 Stunden am Tag. Kuh, Pferd und Elefant schlafen dagegen nur drei bis vier Stunden. Trotzdem lassen sich Parallelen zum Menschen erkennen: So gilt für Mensch und Tier gleichermaßen, dass sie im frühen Lebensalter einen sehr hohen REM-Schlafanteil zeigen, der im Lauf der Entwicklung rasch abnimmt. Die Ratte beispielsweise verbringt in den ersten zehn Tagen nach der Geburt 72 Prozent ihrer Schlafzeit im REM-Schlaf, im Erwachsenenalter dagegen nur 15–20 Prozent. Der hohe Anteil des REM-Schlafes im frühesten Lebensalter scheint also mit dem Entwicklungszustand des Organismus zusammenzuhängen.

Mehrfach wurde schon versucht, die Schlafeigenschaften verschiedener Tierarten zu vergleichen und sie mit anderen Eigenschaften und Lebensgewohnheiten in Zusammenhang zu bringen. Bei solchen Vergleichen ergab sich eine gewisse Beziehung zwischen Stoffwechsel und Schlaf. Kleine Tiere, die im Allgemeinen einen intensiven Stoffwechsel haben und auch nicht lange leben (zum Beispiel der Igel mit einer Lebenserwartung von nur etwa 6 Jahren), schlafen länger als die großen Tiere mit niedrigem Stoffwechsel und längerer Lebensdauer (ein Pferd etwa hat eine Lebenserwartung von 46 Jahren).

Auch die Länge des Non-REM-/REM-Schlafzyklus steht damit im Zusammenhang. Kleine Tiere mit niedrigem Hirngewicht und intensivem Stoffwechsel haben eine kürzere Zyklusdauer als große Tiere. Das lässt sich an folgenden Beispielen zeigen: Der Non-REM-/REM-Schlafzyklus dauert bei der Ratte wie bereits erwähnt im Durchschnitt zehn Minuten, bei der Katze 28 Minuten, beim Menschen 90 Minuten und beim Elefanten 120 Minuten. Fazit: Ein kurzes, intensives Leben ist zumeist mit einer langen Schlafdauer und einem kurzen Schlafzyklus verbunden.

Wenden wir uns zum Schluss einem jener wenigen hoch spezialisierten Säuger zu, die im Wasser leben. Der 200 Kilogramm schwere Tümmler – er gehört zur Familie der Delfine – lebt im Schwarzen Meer. EEG-Registrierungen bei diesen Tieren zeigten ein überraschendes Phänomen: Während einer Schlafepisode, die normalerweise 30–60 Minuten dauert, wies nur die eine Hirnhälfte ein typisches Schlaf-EEG auf, während die andere ein Wach-EEG zeigte. Sodann vertauschten die beiden Hälften ihre Rollen: Nun zeigte die bisher wache Hälfte ein Schlaf-EEG, während die andere »wach« war. Gleichzeitiger Schlaf beider Hirnhemisphären war praktisch nie zu beobachten. Der Tümmler schläft also immer nur mit einer Hirnhälfte. Die Bedeutung dieser merk-

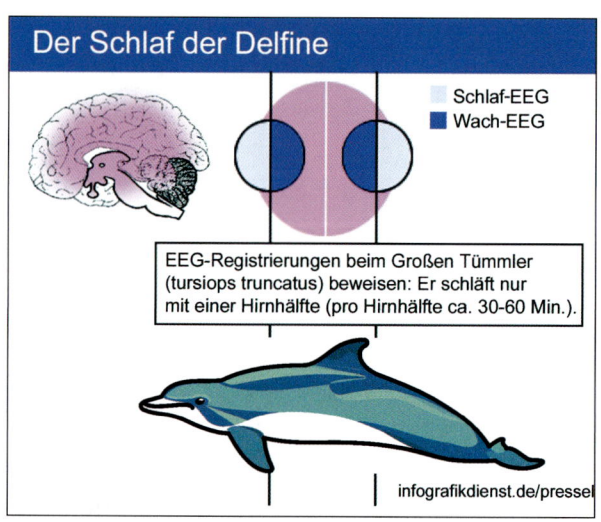

Der Schlaf der Delfine

Schlaf-EEG
Wach-EEG

EEG-Registrierungen beim Großen Tümmler (tursiops truncatus) beweisen: Er schläft nur mit einer Hirnhälfte (pro Hirnhälfte ca. 30-60 Min.).

infografikdienst.de/pressel

würdigen Arbeitsteilung ist noch rätselhaft. Die Beobachtungen zeigen aber eindeutig, dass der Schlaf nicht zwangsläufig das gesamte Gehirn erfasst.

Der Winterschlaf

Für viele Tiere ist der Winter eine bedrohliche Jahreszeit. Zugvögel müssen große Entfernungen zurücklegen, um sich im Herbst in wärmere Regionen zu begeben. Dagegen können Säugetiere der winterlichen Kälte nicht entrinnen. So begegnen einige von ihnen dieser Gefahr durch eine innere Umstellung: Sie drosseln Atmung und Kreislauf auf ein Minimum und begeben sich in einen schlafähnlichen Ruhezustand. Die Körpertemperatur kann dabei bis fast auf den Gefrierpunkt absinken und der Stoffwechsel bis auf 10–15 Prozent des Normalwertes gedrosselt werden. Igel, Fledermäuse, Wiesel, Murmeltiere, Hamster und Schlafmäuse pflegen einen solchen echten Winterschlaf. Während dieser winterlichen Ruhezeit zehren die Tiere von ihren Fettreserven, die sie nach und nach aufbrauchen. Andere Tiere wie Eichhörnchen, Präriehunde und Braunbären machen keinen eigentlichen Winterschlaf, sondern begeben sich nur in eine „Winterruhe", während der Körpertemperatur, Atmung und Herztätigkeit

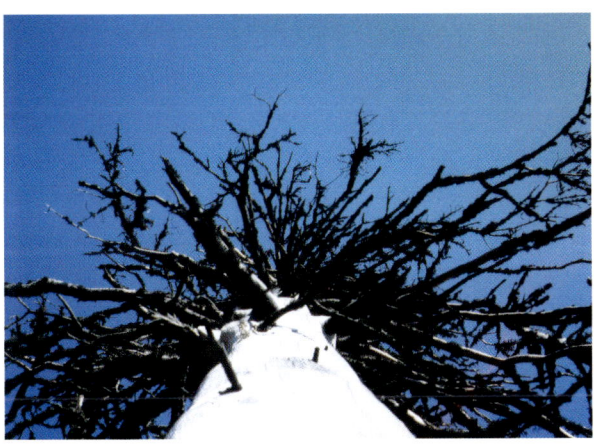

Abb. 3.7: Im Winter halten viele Tiere ihren Winterschlaf.

nicht stärker reduziert werden als im normalen Schlaf. Die meisten Tiere ziehen sich dabei in ihren Bau zurück, wo sie von ihren Körperreserven, aber auch von ihren Nahrungsvorräten (z. B. Nüssen) zehren.

Die Beziehungen zwischen natürlichem Schlaf und Winterschlaf wurden erst kürzlich eingehend untersucht. Dabei zeigte sich, dass der Übergang in den Winterschlaf aus dem Non-REM-Schlaf heraus erfolgt. Herrscht zum Beispiel nur ein leichter Winterschlaf vor, wobei die Körpertemperatur nicht stark absinkt, kann man bei der Schlafmaus einen kontinuierlichen Non-REM-Schlaf registrieren, während der REM-Schlaf überhaupt nicht zu beobachten ist. Dagegen sind im eigentlichen tiefen Winterschlaf die Hirnstromkurven flach und mit jenen des natürlichen Schlafs nicht vergleichbar. Von besonderem Interesse ist übrigens der Tagesschlaf der Fledermaus (sog. Lethargie), bei dem die Körpertemperatur ebenfalls deutlich absinkt. Leider wurde in diesem Zustand das EEG noch nicht eingehend untersucht.

Nach unseren heutigen Kenntnissen sind also der normale Tages- oder Nachtschlaf einerseits und der Winterschlaf andererseits verschiedene Vorgänge. Man kann sich dennoch fragen, ob der Non-REM-Schlaf nicht doch eine gewisse Verwandtschaft mit dem Winterschlaf zeigt. Der nach Schlafbeginn auftretende Tiefschlaf (Stadium 3 und 4 des Non-REM-Schlafes beim Menschen) ist ebenfalls durch ein deutliches Absinken der Körpertemperatur sowie durch eine Verlangsamung von Atmung und Herztätigkeit gekennzeichnet. Der Zustand von Ruhe und Bewusstseinseinschränkung, in dem wir die kältere, dunkle Nachtzeit verbringen, hat vielleicht doch mehr Gemeinsamkeiten mit jenem „Schlaf", in welchem gewisse Tiere die kalte, dunkle Jahreszeit überstehen. Auch hier steht die Forschung noch vor wichtigen ungelösten Fragen.

Das Schlaflabor

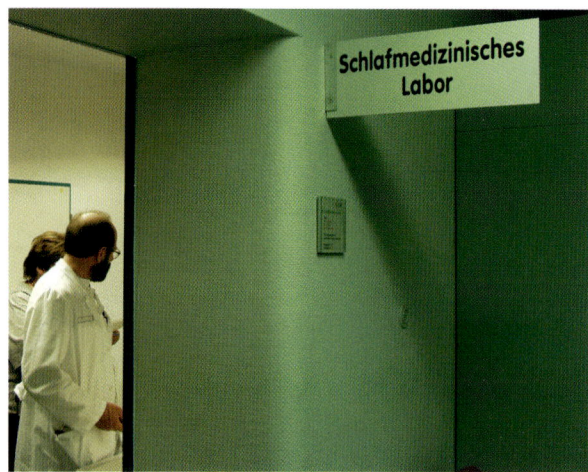

Abb. 3.8: Hält eine Schlafstörung über längere Zeit an, ist eine Untersuchung im Schlaflabor ratsam.

Das Schlaflabor ist ein hoch technisierter Ort, der nicht nur der wissenschaftlichen Forschung dient, sondern vor allem ein Diagnosezentrum für Patienten mit Schlafstörungen darstellt. Die Anschaffung eines einzigen Messplatzes in einem High-Tech-Schlaflabor kostet je nach Ausrüstung zwischen 25 000 und 75 000 Euro. Die deutschen Schlaflabore sind unterschiedlich groß und die Anzahl ihrer Messplätze liegt zwischen zwei und zwanzig. Entsprechend arbeiten bis zu fünf Mitarbeiter in einer Nachtschicht. Derzeit sind die meisten dieser Schlaflabore an ein Krankenhaus angeschlossen. Sie arbeiten oft mit Lungenfachkliniken zusammen. Für die meisten Schlafstörungspatienten ist daher ein stationärer Krankenhausaufenthalt von zwei bis drei Tagen für die weitere Diagnostik und Therapie erforderlich. Zurzeit bestehen für die meisten Schlaflabore Wartezeiten von drei Monaten bis zu drei Jahren.

Die Untersuchungen im Schlaflabor

Der Patient wird von den Mitarbeitern eines Schlaflabors aufwändig verkabelt, was alleine schon 30 bis 45 Minuten in Anspruch nimmt. Während der gesamten Nacht wird er direkt oder über eine Videokamera aus einem Nebenraum beobachtet. Die Nachtruhe beginnt in der Regel um 22 Uhr und endet am Morgen um 6 Uhr. Mithilfe der von einem Computer erfassten Daten lassen sich sowohl Schlaf- als auch Atemstörungen feststellen. Die Messung und Beobachtung der verschiedenen Schlafdaten (Parameter) wird als Polysomnographie bezeichnet.

Drei Fallbeispiele zum Nutzen eines Schlaflabors

Die Frage, warum man in ein Schlaflabor geht, wann dies angezeigt ist und wem es nutzen kann, ist an dieser Stelle nicht erschöpfend zu beantworten. Wir müssten hier auf alle folgenden Kapitel vorgreifen. Daher sollen zunächst einige Fallbeispiele genügen.

Sekundenschlaf und Schlafapnoe

Arnold K. wartet schon. Geduldig sitzt er an dem Tischchen in seinem Krankenzimmer.

Reportage: Eine Nacht im Schlaflabor

Die Nacht vor der Nacht im Schlaflabor habe ich nicht geschlafen – jedenfalls kaum. Natürlich war ich neugierig und aufgeregt. Was passiert mit mir? Was macht mein Körper, wenn ich woanders bin, unterwegs in anderen Frequenzen? Ein Geheimnis geht verloren. Mein Schlaf gehört nicht mehr mir allein.

Ich bin nicht alleine im Schlaflabor, und den anderen Patienten geht es wohl auch nicht besser. Mein medizinisch-technischer Assistent will nicht namentlich genannt werden – nennen wir ihn deshalb Herrn B. Er hat mich verkabelt und mir erzählt, dass die Messwerte der ersten Nacht oft nicht wirklich zu gebrauchen sind. Die Leute sind so aufgeregt, dann klappt es mit dem Schlafen nicht. Ich stelle mir vor, wie ich im Schlaflabor im Bett liege und nicht schlafen kann. Das ist wie durchgefallen, Prüfung nicht bestanden, keine Delta-Wellen geschafft.

Ich werde als Erste verkabelt, dann kommen die anderen Patienten dran. Wir alle können nach unserem persönlichen Rhythmus ins Bett gehen. Herr B. holt jeden einzeln von der Station ab.

„Sie können sich bewegen, umdrehen, wie zu Hause auch", erklärt er den Patienten. Er will ihnen ihre Angst nehmen. Bei mir gelingt ihm das. Ich drehe mich hin und her, ich lasse mich von den Kabeln nicht stören. Dabei fällt mein Klingelknopf mitsamt beweglichem Lichtschalter auf den Boden. Das Licht geht aus, und ich komme nicht mehr an den Bedienungsschalter. Was mache ich jetzt? Angekabelt, bewegungslos – irgendwie sitze ich in der Klemme. Herr B. kommt herein. Er hat alles mitbekommen. Natürlich, ich werde über eine Videokamera beobachtet.

Ich bin froh, dass Herr B. da ist. Es kann mir eigentlich nichts passieren, und ich bin nach der letzten durchwachten Nacht nur noch müde ... Dann kommt Herr B. wieder rein und fragt, wie ich geschlafen hätte. Dabei muss er doch gesehen haben, dass ich kaum geschlafen habe, nur ab und zu gedöst. Er meint, ich hätte sehr gut geschlafen. Ich kann es kaum glauben. Ich soll richtig im Tiefschlaf gewesen sein? Im Grunde genommen habe ich doch nur gewartet, bis die Nacht vorbei ist. Wir warten die Auswertung ab. Für sie braucht ein erfahrener Schlafmediziner ein bis zwei Stunden.

Es ist sechs Uhr morgens, Herr B. hat Feierabend. Um sieben Uhr ist er zu Hause, um halb acht im Bett. Herr B. schläft bis in den Nachmittag, dann steht er auf und macht sich fertig für die Arbeit. Jede zweite Woche hat er frei. In seinen freien Wochen leidet er die ersten drei Tage immer unter einem Jetlag. Er steht wie neben sich.

Es ist natürlich eine absolute Schlafstörung, unter der Herr B. leidet, und die Ursache ist klar: seine Arbeitszeit. Wenn er nach zehn Stunden Wachdienst nach Hause fährt, entspricht sein Reaktionsvermögen dem eines Betrunkenen, der 1,0 Promille Alkohol im Blut hat. Er fährt natürlich trotzdem Auto, nachweisen kann man ihm nichts – er muss es wissen. Er arbeitet bis an seine Grenzen, mehr kann er nicht, aber die Patienten stehen in der Warteschlange. Alle Anfragen zu beantworten, kostet zu viel Zeit. Die Klinik entscheidet nach Dringlichkeit; manche warten schon seit Jahren auf eine Nacht im Schlaflabor.

Für ihn ist es die zweite Nacht in diesem Schlaflabor. Er ist 48 Jahre alt, von Beruf LKW-Fahrer. Den Sekundenschlaf am Steuer kennt er, er will sein Leben nicht noch einmal riskieren. Arnold K. leidet unter Schlafapnoe, die Atemmaske hat er bereits bekommen, aber mit dem Atmen klappt es nicht. „Ich habe das Gefühl, die Maske bestimmt, wie ich atmen soll, aber ich bestimme, wie geatmet wird", beklagt er sich. Im Schlaflabor soll er lernen, dass er nicht gegen das Gerät arbeiten darf und dass er es selbst ist, der atmet. Doch Arnold K. traut seinem eigenen Atmen nicht mehr. Er will überwacht werden, damit sofort gehandelt werden kann, wenn er während des Schlafes mit dem Atmen aufhört.

Die Angst der Patienten, wenn Grundlegendes wie das Atmen nicht mehr funktioniert, ist in einem Schlaflabor sehr häufig anzutreffen. Hier lernen sie, wie man mit einer Maske atmet, wie man in einen Atemrhythmus kommt, wie man sich in den Atem fallen lässt und darauf vertraut.

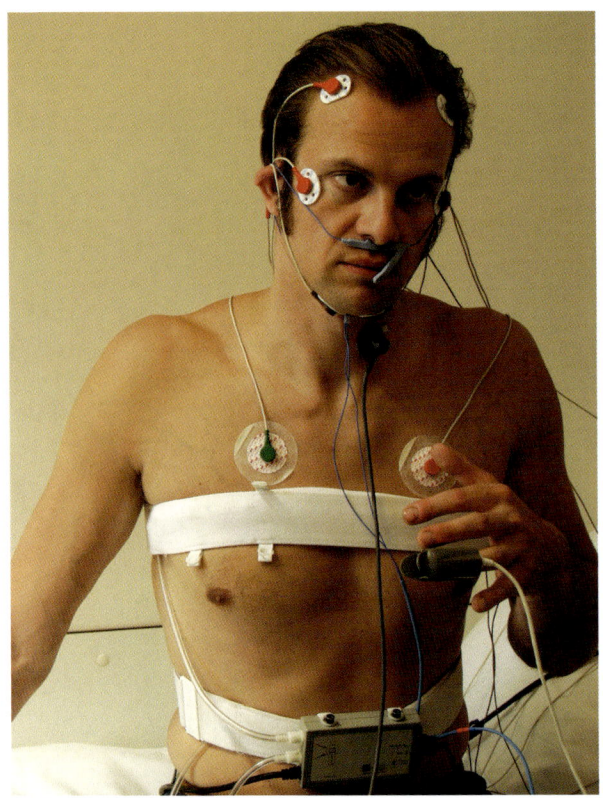

Abb. 3.9: Zur Messung und Beobachtung wird der Patient im Schlaflabor aufwändig verkabelt.

Plötzliches Einnicken

Mehmet L., der Zimmernachbar von Arnold K., ist direkt aus dem Iran eingeflogen. Mit seinem Dolmetscher zur Seite wartet er auf die Anweisungen für die kommende Nacht. Im Schlaflabor wird ihm erklärt, was diese Nacht gemacht wird und dass er vor der Messung noch ein Bier trinken muss. Mit Alkohol im Blut lässt die Muskelspannung stärker nach, die Luftwege werden enger und die Messwerte damit eindeutiger. Mehmet L. ist Geschäftsmann. Bei Besprechungen mit Kunden ist er schon mehrfach eingenickt, eine peinliche Angelegenheit bei der Abwicklung von Geschäften. Sein Dolmetscher und Freund aus Deutschland gab ihm den Rat, in ein Schlaflabor zu gehen. Die erste Nacht im Labor hat er schon hinter

sich. Sie war nicht besonders ergiebig, meistens lag er wach, und so muss noch einmal gemessen werden.

Atemstillstände

Sofia M. ist 45 Jahre alt, sie ist in Marokko geboren. Es ist ihre zweite Nacht in einem Schlaflabor. Die Diagnose der ersten Nacht war eindeutig, Sofia M. hatte Atemstillstände, sie braucht eine Atemmaske. Schritt um Schritt wird ihr erklärt, was in dieser Nacht geschehen soll, wie Sofia M. lernen muss, mit der Maske zu atmen. Schritt um Schritt übersetzen es die Kinder ihrer Mutter, die Familie ist zum Beistand mitgekommen. Sie weiß, dass sie diese Maske jetzt immer braucht, jede Nacht, ein Leben lang. Ohne Maske sinkt ihre Lebenserwartung drastisch.

Allgemeine Schlafstörungen

Probleme mit dem Schlafen sind weit verbreitet. 10 bis 15 Prozent der Bevölkerung in den westlichen Industrieländern leiden unter schweren, oft behandlungsbedürftigen Schlafstörungen. Die Ärzte unterscheiden inzwischen 80 verschiedene Krankheitsbilder. Die Ursachen können sowohl sozialer als auch psychischer oder körperlicher Herkunft sein. Klassische Erkrankungen der inneren Organe oder des Nervensystems werden oft von Schlafstörungen begleitet.

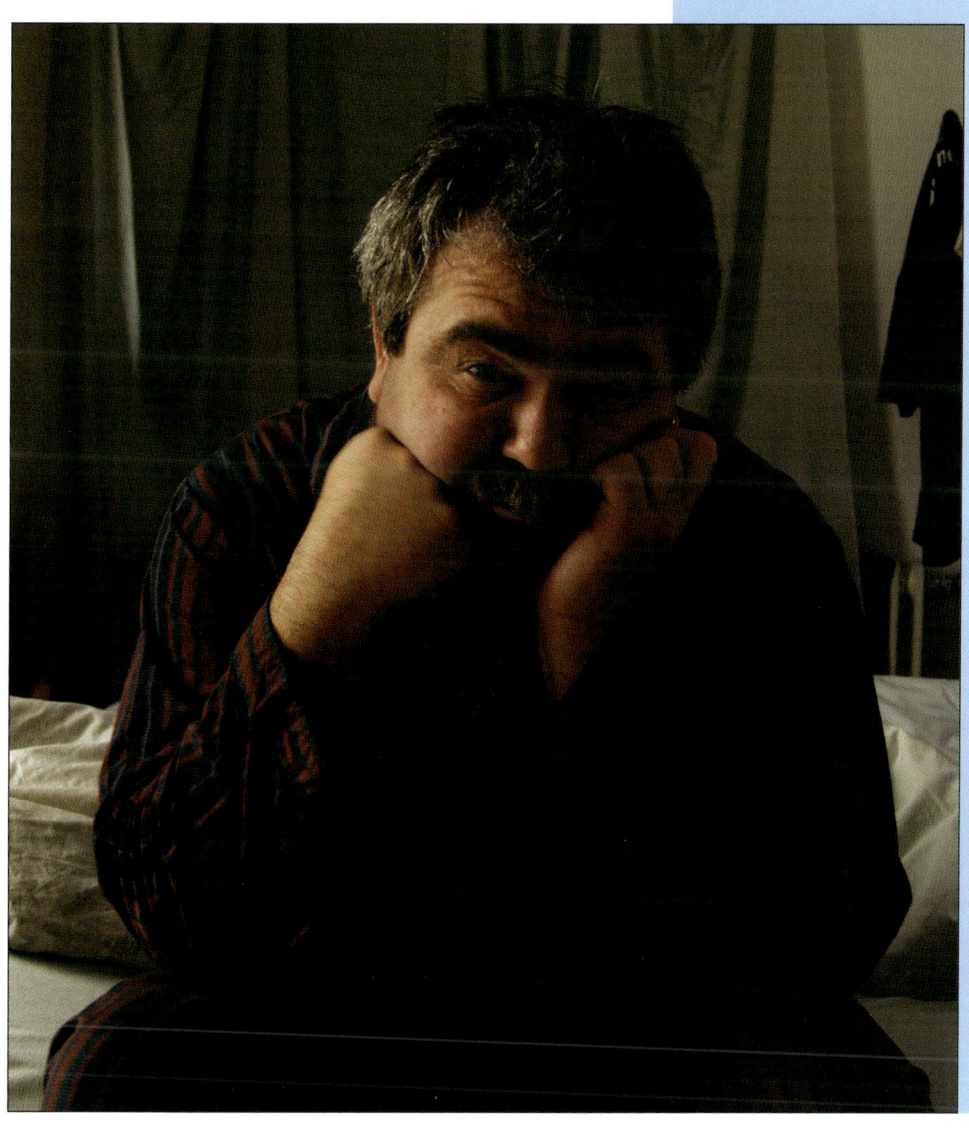

Ein gestörter Schlaf macht sich auf vielfältige Weise bemerkbar: Das Einschlafen dauert unerträglich lange, man wacht nachts immer wieder auf, liegt lange wach. Manche Menschen schwitzen ungewöhnlich viel, andere müssen nachts immer wieder zur Toilette gehen. Nach dem Aufwachen ist der Nacken verspannt, und die Muskeln schmerzen. Man fühlt sich müde und erschöpft, manchmal schläft man sogar, ohne es zu wollen, tagsüber ein. Man kann sich schlechter konzentrieren, ist nicht mehr so leistungsfähig wie früher. Der permanente Schlafmangel schlägt auf die Stimmung: Man fühlt sich unwohl, ängstlich und niedergeschlagen.

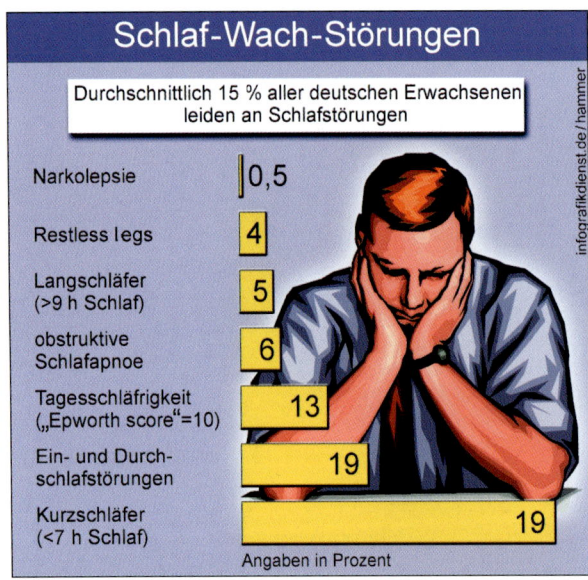

Die schlaflose Gesellschaft

Die Schlafforscher schlagen Alarm. Sie sprechen von einer heimlichen Schlafstörungsepidemie, die über uns hereingefallen ist. Aber wir wollen es nicht wissen. Der Appell der Schlafmediziner stößt auf „verschlafene" Ohren. Wir haben uns an die Schlafstörungen und alles, was damit verbunden ist, gewöhnt.

Verbunden damit ist eine stete Müdigkeit. Im Wettstreit zwischen Aktivität und chronischem Schlafbedürfnis haben wir unsere

Schlafstatistik

In der Bundesrepublik Deutschland leiden etwa 15 % der Bevölkerung unter Schlafstörungen. Von diesem Fünftel aller Bürger klagen:

*15–20 % über Einschlafstörungen,
20 % über Durchschlafstörungen,
25 % über eine zu kurze Schlafdauer.*

Der Anteil seelisch bedingter Schlafstörungen beträgt ungefähr 60–70 %, der Anteil körperlich bedingter Schlafstörungen beträgt demnach immerhin 30–40 %.

Wachmacher. Mit der wachgemachten Müdigkeit lässt die Konzentration nach, die Leistung fällt auf allen Gebieten, in der Liebe ebenso wie am Arbeitsplatz.

Es unterlaufen tödliche Fehler. Bei einem Drittel der Autounfälle mit tödlichem Ausgang war die Ursache „Sekundenschlaf". Laut Unfallstatistiken wird nahezu jeder 4. Unfall im Straßenverkehr durch Einschlafen am Steuer verursacht. Dem Fahrer fallen für einen Moment die Augen zu. Der Sekundenschlaf gehört zusammen mit Alkohol und überhöhter Geschwindigkeit zu den häufigsten Ursachen von Verkehrsunfällen.

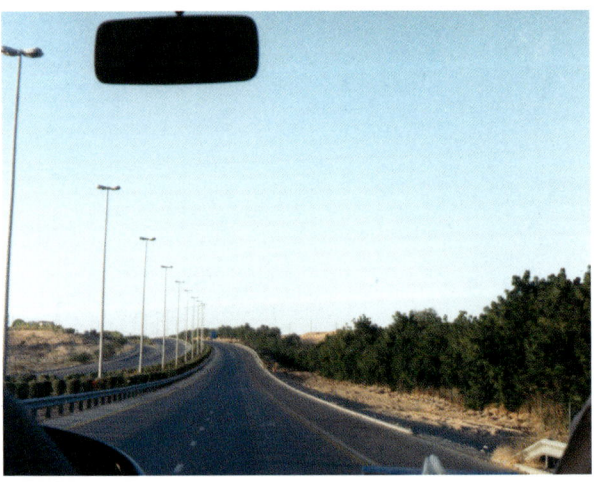

Abb. 4.1: Monotonie beim Autofahren kann auch tagsüber zum Sekundenschlaf führen.

Nicht jeder Sekundenschlaf verursacht einen Unfall, oft kommt man einfach mit dem Schrecken davon. Das bedeutet, dass es eine hohe Dunkelziffer gibt. Die Schlafforscher schätzen, dass die Hälfte der Bevölkerung unter einem „kranken" Schlaf leidet.

Der „gestörte" Schlaf

Nach Angaben der Schlafmediziner schläft also tatsächlich die Hälfte der Bevölkerung zu wenig. Der Schlafentzug ist nicht in jedem Fall freiwillig. Der gestörte Schlaf zeigt sich in vielen Facetten:

- Man kann einfach nicht einschlafen.

- Man kann einschlafen, wird aber bald wieder wach.

- Man wacht morgens viel zu früh auf und kann vor dem Aufstehen nicht mehr einschlafen.

- Man wacht morgens auf und hat das Gefühl, überhaupt nicht richtig geschlafen zu haben.

- Man fühlt sich tagsüber müde und zerschlagen.

- Man kann ohne Schlafmittel überhaupt nicht mehr einschlafen.

- Man möchte einschlafen, aber die Beine werden unruhig und die Waden fangen an zu zucken.

So schlägt man sich durch die Nacht, mal wachend, mal schlafend, und ist froh, wenn es vorbei ist, und fürchtet doch gleichzeitig das Aufstehen. Der Schlaf kommt und geht, wie er will. Für viele gleicht die Beziehung zu ihm einer Kriegserklärung.

Diese Beziehung ist kompliziert. Erst wenn es vorbei ist, wenn wir also wach sind, spüren wir, wie gut der Schlaf war. Ein einheitliches Maß gibt es dafür nicht. Die einen sind nach fünf Stunden fit und ausgeschlafen, die anderen leiden darunter, dass sie nur fünf Stunden schlafen können.

Entscheidend für die Beurteilung des Schlafes ist das Gefühl danach. Wie fühlen wir uns beim Aufstehen, wie fühlen wir uns im Verlauf des Tages?

Nach der internationalen Klassifikation der Schlafstörungen *(ICSD = International Classification of Sleep Disorders, 1991)* liegt dann eine Störung vor,

- wenn man unter seinem Schlaf leidet, und
- wenn man unter Tagesmüdigkeit leidet und sich in seinen Aktivitäten beeinträchtigt fühlt.

Unter den ersten Punkt fallen damit die Störungen oder Insomnien, bei denen der Schlaf spürbar ausbleibt. Aus psychischen oder körperlichen Gründen kann man einfach nicht schlafen. Dabei überwiegen die psychischen Ursachen. Bei 70 Prozent der Schlafstörungen sind es seelische Konflikte, die

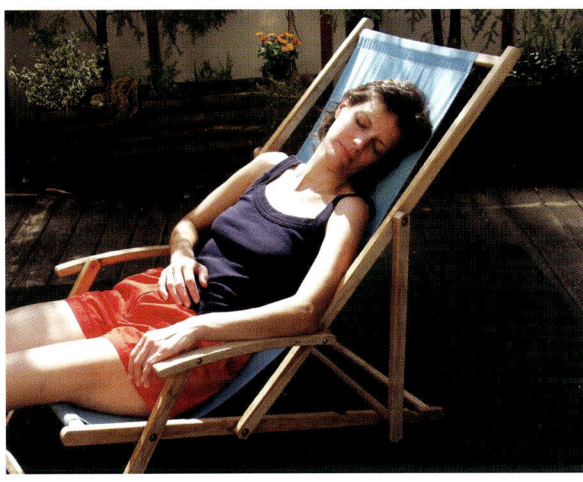

Abb. 4.2: Ist man tagsüber müde und kraftlos, hat man nachts schlecht geschlafen.

den Schlaf rauben, bei 30 Prozent hat die Schlaflosigkeit körperliche Ursachen.

Menschen aus der zweiten Gruppe, die nach einer durchgeschlafenen Nacht erschöpft aufwachen, leiden vermutlich unter der heimtückischen Schlafkrankheit Schlafapnoe, einer Verengung der Atemwege. Fast eine Million Menschen in Deutschland haben beim Schlafen lebensbedrohliche Atemprobleme. Besonders betroffen sind Männer im Alter zwischen 40 und 60 Jahren, doch Schlafapnoe kommt in allen Altersgruppen vor, selbst Säuglinge können darunter leiden.

Warum klappt es mit dem Schlafen nicht?

Mit dieser Frage quälen sich nicht nur die Schlaflosen nachts im Bett herum, es ist die Schlüsselfrage der Schlafmedizin. Schlafstörungen sind, ähnlich wie Kopfschmerzen, ein Symptom. Für diese Störung gibt es zahllose Ursachen. In der Schlafmedizin werden inzwischen über 80 verschiedene Ursachen von Schlafstörungen unterschieden.

Schlafstörungen können also sehr unterschiedliche Ursachen haben. Deshalb sollte zunächst immer nach den behandelbaren

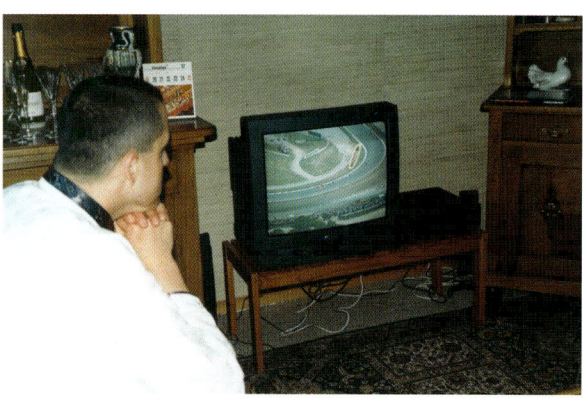

Abb. 4.3: Auch aufregende Fernsehsendungen können den Schlaf behindern.

Patientenberichte Herta D. und Herbert M.

Herta D. ist 55 Jahre alt und hat, soweit sie sich erinnern kann, Probleme mit dem Schlafen. Vor Mitternacht geht sie nicht ins Bett, weil sie sowieso nicht einschlafen kann, um sieben oder um acht Uhr steht sie auf. Sie fühlt sich noch sehr müde, aber sie kann nicht mehr einschlafen.

Im Gegensatz dazu Herbert M., er hat lange geschlafen, fast zehn Stunden. Von daher würde er nie behaupten, dass er Probleme mit dem Schlafen hat, im Gegenteil. Trotzdem fühlt er sich nach den zehn Stunden nicht ausgeschlafen. Damit fällt auch sein Schlaf in die Klassifikation der Schlafstörungen.

Ursachen von Schlafstörungen gesucht werden. So gibt es beispielsweise Schlafstörungen bei vielen körperlichen Krankheiten, wie Herz-Kreislauf-Erkrankungen, Magen-Darm-Leiden, Stoffwechselkrankheiten, neurologische Krankheiten (Karpaltunnelsyndrome, Restless legs), diabetische Polyneuropathien sowie bei allen Krankheiten, die mit Schmerzen einhergehen, der Parkinsonschen Erkrankung, Hirndurchblutungsstörungen etc.

Schlafstörungen findet man auch bei vielen psychischen bzw. psychiatrischen Krankheitsbildern, wie bei Depressionen, Schizophrenien, Angstneurosen, Alkohol- und Medikamentenabhängigkeit.

Schlafstörungen können ihre Ursachen aber auch in Schichtarbeit, chronischer Überforderung, Arbeitslosigkeit oder anhaltenden Konfliktsituationen haben.

Bei den hier aufgeführten Ursachen von Schlafstörungen handelt es sich nur um eine unvollständige Liste. Selbstverständlich ist es immer sinnvoll und wichtig, diese vor einer rein symptomatischen Behandlung der Schlafstörungen ärztlich abzuklären. Es muss die Frage gestellt werden, inwieweit die Ursachen behandelt oder gelindert werden können. Eine rein symptomatische Behandlung mit Schlafmitteln verschlimmert oft das Problem oder die Grunderkrankung, die sich hinter den Schlafstörungen verbirgt.

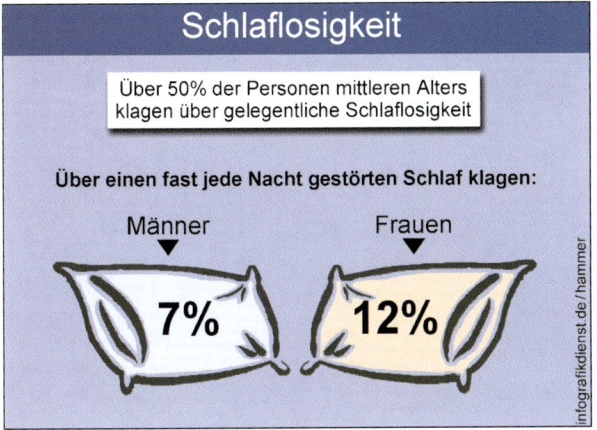

Unter Fachleuten werden Schlafstörungen als Insomnie bezeichnet. „Somnus" kommt aus dem Lateinischen und heißt „Schlaf". Insomnie beschreibt demnach die Unfähigkeit zu schlafen. Sie gilt als ernst zu nehmende Krankheit mit erheblichen negativen Auswirkungen auf die Gesundheit. Anhaltende Schlafstörungen erhöhen die Sterblichkeit der Betroffenen. Von ebenso großer Tragweite sind die Folgeerkrankungen, die sich aus einer unbehandelten Insomnie ergeben können. Patienten mit Schlafapnoe-Syndrom, einer nächtlichen Atmungsstörung, erkranken zum Beispiel frühzeitig an Herzinfarkt, Bluthochdruck oder Schlaganfall.

Deshalb ist bei schweren Schlafstörungen auch immer eine körperliche Untersuchung und -abklärung erforderlich. Hält eine Schlafstörung längere Zeit an und verursacht auch tagsüber Beschwerden, so ist eine Untersuchung, zum Beispiel in einem Schlaflabor, ratsam.

Die Schlaflosigkeit

In einer Umfrage, die Personen mittleren Alters erfasste, gab mehr als die Hälfte der Befragten an, zumindest gelegentlich an Schlafstörungen zu leiden. Bei 7 Prozent der Männer und bei 12 Prozent der Frauen war der Schlaf sogar fast jede Nacht gestört. In einer amerikanischen Erhebung bei erwachsenen Personen war bei 6 Prozent der Befragten der Schlaf so gestört, dass sie ärztliche Hilfe suchten. Bei ungefähr der Hälfte dieser schlafgestörten Patienten verschrieb der Arzt ein Schlafmittel.

In allen Umfragen fallen vor allem zwei Befunde immer wieder auf:

1. **Schlafstörungen sind bei Frauen häufiger als bei Männern.**

2. **Schlafstörungen nehmen mit fortschreitendem Alter zu.**

Die Störungen äußern sich gewöhnlich in drei verschiedenen Formen, die einzeln, aber auch zusammen auftreten können:

1. **Einschlafstörung**

2. **Durchschlafstörung**

3. **Zu frühes morgendliches Erwachen**

Die vielleicht bekannteste Störung ist die Einschlafstörung, die sich in einem quälenden Wachliegen äußert, das in Extremfällen mehrere Stunden andauern kann. Während gute Schläfer ins Bett gehen und innerhalb von wenigen Minuten in den Schlaf sinken, lässt bei Schlafgestörten das Einschlafen lange auf sich warten.

Die zweite Form der Schlafstörung äußert sich im häufigen nächtlichen Erwachen. Der Schlaf ist zu oberflächlich. Der Schlafende

55

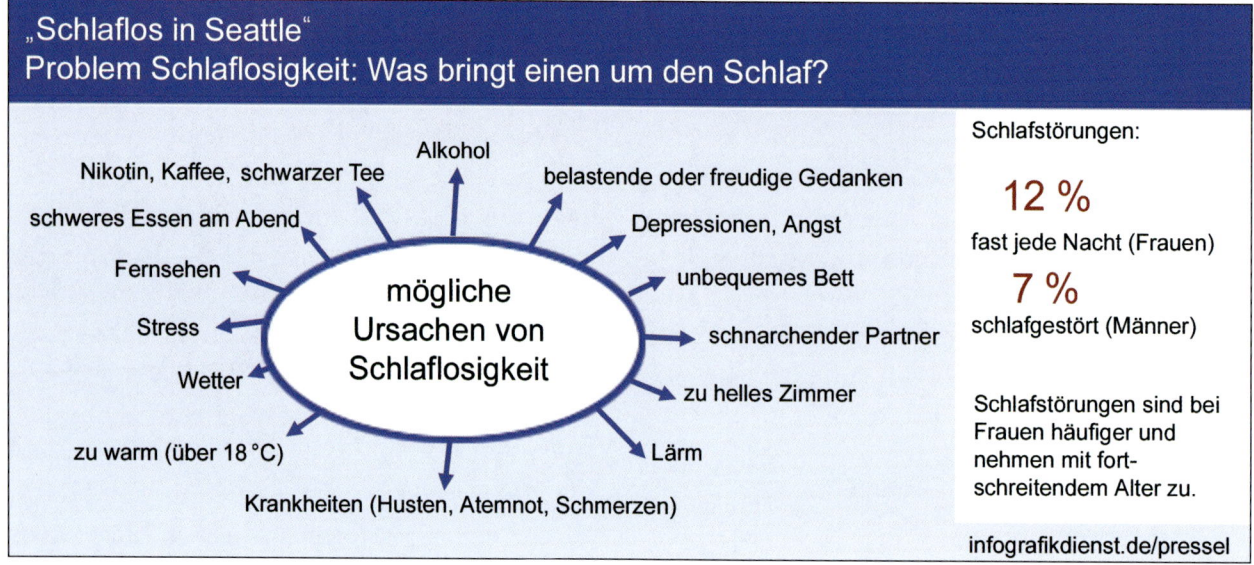

„Schlaflos in Seattle"
Problem Schlaflosigkeit: Was bringt einen um den Schlaf?

mögliche Ursachen von Schlaflosigkeit

Nikotin, Kaffee, schwarzer Tee
Alkohol
belastende oder freudige Gedanken
schweres Essen am Abend
Depressionen, Angst
Fernsehen
unbequemes Bett
Stress
schnarchender Partner
Wetter
zu helles Zimmer
zu warm (über 18 °C)
Lärm
Krankheiten (Husten, Atemnot, Schmerzen)

Schlafstörungen:

12 %
fast jede Nacht (Frauen)

7 %
schlafgestört (Männer)

Schlafstörungen sind bei Frauen häufiger und nehmen mit fortschreitendem Alter zu.

infografikdienst.de/pressel

wacht oft auf, schläft meistens sogleich wieder ein, kann aber auch längere Zeit wachliegen. Diese Form der Schlafstörung wird auch als Durchschlafstörung bezeichnet.

Eine dritte Störung ist das vorzeitige Erwachen in den Morgenstunden. Der Schlafgestörte erwacht beispielsweise um vier Uhr morgens und kann nicht mehr einschlafen.

Subjektives Empfinden oder objektive Messung?

Interessanterweise gibt es auch eine beträchtliche Zahl von Schlafgestörten, die zwar angeben, während der ganzen Nacht kein Auge geschlossen zu haben, gemäß den Registrierungen im Schlaflabor aber mehrere Stunden lang geschlafen haben. Häufig überschätzen diese Personen auch die Zeit, die sie bis zum Einschlafen benötigen. So gaben in einer größeren Untersuchung schlafgestörte Patienten an, im Mittel mehr als eine Stunde zum Einschlafen zu benötigen, während Registrierungen eine Einschlafzeit von weniger als dreißig Minuten ergaben.

Gestörter, schlechter Schlaf ist eine Beschwerde, die, ähnlich wie das Schmerz-

gefühl, auf der eigenen Erfahrung basiert. Deswegen ist es sinnlos, die Erfahrungstatsache aufgrund objektiver Messgrößen in Frage zu stellen.

Welche Aspekte des Schlafes sind für das Gefühl, gut und erholsam zu schlafen, wesentlich? In dieser Hinsicht bestehen große individuelle Unterschiede. Es wäre ein großer Fortschritt, wenn ein Zusammenhang zwischen objektiven Messgrößen (z. B. bestimmten EEG-Mustern) und der subjektiven Schlafqualität gefunden werden könnte.

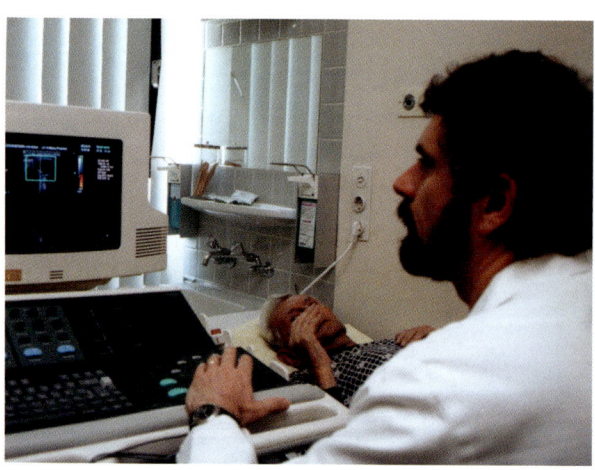

Abb. 4.4: Entgegen der Beobachtungen im Schlaflabor geben manche Menschen an, gar nicht geschlafen zu haben.

Es ist möglich, dass Schlafgestörte eine Gruppe in der Bevölkerung bilden, die besonders empfindlich auf Schlafveränderungen und Schlafentzug reagiert und diese auch negativer bewertet. Man hat vermutet, dass bei solchen Personen Körperfunktionen auch nach dem Einschlafen aktiviert bleiben und dass daher der objektiv feststellbare Schlaf subjektiv nicht als Schlaf erlebt wird.

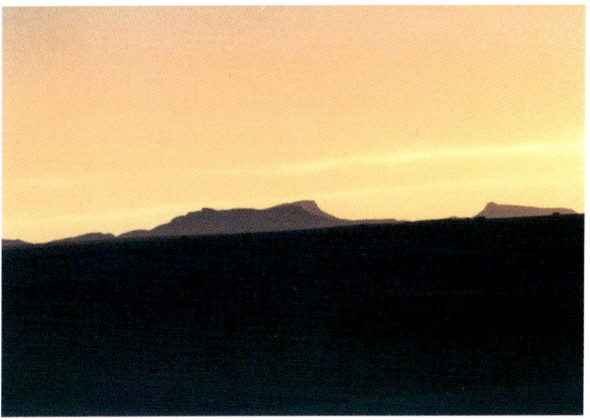

Abb. 4.5: *Hitze kann erheblich beim Schlafen hindern.*

Die Ursachen der Schlaflosigkeit

Es muss an dieser Stelle festgehalten werden, dass bei einer Untergruppe von Schlafgestörten Depressionen und Angstgefühle vorherrschen und dass die Schlafstörung in diesen Fällen als Ausdruck einer allgemeinen psychischen Störung betrachtet werden muss.

Doch nicht nur belastende, sondern auch freudige Gedanken können das Einschlafen verzögern.

Oft sind es Krankheiten, die den Schlaf beeinträchtigen: Schmerzen hindern den Kranken am Schlaf. Bei anderen Patienten sind es der quälende Husten oder die Atemnot, die den Schlaf nachts immer wieder unterbrechen.

Bei Gesunden finden sich oft Bedingungen der Umgebung und Umwelt, die den Schlaf stören.

Schließlich wird auch das Wetter als eine wenn auch schlecht definierbare Ursache von Schlafstörungen angegeben. Eine der wenigen Untersuchungen zu diesem Thema ergab, dass sowohl besonders hoher als auch besonders niedriger Luftdruck das Schlafbedürfnis tagsüber begünstigen. Leider ist aber über den Zusammenhang zwischen Wetter und Schlaf noch zu wenig bekannt.

Es ist eine Erfahrungstatsache, dass man am besten in vertrauter Umgebung schläft, wo man sich geborgen und zu Hause fühlt. Ein fremdes Bett in einem Hotelzimmer und ungewohnte Geräusche nachts können den Schlaf beeinträchtigen. Auch Versuchspersonen, die im Schlaflabor untersucht werden, schlafen gewöhnlich in der ersten Nacht schlecht. Ihre Einschlafzeit ist verlängert, die erste REM-Schlafepisode tritt verspätet ein, Stadienwechsel und kurze Aufwachphasen sind häufig.

Nicht nur die Bedingungen nachts, sondern auch die dem Schlaf vorangehende Zeit kann den Schlaf beeinflussen. So ist eine ungewöhnlich intensive körperliche oder geistige Tätigkeit in den Abendstunden dem Schlaf abträglich. Auch eine schwere Mahlzeit abends kann sich störend auswirken, besonders dann, wenn sie mit reichlichem Genuss von Alkohol, Kaffee oder Nikotin verbunden ist.

Vor allem im fortgeschrittenen Alter treten häufig Schlafstörungen auf, ohne dass diese auf eine bestimmte Ursache zurückgeführt werden könnten. Offenbar wird im Alter der Schlaf „brüchiger" und kann nicht mehr über mehrere Stunden ununterbrochen andauern. Solche altersbedingten Schlafveränderungen können – müssen aber nicht – als Störung erlebt werden.

57

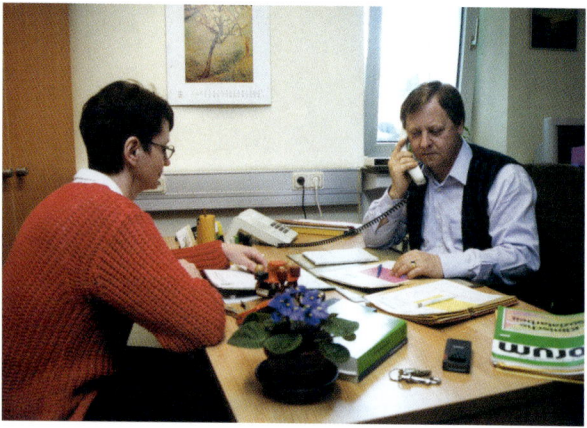

Abb. 4.6: Liegen ernsthafte Schlafstörungen vor, wird der Hausarzt Sie an einen schlafmedizinischen Experten überweisen.

Es gibt zahlreiche kleinere Ursachen, denen keine Krankheit zugrunde liegt, die uns aber im wahrsten Sinne des Wortes den Schlaf rauben können. Versuchen Sie zunächst, diese Ursachen auszuschalten, damit Sie wieder besser ein-, durch- oder ausschlafen können. Zu solchen Ursachen gehören:

- Schnarchen des Partners im Bett nebenan;

- Dauerstress und dauernde Anspannung, man kann nicht abschalten, der Körper produziert Stresshormone (Adrenalin, Cortisol), der Blutdruck ist zu hoch, der Stoffwechsel ist beschleunigt – und deshalb kann man nicht einschlafen;

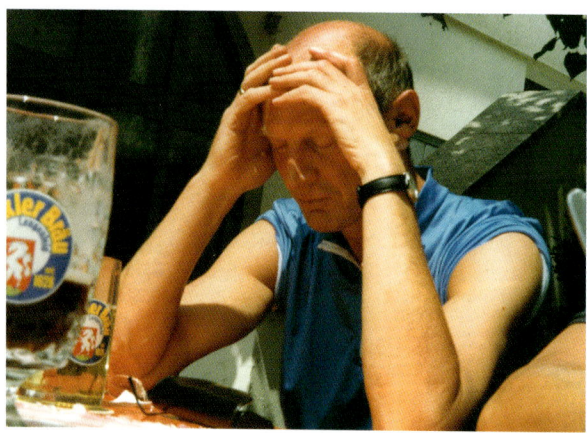

Abb. 4.7: Probleme aller Art rauben den Schlaf.

Wann ist der Arzt gefragt?

Bei schweren Schlafstörungen unbekannter Ursache muss der Arzt zu klären versuchen, ob verborgene psychische Störungen vorliegen. Schlafstörungen sind oft ein erstes Anzeichen einer Depression, welche unter Umständen versteckt auftritt und deshalb nicht ohne weiteres erkennbar ist. In solchen Fällen muss sich die Behandlung auf die eigentliche Erkrankung, nicht auf das Symptom Schlafstörung richten. Auch bei anderen psychischen Erkrankungen und Suchtkrankheiten, wie etwa Alkoholismus, sind Schlafstörungen häufig.

Im Alter nehmen Klagen über schlechten Schlaf dennoch drastisch zu, was sich auch im hohen Schlafmittelverbrauch widerspiegelt. Ob der häufig unterbrochene und subjektiv oft unbefriedigende Nachtschlaf auf einen normalen Alterungsprozess des Organismus zurückzuführen ist oder ob er als Folge krankhafter Veränderungen betrachtet werden muss, ist schwer zu entscheiden.

- Eheprobleme;

- Probleme am Arbeitsplatz;

- Sorgen und Ängste.

Was sollten Sie meiden?

- Schweres Essen spät abends, denn das aktivierte Verdauungssystem beeinträchtigt den Schlaf.

- Alkohol kann zwar das Einschlafen fördern, führt aber zu flacherem Schlaf und nächtlichem Aufwachen. Auch Albträume können eine Folge des Alkoholgenusses sein.

- Nikotin wirkt anregend, sollte daher vermieden werden.

- Kaffee oder Schwarztee haben ebenfalls eine stark anregende Wirkung.

- Aufregende Fernsehsendungen können das Einschlafen behindern.

- Lärm in jeder Form ist ein Schlafkiller. Das Schlafzimmer an einer auch nachts belebten Straße führt zu häufig unterbrochenem Schlaf.

- Die Zimmertemperatur sollte nicht über 18 °C liegen.

- Das Zimmer sollte dunkel sein, da Licht den Schlaf negativ beeinflussen kann.

- Die Matratze sollte nicht zu hart sein, aber auch nicht durchhängen.

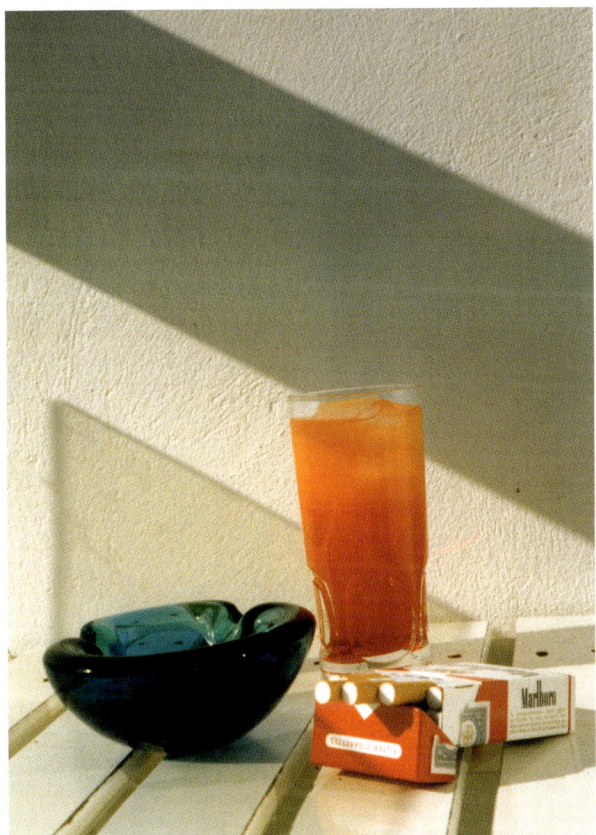

Abb. 4.8: Nikotin wirkt anregend und kann daher zu Schlafstörungen führen.

Psychogene Schlafstörungen

Psychophysiologische Schlafstörung: Diese Schlafstörung ist häufig das Ergebnis einer Fehlprogrammierung des Schlafes durch ungünstige Schlafgewohnheiten. Unregelmäßigkeiten beim Schlafengehen gehören dazu ebenso wie ein „Zu-langes-im-Bett-liegen", Aktivitäten im Bett, z. B. Probleme besprechen, Grübeln, langes Lesen, Fernsehen oder auch zu starke Erwartungen an das eigene Schlafen, mit denen man sich unter Druck setzt und so den Schlaf ungewollt gerade verhindert.

Psychoreaktive Schlafstörung: Ursache sind meist einschneidende Veränderungen im Leben des Betroffenen, z. B. Sorgen um den Arbeitsplatz, Partnerprobleme, bevorstehende Prüfungen oder der Tod einer nahe stehenden Person. Auch freudige Ereignisse gehören dazu. Die Betroffenen wissen meist sehr genau, was sie „um den Schlaf bringt". Manchmal klingt diese Schlafstörung mit zunehmender Gewöhnung an die neuen Lebensumstände von selbst ab, manchmal bleibt sie aber auch darüber hinaus bestehen und sollte dann behandelt werden.

Schlafwahrnehmungsstörung: Betroffene dieser Schlafstörung sind der festen Überzeugung, zu wenig oder zu schlecht zu schlafen, obwohl die Untersuchung im Schlaflabor deutlich belegt, dass gut und ausreichend geschlafen wird. Die Qualität des eigenen Schlafes wird falsch wahrgenommen. Gerade Phasen leichten Schlafs nimmt man manchmal gar nicht als Schlaf wahr. Man macht sich also unnötige Sorgen um den Schlaf.

Schlafmangelsyndrom: Die Betroffenen schlafen regelmäßig aufgrund äußerer Umstände zu kurz. Dahinter steht oft die Neigung, das Schlafbedürfnis gegenüber anderen Interessen und Aufgaben zurückzustellen: Fernsehen, berufliche Arbeiten,

59

Geselligkeit. Dadurch gerät der Körper in einen Erschöpfungszustand mit vielen denkbaren körperlichen Beeinträchtigungen, aber auch Stimmungseinbrüchen, Gereiztheit, Unkonzentriertheit, Vergesslichkeit.

Depressive Erkrankungen: Schlafstörungen können Vorboten wie auch Symptome einer Depression sein. Die meisten Betroffenen können nicht gut einschlafen. Sie wachen nachts häufiger auf und erwachen morgens früher als gewohnt. Quälende Gedanken halten sie vom Schlafen ab. Viele klagen über schlechte Träume. Werden derartige Schlafstörungen diagnostiziert, dann sollte in jedem Fall auch die Grunderkrankung behandelt werden.

Angsterkrankungen: Auch Angsterkrankungen gehen häufig mit Ein- und Durchschlafproblemen einher. Betroffene wachen in der Nacht mit Herzjagen, Schweißausbrüchen und Atemnot auf. Manchmal sind Albträume der Grund, manchmal treten solche Panikattacken auch ganz spontan auf. Ihre Angst und zwanghafte Gedanken hindern viele Patienten daran, wieder einzuschlafen.

Posttraumatische Belastungsstörungen: Schwere traumatische Erlebnisse – wie zum Beispiel Unfälle, Gewalt, Missbrauch, Kriegsereignisse oder Naturkatastrophen – verfolgen die Betroffenen oft ein Leben lang. Man spricht dann von einer „posttraumatischen Belastungsstörung". Tagsüber kann es gelingen, diese Erlebnisse und Bilder zu verdrängen; nachts brechen sie häufig ungewollt wieder auf: in Form von gestörtem Schlaf, von Ängsten, von Träumen und Albträumen. Bei der Bewältigung solcher Erlebnisse sollte und kann dem Betroffenen psychotherapeutisch geholfen werden.

Alkoholabhängigkeit: Der ständige Konsum von Alkohol kann die normale Schlafstruktur zerstören. Man schläft unter Einfluss von Alkohol zwar schneller ein, doch auf Dauer werden Tief- und REM-Schlaf unterdrückt. Im Laufe der Nacht, wenn der Alkohol im Körper abgebaut wird, kommt es zu Entzugserscheinungen. Albträume stellen sich ein, oder die Betroffenen schlafen unruhig und wachen unerwartet auf.

Schlafstörung bei Hypnotikaabhängigkeit: Durch eine dauerhafte Einnahme von Hypnotika kann sich der Körper an die synthetische Schlafhilfe gewöhnen. Oft muss die Dosis des Medikamentes daraufhin erhöht werden, denn der Körper spricht nicht mehr wie gewohnt auf die Einnahme an. Nach dem Absetzen von Hypnotika tritt häufig eine noch größere Schlaflosigkeit auf als vor der Einnahme der Schlafmittel. Die Beschwerden können längere Zeit andauern und am Tage zu Schwindel, Ruhelosigkeit und Übelkeit führen.

Schlafstörung bei Stimulanzienabhängigkeit: Die Einnahme von so genannten Stimulanzien, wie Amphetaminen, Nikotin, Koffein oder Appetitzüglern, kann den Schlaf verkürzen oder völlig unterdrücken. Auch die Wirkstoffe einiger Medikamente, wie etwa Theophyllin, können sich negativ auf Schlafdauer und Schlafqualität auswirken.

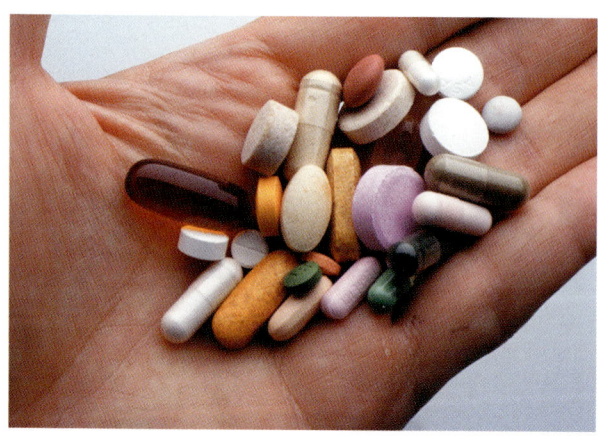

Abb. 4.9: Auch eine Medikamentenabhängigkeit kann die Ursache einer Schlafstörung sein.

Altersbedingte Veränderungen des Schlafes

Häufiges Aufwachen

Schlaf und Altersleiden

Schlaf und Depressionen

Das Nickerchen am Tag

Die weit verbreitete Ansicht, ältere Menschen benötigten weniger Schlaf als jüngere, ist falsch. Es entspricht aber den Tatsachen, dass im Alter die Fähigkeit abnimmt, durchgehend und lange zu schlafen. Ältere Menschen können Schlafverluste jedoch leichter kompensieren, da sie ihren Tagesablauf im Allgemeinen freier bestimmen und am Tage kurze Schläfchen halten können. Es entspricht den natürlichen Bedürfnissen des Körpers, mindestens einen Kurzschlaf am Tag zu halten.

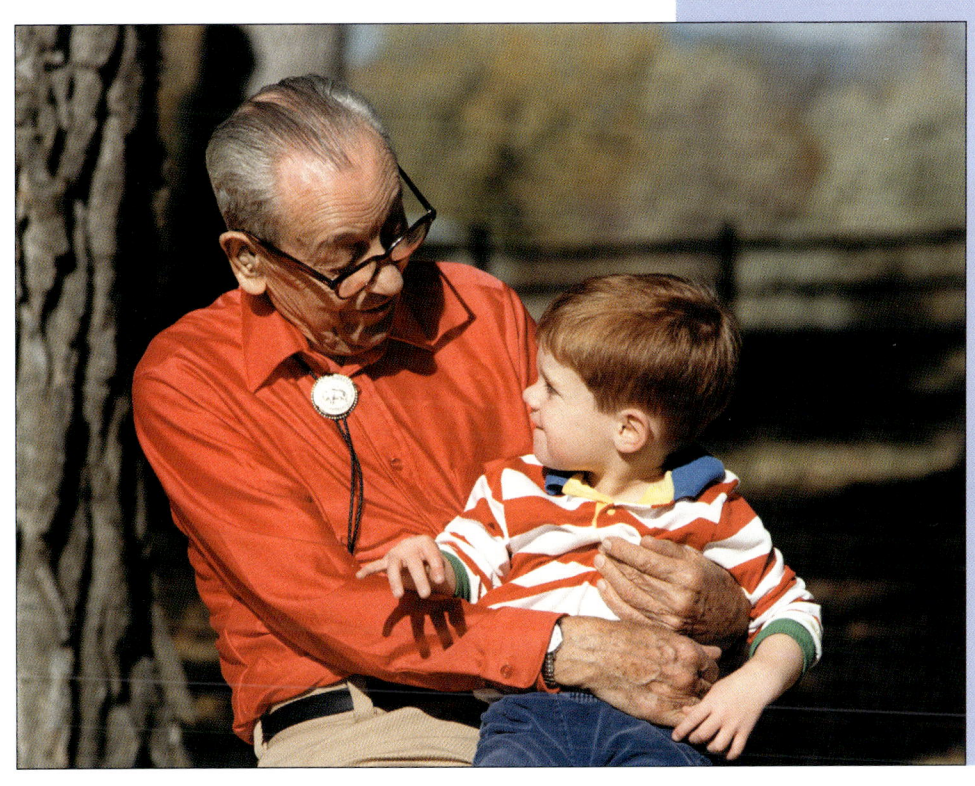

Der Schlaf verändert sich im Alter, er wird – übrigens auch bei gutem Gesundheitszustand – fragiler und störanfälliger. Im Laufe des Alters wird ein vermeintlich selbstverständlicher Vorgang wie das Schlafen zunehmend problematischer. Schlafstörungen lassen sich manchmal nur schwer von normalen altersbedingten Veränderungen des Schlafs unterscheiden. Permanente Einschlafschwierigkeiten und häufiges Einschlafen am Tage sind allerdings auch im Alter unnormal und weisen auf behandlungsbedürftige Schlafstörungen hin. Da physische und psychische Erkrankungen, bei denen Schmerzen und Depressionen auftreten, oftmals mit Schlafstörungen Hand in Hand gehen, ist die Unterscheidung zwischen Ursache und Wirkung kompliziert.

Häufiges Aufwachen

Während der Anteil des REM-Schlafes im Alter gleich bleibt, verkürzt sich der Tiefschlaf deutlich. In der Nacht kommt es zudem häufiger zu Weckreaktionen, so genannten Arousals. In Studien wurde nachgewiesen, dass bei Personen im Alter von über 60 Jahren nachts bis zu 150 Arousals auftreten können. Junge Menschen weisen dagegen im Durchschnitt 5 Arousals pro Nacht auf. Die Betroffenen können sich zwar an die zahlreichen Weckreaktionen nicht erinnern, fühlen sich aber am nächsten Morgen unausgeschlafen und haben den Eindruck, nachts sehr unruhig geschlafen zu haben.

Die meisten Menschen im Alter von über 65 Jahren wachen zudem mindestens einmal pro Nacht wegen eines erhöhten Harndrangs auf. Nach einer amerikanischen Studie (1990) leiden über 50 Prozent der 65-jährigen und älteren Personen an gestörtem Schlaf, wobei sich die meisten Beschwerden auf Ein- und Durchschlafstörungen beziehen.

Schlaf und Altersleiden

Im Laufe des Alters wirkt sich nicht nur die zunehmende Instabilität des Schlafes aus, sondern auch der negative Einfluss chronischer Erkrankungen auf den Schlaf. Dazu zählen Asthma und andere Atemwegserkrankungen sowie Herzerkrankungen und Arthritis. Die Betroffenen wachen nachts wegen Schmerzen, Fieber, Juckreiz oder Husten auf. Auch zahlreiche Medikamente zur Behandlung der genannten Erkrankungen können sich störend auf den Schlaf auswirken. Diese Auswirkungen sollten mit dem Hausarzt besprochen werden, da sich die Schlafqualität oftmals durch zeitliche Verschiebungen bei der Einnahme der Medikamente oder Anpassungen in der Dosierung entscheidend verbessern lässt. Viele Menschen beruhigt es im Übrigen auch, Schlaftabletten für den Bedarfsfall zur Verfügung zu haben.

Schlafmittel im Alter

Der bei älteren Menschen festgestellte übermäßige Gebrauch sowohl verschreibungspflichtiger als auch rezeptfreier Schlafmittel ist besorgniserregend. Dabei haben Studien belegt, dass manche Schlafmittel bei älteren Leuten überhaupt nicht wirken oder Schlafstörungen sogar verstärken können.

Schlaf und Depressionen

Einschlafschwierigkeiten, Schlafunterbrechungen und zu frühes Erwachen können auch durch Depressionen verursacht werden, für die man im Alter anfälliger wird. Die Entstehung von Depressionen verläuft manchmal schleichend, das heißt, sie werden zunächst kaum wahrgenommen,

Das frühe Erwachen

Ein weiteres Problem stellt das frühzeitige Erwachen dar, das sehr unterschiedliche Ursachen haben kann. Auslösende Faktoren können zum Beispiel bestimmte Wirkstoffe in Schlafmitteln, der Genuss von Alkohol vor dem Schlafengehen oder das Alter selbst sein.

verstärken sich im Laufe der Zeit und werden schließlich chronisch. Manche Patienten sind allerdings davon überzeugt, dass ihre Depressionen ausschließlich von ihrem schlechten Schlaf herrühren und von alleine abklingen würden, sofern sie normal schlafen könnten.

Zwischen Schlaf und Depressionen besteht eine enge Wechselbeziehung. Anhaltend schlechter Schlaf kann zu Appetitlosigkeit sowie zum Verlust der Antriebskraft und der Lebensfreude führen. Andererseits löst der Verlust eines geliebten Menschen häufig Schlaflosigkeit und Depressionen aus. In Studien wurde festgestellt, dass 75 Prozent verwitweter Personen einen Monat nach

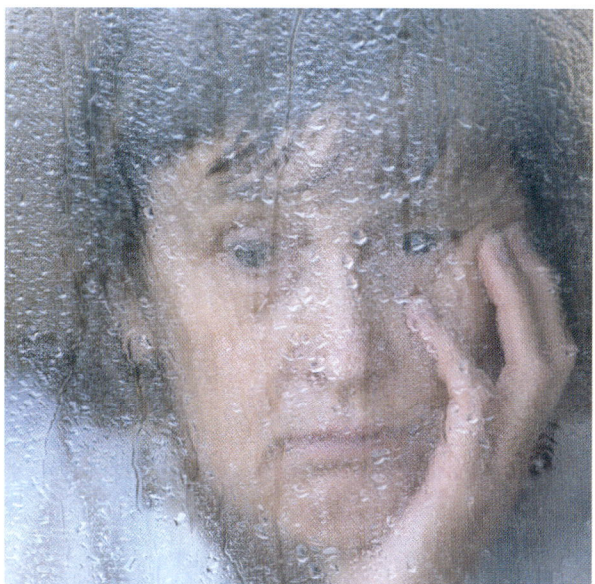

Abb. 5.1: Schlaflosigkeit kann zu Depressionen führen, aber auch Depressionen können Schlafstörungen verursachen.

dem Tod des Ehepartners noch unter Schlafstörungen leiden. Bei der Hälfte bleiben die Schlafprobleme auch nach einem Jahr bestehen. Die Betroffenen sind meistens außerstande, selbst etwas gegen ihre Depressionen zu unternehmen.

Während einige ältere Menschen den schlechten Schlaf bzw. die Schlaflosigkeit als eigentliche Qual empfinden, leiden andere hauptsächlich unter der schlechten Stimmung und der verminderten Leistungsfähigkeit am Tage. Da nicht alle Schlafstörungen deutliche Symptome aufweisen, werden die Probleme häufig nicht rechtzeitig erkannt.

Das Nickerchen am Tag

Ältere Menschen, die ein ruhiges und zurückgezogenes Leben führen, schlafen tagsüber häufig ein. Es gibt jedoch Studien, die besagen, dass aktive Menschen im Ruhestand insgesamt weniger Schlafprobleme haben als inaktive Menschen. Dies liegt daran, dass aktive Ruheständler tagsüber häufig weniger schlafen. Grundsätzlich sollte der Schlaf auf die Nacht begrenzt werden. Wer darüber hinaus kurze Nickerchen am Tage abhält, sollte dies stets zur gleichen Zeit tun. Nicht immer erkennen Menschen, die unter übermäßiger Tagesmüdigkeit leiden, den Zusammenhang mit ihrem schlechten Schlaf, obwohl sie diesen als unbefriedigend empfinden.

Mehr Gewohnheit

Ältere Menschen brauchen grundsätzlich länger, um sich einem unregelmäßigen Rhythmus, z. B. wechselnden Arbeitszeiten, anzupassen. Auch die Überwindung eines Jetlags dauert bei ihnen länger, besonders beim Wechsel mehrerer Zeitzonen.

Spezifische Schlafprobleme bei Frauen

Schlaf und Menstruation

Schlaf und Schwangerschaft

Schlaf und Menopause

Nach der Menopause

Frauen und Depressionen

Nächtlicher Esszwang

Wann ist ärztliche Hilfe nötig?

In der Forschung wurde das Thema spezifisch weiblicher Schlafprobleme über lange Zeit vernachlässigt. Viele Ärzte nahmen auch die Beschwerden von Frauen über schlechten Schlaf nicht ernst. Erst neueste Studien lassen erkennen, dass das Interesse am Schlaf von Frauen und ihren sich im Laufe des Lebens wandelnden Schlafmustern, -bedürfnissen und -problemen wächst. Diese Untersuchungen haben ergeben, dass die Häufigkeit von Ein- und Durchschlafschwierigkeiten bei Frauen doppelt so hoch ist wie bei Männern.

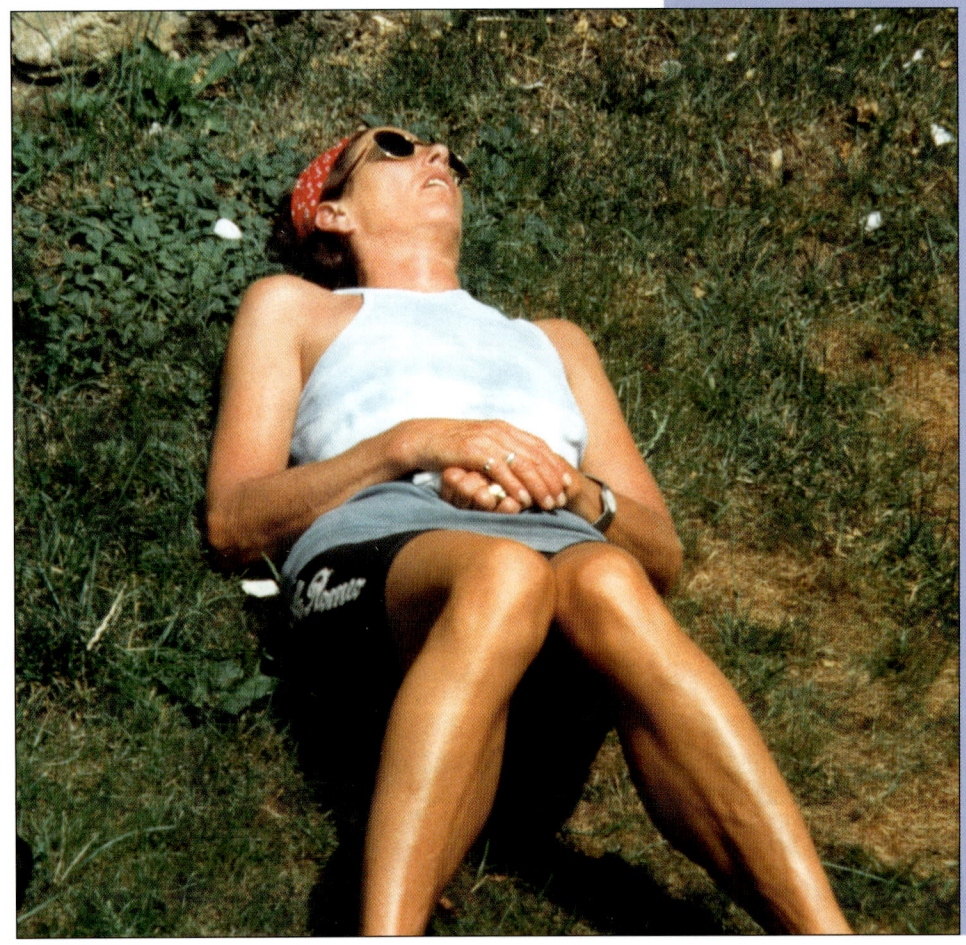

Die Qualität des Schlafes wirkt sich auf die gesamte Lebensqualität aus. Im Allgemeinen haben junge Frauen einen gesunden Schlaf und neigen weniger zu Schlafstörungen als ältere Frauen. Schlafstörungen bei jungen Frauen stehen meistens im Zusammenhang mit der Menstruation oder einer Schwanger- bzw. Mutterschaft. Allerdings schlafen in unserer schnelllebigen Zeit auch viele Frauen zu wenig und ignorieren die Anzeichen von Erschöpfung, Tagesschläfrigkeit und anderen Auswirkungen durch unzureichenden Schlaf. Die physischen und hormonellen Veränderungen, die Frauen im Alterungsprozess erfahren, wirken sich auch auf die Schlafqualität aus.

Schlaf und Menstruation

Die verschiedenen Phasen des monatlichen Zyklus wirken sich auf das Schlafmuster von Frauen aus. Kurz vor der Periode, also in der prämenstruellen Phase, haben manche Frauen einen insgesamt unruhigeren Schlaf. Sie wachen nachts öfter auf und träumen häufiger und intensiver. Andere Frauen klagen dagegen über unmäßige Tagesmüdigkeit sowie Erschöpfungszustände und haben ein generell erhöhtes Schlafbedürfnis.

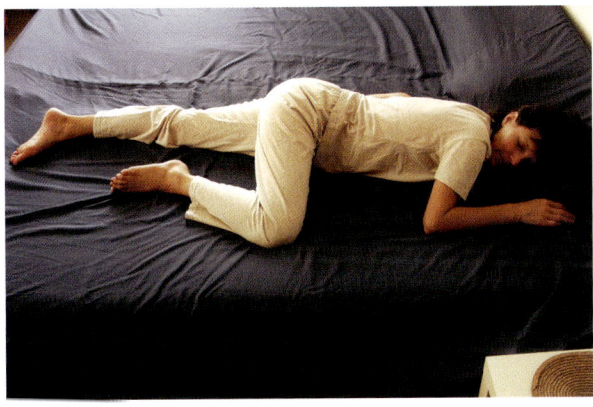

Abb. 6.1: Bei vielen Frauen wird der Schlaf während der Menstruation unruhiger.

Was können Sie tun?

Bei menstruell bedingten Schlafstörungen sollten Sie unbedingt auf ausreichenden Schlaf achten, einen regelmäßigen Schlaf-/Wach-Rhythmus einhalten, sich gesund ernähren und Stress so weit wie möglich meiden. Wenn Ihre Schlafprobleme die Funktionstüchtigkeit am Tage beeinträchtigen, sollten Sie medizinischen Rat suchen.

Der veränderte Schlaf geht mit anderen prämenstruellen Anzeichen – wie Bauchkrämpfen, Gereiztheit, plötzlichen und heftigen Hungergefühlen sowie Gefühlsschwankungen – einher. Im Allgemeinen treten Schlafprobleme zu Beginn der Menstruation auf und klingen danach wieder ab. Bei manchen Frauen können menstruell bedingte Spannungen und eine gewisse Reizbarkeit aber auch zu länger anhaltenden Schlafstörungen bis hin zu chronischer Schlaflosigkeit führen.

Schlaf und Schwangerschaft

Zu Beginn der Schwangerschaft nimmt das Schlafbedürfnis bei den meisten Frauen zu. Sie fühlen sich tagsüber müde und schlafen nachts länger als gewöhnlich. Das erhöhte Schlafbedürfnis steht vermutlich mit dem Hormon Progesteron in Zusammenhang, das während der Schwangerschaft vermehrt gebildet wird. In späteren Phasen der Schwangerschaft – vor allem in den letzten drei Monaten – haben viele Frauen einen besonders schlechten Schlaf. Studien haben belegt, dass sich das Schlafmuster verändert: Der Tiefschlaf nimmt ab, und die Tendenz zum nächtlichen Erwachen nimmt gleichzeitig zu. Einigen Frauen bereitet es auch Schwie-

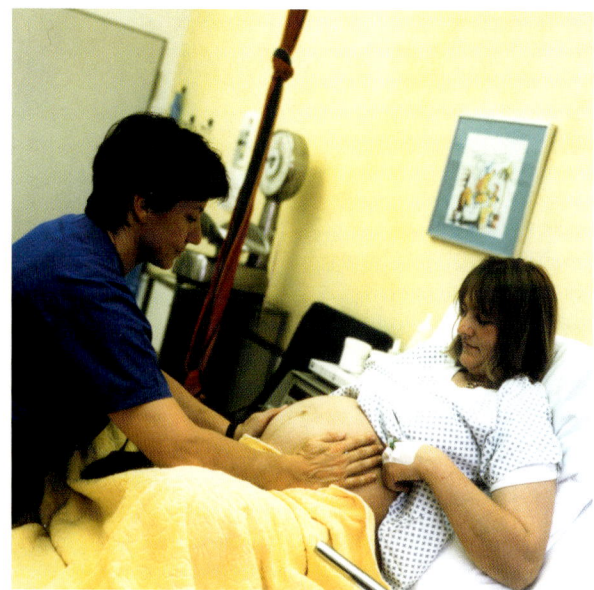

Abb. 6.2: In der letzten Phase der Schwangerschaft sind schlaflose Nächte eher normal.

rigkeiten, in bestimmten Positionen zu schlafen. Insgesamt nimmt die Erholsamkeit des Schlafes im Verhältnis zu der tatsächlichen Schlafzeit im zweiten Drittel der Schwangerschaft ab und verschlechtert sich im letzten Drittel nochmals deutlich.

In der letzten Phase der Schwangerschaft kann der Schlaf aus verschiedenen Gründen gestört werden. Schlafstörungen können durch folgende Ursachen ausgelöst werden:

- Wadenkrämpfe,
- Rückenschmerzen,
- Sodbrennen,
- Bewegungen des Kindes im Bauch,
- allgemeines Unwohlsein,
- erhöhter Harndrang.

Da Schlafmittel während der Schwangerschaft gemieden werden müssen, sollten andere schlaffördernde Maßnahmen genutzt werden. Übungen zur Muskelentspannung zum Beispiel wirken schlaffördernd und lindern gleichzeitig schwangerschaftsbedingte Beschwerden.

Sodbrennen lässt sich durch eine ausgewogene Ernährung vermeiden. Auch sollte man drei Stunden vor dem Schlafengehen keine schweren oder scharfen Mahlzeiten zu sich nehmen.

Wenn der körperlich bedingte Stress, der sich in der Schwangerschaft nachteilig auf den Schlaf auswirkt, nach der Geburt des Kindes entfällt, schließt sich sofort neuer Stress an, der sich aus der Versorgung des Babys ergibt. Der Schlaf der Mutter wird permanent gestört, weil das Baby nachts häufig aufwacht und gestillt oder gefüttert werden muss.

Schlaf und Menopause

In den Wechseljahren treten bei Frauen vermehrt Schlafstörungen auf. Die Veränderungen bei der Bildung von Geschlechtshormonen wirken sich dabei direkt auf den Schlaf aus und beeinflussen zudem andere wichtige

Hitzewallungen: Was können Sie tun?

- *Regulieren Sie die Temperatur im Schlafzimmer.*
- *Bevorzugen Sie Bettwäsche aus dünnem Stoff – am besten aus Baumwolle –, der sich angenehm auf der Haut anfühlt.*
- *Vermeiden Sie koffeinhaltige Getränke, Zucker und Alkohol.*
- *Achten Sie bei der Ernährung auf Nahrungsmittel, die viel Vitamin E enthalten, oder nehmen Sie entsprechende Vitaminpräparate ein.*
- *Fragen Sie Ihren Arzt nach einer Behandlung mit Östrogenpräparaten.*

Hormone, die mit dem Schlaf in Zusammenhang stehen. Die Abnahme von Östrogenen bewirkt Hitzewallungen und nächtliches Schwitzen. Viele Frauen wachen nachts erhitzt, schweißgebadet und mit rasendem Herzschlag sowie quälenden Angstgefühlen auf. Hitzewallungen dauern zwar nur einige Minuten an, treten aber bei manchen Frauen nachts so gehäuft auf, dass ihr Schlaf ständig unterbrochen wird. Der schlechte und mangelhafte Schlaf kann zu Tagesmüdigkeit, Reizbarkeit und Depressionen führen.

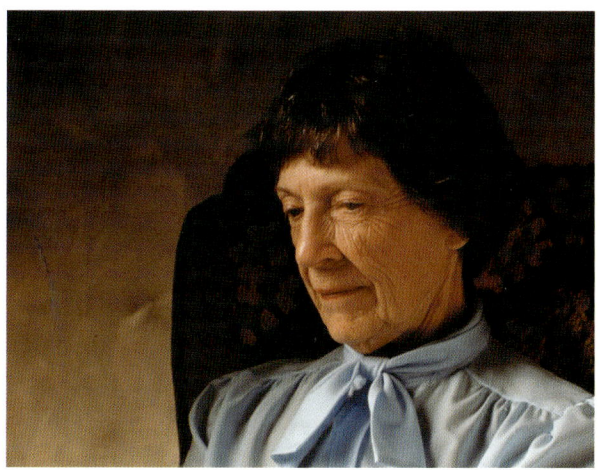

Abb. 6.3: Auch die Menopause kann den Schlaf rauben.

Nach der Menopause

In den Jahren nach der Menopause wird der Schlaf zunehmend leichter und fragmentierter. Es wird immer schwieriger, nachts mehrere Stunden ohne Unterbrechung zu schlafen und tagsüber mehrere Stunden wach zu bleiben. Dies führt bei manchen Frauen zu erhöhter Tagesmüdigkeit. Physische Faktoren wie Arthritis, chronische Lungenerkrankungen, Sodbrennen, Schmerzen, erhöhter Harndrang und die Einnahme von Medikamenten können ebenfalls den Schlaf beeinträchtigen.

Manche Schlafstörungen treten in den Jahren nach der Menopause mit größerer Häufigkeit auf. Hierzu zählen zum Beispiel schlafbezogene Atmungsstörungen, die bei jungen Frauen äußerst selten, nach der Menopause dagegen häufiger vorkommen. Vermutlich besteht hier ein Zusammenhang mit der Abnahme des Hormons Östrogen, da auch junge Frauen, die bei operativen Eingriffen vorzeitig in die Menopause versetzt werden, ein erhöhtes Risiko für schlafbezogene Atmungsstörungen aufweisen. Weitere Risikofaktoren sind Übergewicht und mangelnde körperliche Betätigung. Auffällige Anzeichen für schlafbezogene Atmungsstörungen sind lautes Schnarchen und ausgeprägte Tagesschläfrigkeit.

Zu den Faktoren, die die Schlafqualität nach der Menopause beeinflussen, zählen das psychosoziale Umfeld, der körperliche Allgemeinzustand sowie die seelische Verfassung.

Was können Sie tun?

- *Schaffen Sie ein angenehmes Raumklima im Schlafzimmer. Die Temperatur sollte nicht zu hoch sein und störende Geräusche sollten nach Möglichkeit reduziert werden.*
- *Gehen Sie jeden Tag zur selben Zeit schlafen und stehen Sie immer zur selben Zeit auf.*
- *Bleiben Sie morgens nicht im Bett liegen, um Schlafdefizite zu kompensieren.*
- *Stehen Sie früh auf und folgen Sie einem strukturierten Tagesablauf.*
- *Halten Sie regelmäßig einen kurzen Nachmittagsschlaf, falls Sie das Bedürfnis dazu verspüren.*
- *Verzichten Sie auf fette und scharf gewürzte Speisen, um Verdauungsstörungen und Sodbrennen zu vermeiden.*

Wenn große Sorgen und Probleme zur Schlaflosigkeit führen, kann die Ursache gewöhnlich klar zugeordnet werden. Dass aber auch kleine Probleme zu Spannungen führen können, die sich in Schlaflosigkeit niederschlagen, wird selten erkannt.

Frauen und Depressionen

Schlaflosigkeit zählt in allen Altersgruppen zu den häufigsten Symptomen von Depressionen. Frauen mit Depressionen neigen zwar zum schnellen Einschlafen, wachen aber nachts häufig auf und können anschließend nicht mehr schlafen. Die Schlaflosigkeit wird häufig als Ursache der Depressionen gedeutet – nach dem Motto „Wenn ich bloß schlafen könnte, würde ich nicht an Depressionen leiden". Umgekehrt können aber auch Depressionen die Schlaflosigkeit hervorrufen, die sich nur beseitigen lässt, wenn

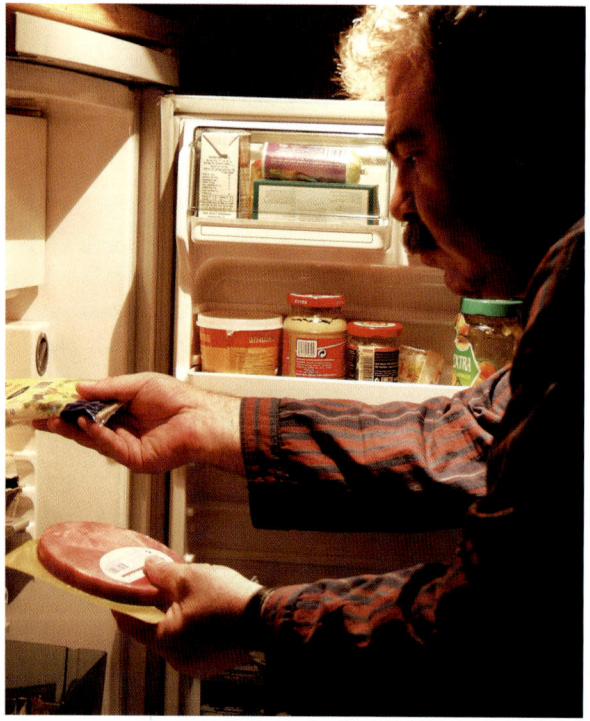

Abb. 6.4: Den Drang, nachts an den Kühlschrank zu müssen, kennen übrigens nicht nur Frauen.

die hierfür ursächlichen Depressionen psychotherapeutisch behandelt werden.

Nächtlicher Esszwang

Manche Frauen wachen nachts auf und können erst wieder einschlafen, nachdem sie etwas gegessen haben. Wenn andere medizinische Ursachen, wie beispielsweise ein Geschwür, ausgeschlossen sind, ist das Problem auf ein falsches Essverhalten am Tage zurückzuführen.

Wann ist ärztliche Hilfe nötig?

Gelegentliche Schlafstörungen, die bei allen Menschen hin und wieder auftreten können, erfordern keine medizinische Behandlung. Ernsthafte Schlafprobleme dagegen können Frauen in ihrer gesamten Funktionstüchtigkeit einschränken, das allgemeine Wohlbefinden stören und soziale Beziehungen belasten. In solchen Fällen ist es ratsam, einen Arzt zu konsultieren.

Durch hormonelle Schwankungen, familiären Stress und Rollenkonflikte, die sich auf die Schlafqualität auswirken können, sind Frauen besonders anfällig für Schlafstörungen.

Liegen ernsthafte Schlafstörungen vor, wird Ihr Hausarzt Sie an einen schlafmedizinischen Experten zur genaueren Untersuchung Ihres Schlafes überweisen. In einem schlafmedizinischen Zentrum kann der Schlaf per Monitorüberwachung evaluiert werden. Die Aufzeichnungen und Analysen ermöglichen es Ihrem Hausarzt, einen entsprechenden Behandlungsplan aufzustellen.

Schlafstörungen bei Kindern und Jugendlichen

Der gesunde Schlaf des Menschen ist ein kostbares Gut und eine notwendige Voraussetzung für seine Fröhlichkeit, Lebensfreude und Ausgeglichenheit. Kinder mit Schlafstörungen leiden nicht nur selbst darunter, sondern können auch zum Albtraum der ganzen Familie werden.

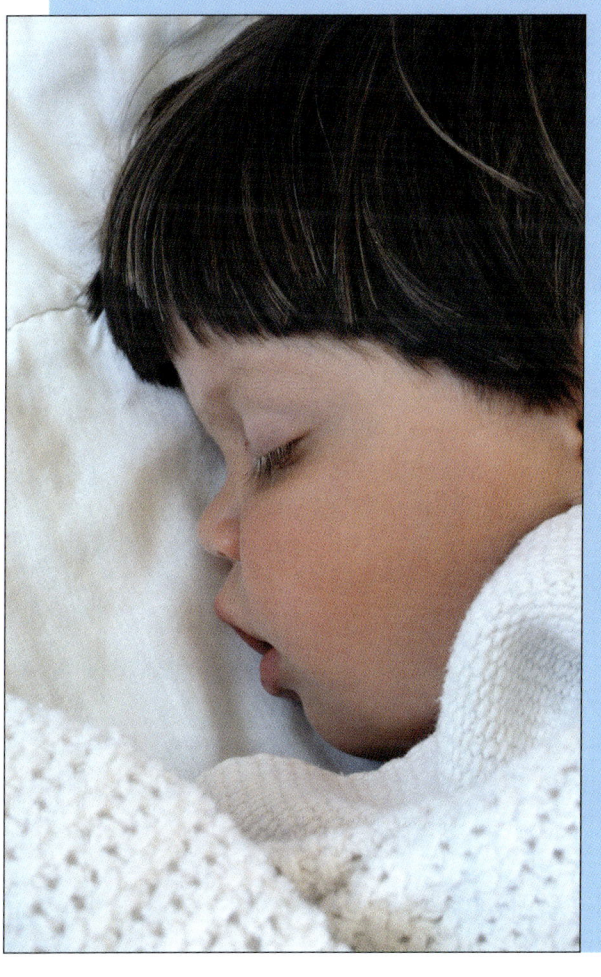

Da die Bandbreite des Schlafbedürfnisses bei Kindern sehr groß ist, fällt es nicht leicht, Schlafstörungen exakt zu definieren. Bei Kindern stellt sich immer wieder die Frage: Gibt es wirklich einen „normalen" Schlafrhythmus? Falls Ihr Kind Schlafstörungen hat und wie Sie es an einen „normalen" Schlafrhythmus gewöhnen können – für viele junge Eltern ist dies eines der wichtigsten Probleme.

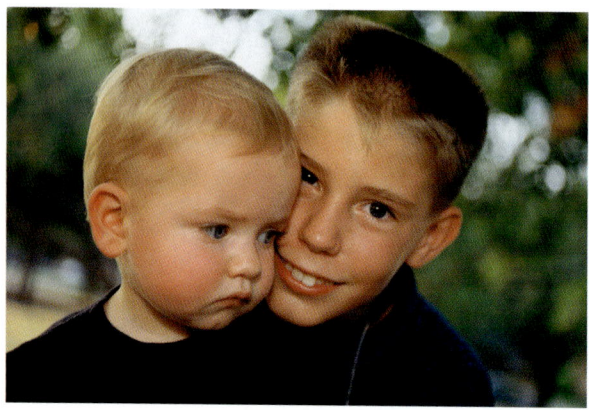

Abb. 7.1: Wie alt müssen Kinder werden, bis die Eltern endlich wieder ungestört schlafen können?

Die richtige Schlafumgebung

In früheren Zeiten hat das Baby und haben die Kinder gemeinsam mit dem Rest der Familie in einem Zimmer und meist auch mit anderen Kindern in einem Zimmer geschlafen. Über die richtige oder falsche Schlafumgebung hat sich niemand Gedanken gemacht. Heute, angesichts der Tatsache, dass immerhin 0,2 Prozent aller Neugeborenen aus noch immer nicht endgültig geklärten Ursachen am plötzlichen Kindstod versterben, macht man sich zunehmend Gedanken darüber, ob und welchen Einfluss die Schlafumgebung auf die Gesundheit des Kindes hat. Bei all diesen Überlegungen geht es um die Frage nach den Möglichkeiten der Unfallverhütung.

Es ist heute wissenschaftlich erwiesen, dass die optimale Schlafumgebung einen posi-

tiven Einfluss auf die Gesundheit Ihres Kindes hat. Was aber gehört zur Schlafumgebung:

- das richtige Bett,
- die richtige Matratze,
- das richtige Kopfkissen,
- das optimale Raumklima,
- die richtige Bekleidung.

Das richtige Bett

Worin auch immer der Säugling schläft – wichtig ist, dass die Schlafstätte groß genug und eine ausreichende Luftzirkulation gewährleistet ist. Daher sind ein Kinderwagen, eine Tragetasche oder eine Wippe als „Dauerschlafplatz" für Babys nicht geeignet. Zum einen fehlt in solchen Schlafplätzen die nötige Luftzirkulation, zum anderen genügt die Matratze meist nicht den üblichen Mindestanforderungen.

Es ist daher dringend zu empfehlen, dass ein Kind bereits zu Beginn seines Lebens in seinem eigenen Bettchen schlafen sollte. Hier hat es ausreichend Platz und eine Überwärmung im Schlaf kann verhindert werden.

Im ersten Lebensjahr ist ein ruhiges Plätzchen im Elternschlafzimmer als Standort

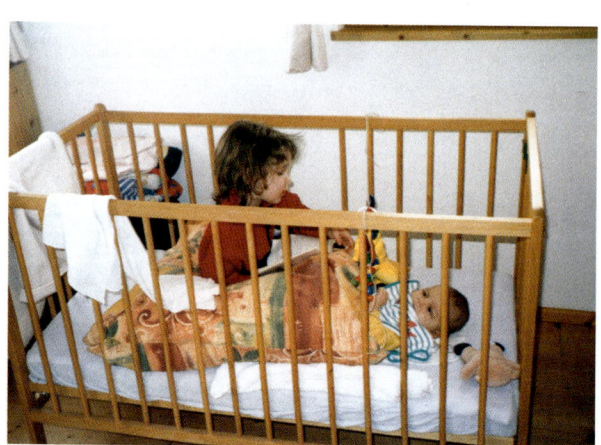

Abb. 7.2: Das Gitterbett ist der beste Schlafplatz für Babys.

für das Babybett ideal geeignet. Stellen Sie das Bett jedoch nicht unmittelbar neben die Heizung und auch nicht direkt in die Sonne. Sie sollten auch darauf achten, dass das Kind von seinem Bett aus nicht an Lampen, Lichtschalter, Stromkabel, Steckdosen oder elektrische Geräte kommen kann.

Das Babybett

Achten Sie beim Bett Ihres Kindes auf folgende Dinge:

- *Keine überstehenden Teile!*
- *Keine scharfen Kanten!*
- *Keine Kordeln, Bänder oder spezielle Schnuller!*
- *Die Gitterstäbe sollten einen Abstand zwischen 4,5 cm und 7,5 cm haben.*
- *Das Lattenrost sollte stabil sein, um ein mögliches Durchrutschen der Füßchen beim Stehen oder Hopsen zu verhindern.*
- *Die Lackierung des Bettes sollte „speichelfest" sein.*

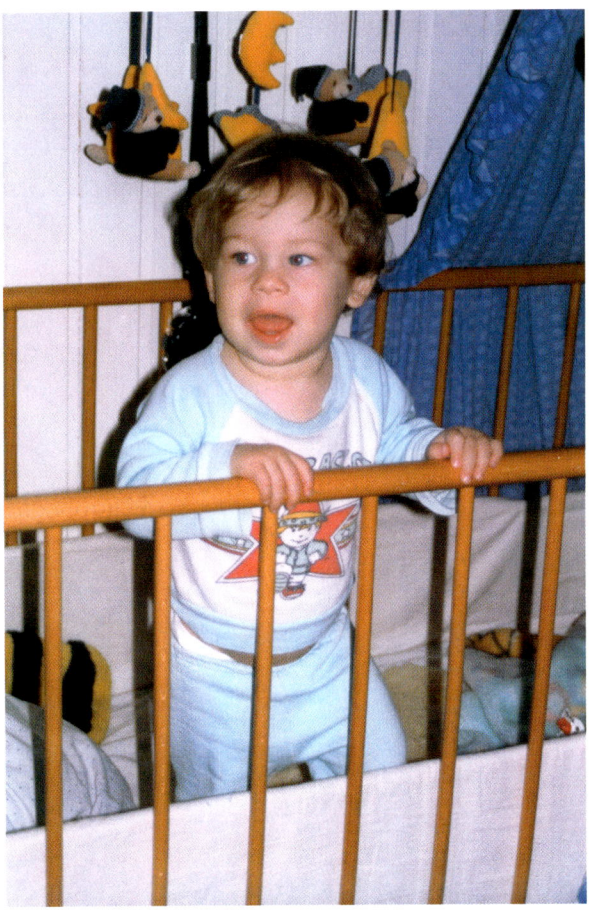

Abb. 7.3: Eine gute Matratze stellt sicher, dass die Füßchen nicht in den Spalt zwischen Matratze und Rahmen rutschen können.

Die Matratze

Nicht nur das Bett ist für den gesunden Schlaf des Kindes wichtig, sondern auch die richtige Matratze. Sie darf nicht zu hart, aber auch nicht zu weich sein. Das Kind sollte nicht mehr als zwei Zentimeter tief in die Matratze einsinken. Auch beim Laufen, Stehen oder Hopsen sollte sie dem Kind Halt geben. Allerdings darf sie auch nicht so hart sein, dass sich die Wirbelsäule des Babys an sie anpassen müsste. Umgekehrt ist es richtig: Die Matratze soll sich an die Wirbelsäule anpassen.

Idealerweise hat eine Babymatratze einen trittfesten Rand, einen so genannten Trittrahmen, der verhindert, dass sich die klei-

nen Füße zwischen der Matratze und dem Holzrahmen einklemmen können.

Schadstoffe

Achten Sie darauf, dass die Matratze schadstoffarm ist. Fragen Sie nach Rückständen von Flammschutzmitteln, Weichmachern, Schwermetallverbindungen, Lösungsmitteln und anderen Stoffen.
Zeitschriften wie „Ökotest" und „Stiftung Warentest" prüfen und vergleichen regelmäßig die Rückstände in Matratzen – erkundigen Sie sich, bevor Sie eine Matratze kaufen, wie das Produkt bei der letzten Untersuchung abgeschnitten hat.

Das Kopfkissen

Säuglinge brauchen kein Kopfkissen. Der Kopf des Babys kann in das Kissen einsinken. So kann die überflüssige Wärme über die Hautoberfläche des Kopfes nicht mehr abgegeben werden, und es kann zu einer Überwärmung des Babys kommen.

Wenn das Kind außerdem in Bauchlage auf einem Kopfkissen liegt, so kann es dazu kommen, dass es die ausgeatmete Luft wieder einatmet und zu wenig Sauerstoff erhält.

Das Schaffell

Das kuschelige Lammfell galt jahrelang als die beste Schlafunterlage für Babys. Untersuchungen haben ergeben, dass Frühgeborene auf dem Lammfell sogar besser zunehmen als bei direktem Liegen auf der Matratze.

Es gibt jedoch neueste Untersuchungen mit Infrarotmessungen, die das Schaffell eindeutig aus dem Babybett verbannen. Denn es führt tatsächlich nicht zum Wärmeausgleich, wie jahrelang vermutet und behauptet wurde, sondern es kann vielmehr zu einer Überwärmung führen. Verzichten Sie also im Interesse Ihres Säuglings auf ein Lammfell im Bett.

Für eine Spazierfahrt im Kinderwagen oder im Laufstall bietet es jedoch immer noch eine gute Wärmeisolation.

Babyschlafsack oder Bettdecke

Ein der Jahreszeit angepasster Schlafsack – im Winter schön warm und mit langen Ärmeln, im Sommer dünner und ärmellos – ist einer Bettdecke in jedem Fall vorzuziehen,

denn es gibt Babys, die schon im Alter von zwei Wochen in der Lage sind, sich eine Bettdecke über den Kopf zu ziehen oder sich frei zu strampeln. Mit Babyschlafsäcken kann das nicht passieren. Zu den besten Schlafsäcken gehören diejenigen, die oben wie ein Hemdchen geschnitten sind (mit oder ohne Ärmel), weil das Kind dann nicht in den Schlafsack hinein- bzw. aus dem Schlafsack herausrutschen kann. Der Schlafsack hat dann die richtige Größe, wenn er mindestens so lang wie das Kind und maximal 15 cm länger ist – optimal ist der Schlafsack, wenn folgende Faustregel zutrifft:

„Körperlänge plus 10 cm".

Die kleinsten Babyschlafsäcke, die auf dem Markt sind, sind etwa 70 Zentimeter lang – also meist noch für die ersten Wochen ein wenig zu groß. Hier empfiehlt es sich, ihn mit wenigen Stichen etwas zu kürzen, denn falls er zu lang und zu breit ist, besteht die Gefahr, dass sich das Kind im Schlafsack verwickelt.

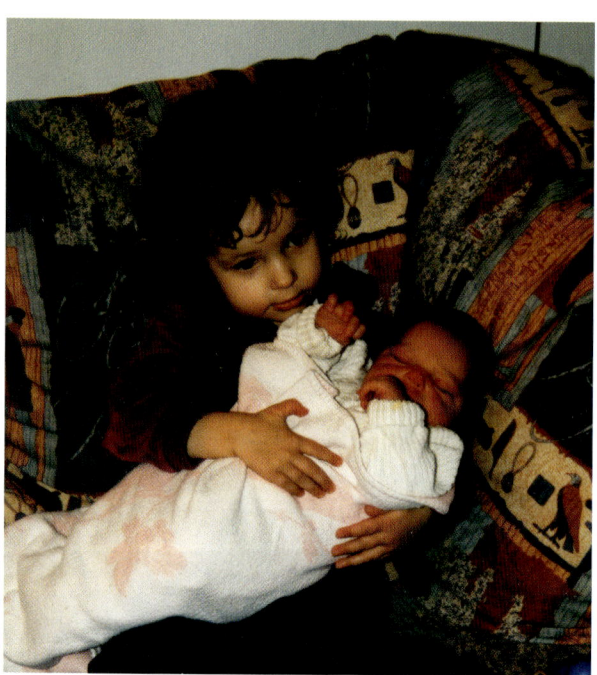

Abb. 7.4: Auch wenn das Baby es warm und kuschelig liebt, sollte es nachts nicht so dick verpackt werden.

Falls Sie sich trotz der genannten Vorteile, die für einen Babyschlafsack sprechen, für eine Bettdecke entscheiden, verwenden Sie bitte nur eine leichte und dünne Decke. Eine Daunendecke oder ein Federbett ist für Babys ungeeignet, da es unter Umständen zur Überwärmung des Kindes kommen kann.

Das Baby ans Fußende

Wenn Sie eine Decke für Ihr Baby verwenden, achten Sie darauf, dass es mit den Füßen am Fußende des Bettes liegt. So kann es nicht weiter nach unten und unter die Decke rutschen.

Das Raumklima

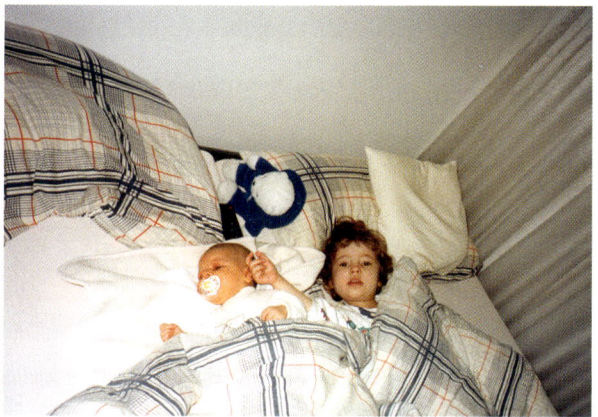

Abb. 7.5: Achten Sie auf ein angenehmes Raumklima.

Wichtig ist auch das Klima des Raumes, in dem Ihr Kind schläft. Für ein optimales Raumklima sind folgende Faktoren wichtig:

- **Zimmertemperatur:** Die optimale Temperatur zum Schlafen liegt zwischen 16 °C und 18 °C.

- **Luftfeuchtigkeit:** Die Luftfeuchtigkeit sollte im Bereich von 60–70 Prozent liegen.

Rauchen

Rauchen Sie nicht in der Umgebung des Kindes, und schon gar nicht dort, wo das Kind schläft. Besonders bei Kindern, die an Asthma und Allergien leiden, aber auch bei allen anderen Kindern schadet das passive Rauchen und erhöht die Gefahr, an Krebs zu erkranken.

- **Frische Luft:** Selbstverständlich gehört die „frische Luft" zu einem guten Raumklima. Wenn Sie den Raum lüften, dann öffnen Sie das Fenster für kurze Zeit lieber ganz, als es ständig zu kippen.

Die Schlafposition

Auch die richtige Schlafposition ist für einen Säugling wichtig. Es versteht sich von selbst, dass Sie als Eltern in den ersten Wochen auf die richtige Position achten müssen. Als optimal gilt heute sowohl die Rücken- als auch die Seitenlage des Babys.

Die Seitenlage

Die Seitenlage ist eine instabile Schlaflage. Weil sich manche Kinder schon ab dem vierten Monat von der Seiten- in die Bauchlage rollen können, sollten Sie das Kind, wenn es in der Seitenlage liegt, abstützen.

Legen Sie das unten liegende Ärmchen vor den Körper, um zu verhindern, dass das Kind auf den Bauch rollen kann. Damit das Baby nicht auf den Rücken rollt, können Sie es mit einem Handtuch, welches zu einer Rolle gewickelt wird, im Rücken abstützen.

73

Die Rückenlage

Liegt das Baby auf dem Rücken, kann es um sich herumschauen und lernt in dieser Lage recht schnell, den Kopf zur Seite zu drehen. Die Rückenlage erlaubt Armen und Beinen mehr Bewegungsfreiheit.

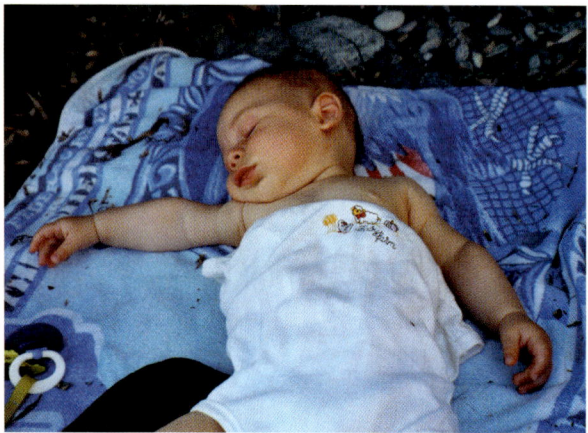

Abb. 7.6: Die Rückenlage ist für Säuglinge die ideale Schlafposition.

Die Bauchlage

Vor der Bauchlage als Schlafposition wird von vielen Ärzten und Wissenschaftlern gewarnt. Wenn Sie Ihr Baby unter Aufsicht haben und es wach ist, können Sie es zum Beispiel zum Spielen mal auf den Bauch legen. So kann das Baby seine Nacken- und Rückenmuskulatur trainieren. Zum Schlafen legen Sie das Baby dann unbedingt wieder in die Rücken- oder Seitenlage.

Exkurs: Plötzlicher Kindstod

Unter plötzlichem Kindstod, auch plötzlicher Säuglings- oder Krippentod genannt, verstehen wir den plötzlichen und unerwarteten Tod eines anscheinend gesunden Babys.

- Der Tod tritt ohne erkennbare Ursachen während des Schlafes ein,

- betrifft vor allem Babys im ersten Lebensjahr und
- kommt in allen sozialen Schichten vor.

Der plötzliche Säuglingstod ist die häufigste Todesursache bei Säuglingen zwischen dem zweiten und dem zwölften Lebensmonat. In Deutschland sind etwa zwei von tausend Säuglingen betroffen.

Die Suche nach den Ursachen

Der plötzliche Kindstod ist ein immer noch unerklärliches und unvorhersehbares Phänomen, das viele junge Eltern beunruhigt. Die Ursachen für den plötzlichen Kindstod sind nach wie vor unbekannt. Das Phänomen gilt als multifaktorielles Geschehen, bei dem einzelne Faktoren allein oder in Kombination miteinander zum plötzlichen Herz-Atem-Stillstand führen: Die Kinder versterben – von den Angehörigen unbemerkt – im Schlaf.

Es gibt allerdings in etlichen Untersuchungen überzeugende Hinweise darauf, dass in vielen Fällen eine angeborene Veränderung in der Reizleitung des Herzens, das so genannte Long-QT-Syndrom, ursächlich daran beteiligt sein könnte. Dieses Reizleitungssystem fungiert gewissermaßen als Taktgeber und ist verantwortlich für eine reibungslose und rhythmische Abfolge des Herzschlags. Es sorgt dafür, dass sich die Herzvorhöfe und -kammern so nacheinander zusammenziehen, dass das Blut problemlos durch die Lungen geschleust wird, wo es sich mit Sauerstoff aufsättigt, bevor es durch die linke Herzkammer wieder in den großen Kreislauf gelangt und das Gehirn und die Organe versorgt.

Eine Veränderung der Reizleitung bewirkt natürlich leicht eine Störung des normalen Herzrhythmus. Bei der oben beschriebenen

Genetisch bedingt?

Eine Untersuchung der kindlichen Gene, die für das Zustandekommen des Long-QT-Syndroms zuständig sind, zeigte, dass im Vergleich zu den Genen der völlig gesunden Eltern an einer Stelle eine spontane Veränderung aufgetreten war. Diese Genmutation hatte die Störung im Reizleitungssystem des kindlichen Herzens, das Long-QT-Syndrom, zur Folge und kann zu einem plötzlichen Kindstod führen.

angeborenen Variante können phasenweise Rhythmusstörungen auftreten, in deren Folge das Herz so unökonomisch schlägt, dass kein Blut transportiert wird und die ausreichende Sauerstoffversorgung des kindlichen Körpers deshalb nicht gewährleistet ist. In einem EKG kann man solche Störungen nachweisen, und zwar sowohl, wenn das Herz im Notfall unökonomisch arbeitet, als auch, wenn es ganz normal schlägt und es dem Kind gut geht.

Demzufolge wäre es möglich, gefährdete Kinder, die ein solches auffälliges EKG haben, gleich nach der Geburt durch ein routinemäßiges EKG-Screening zu erkennen und medikamentös für den kritischen Zeitraum zu behandeln, damit es nicht zum Ausbruch der möglicherweise tödlichen Herzrhythmusstörungen kommen kann. Damit könnte eine Prävention des plötzlichen Kindstods ermöglicht werden.

Die Risikofaktoren

Wenngleich die Ursachen auch bisher nicht gänzlich geklärt werden konnten, so sind doch einige Risikofaktoren bekannt, die beim unerwarteten Tod eines Babys offenbar eine gewisse Rolle spielen.

Weltweit durchgeführte Untersuchungen haben bestimmte Risikofaktoren und Risikogruppen für den plötzlichen Kindstod aufzeigen können. Durch deren Vermeidung konnten die Todesfälle um bis zu 80 Prozent reduziert werden. Die größten diesbezüglichen Erfolge wurden allein durch eine intensive Beratung der Eltern erreicht. Aufklärung über die Risiken für den plötzlichen Kindstod ist daher der wichtigste Ansatzpunkt für die Vorbeugung dieses Ereignisses. Darum seien die Risikofaktoren auch an dieser Stelle noch einmal ausführlich aufgeführt.

Risikofaktoren in der Schwangerschaft

Während der Schwangerschaft gibt es verschiedene Einflüsse, die sich negativ auf den Säugling auswirken können. Zu den mütterlichen Risikofaktoren, die in erheblichem

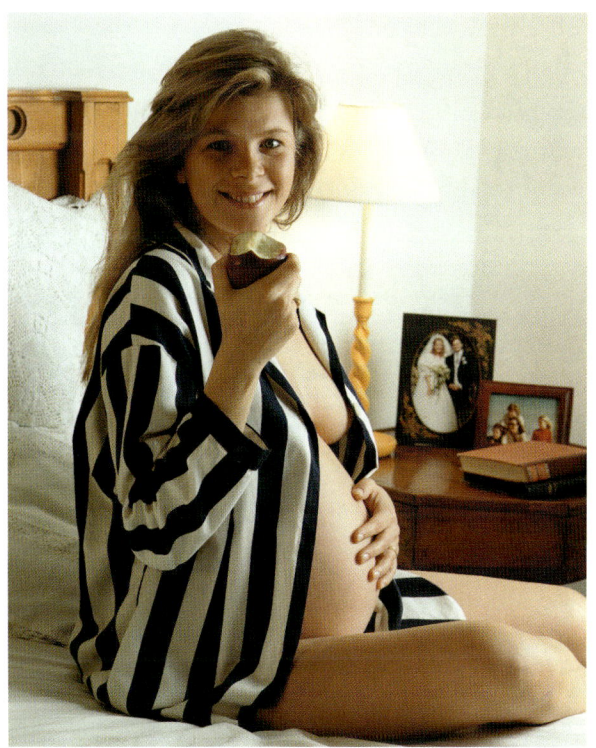

Abb. 7.7: Ein ausgeprägtes Gesundheitsbewusstsein während der Schwangerschaft vermindert das Risiko.

75

Umfang das Säuglingstod-Risiko erhöhen, gehören:

- das Rauchen während der Schwangerschaft,
- das Alter der Mutter (unter 20 Jahre),
- eine unzureichende Schwangerschaftsvorsorge,
- eine unzureichende Gewichtszunahme des Kindes im Mutterleib,
- der Konsum von Drogen (vor allem Heroin, Kokain, Methadon).

Unter Umständen können sich aber auch folgende Faktoren negativ auswirken:

- kurzes Intervall zwischen den Schwangerschaften,
- Mehrlingsschwangerschaften,
- hohe Kinderzahl.

Risikofaktor Stillen

Im Zusammenhang mit der Säuglingstod-Gefährdung spielt die richtige Ernährung eine nicht zu unterschätzende Rolle. Kinder, die gestillt werden, haben ein geringeres Risiko als Kinder, die keine Muttermilch bekommen. Stillen hat zudem zahlreiche weitere positive Einflüsse auf die gesamte frühkindliche Entwicklung. Deshalb sollte der positive Effekt in Bezug auf die Säuglingstod-Gefährdung ein zusätzlicher Grund für Mütter sein, ihre Babys zu stillen! Allerdings muss an dieser Stelle betont werden: Stillen gilt nur als eine vorbeugende Maßnahme, nicht aber als genereller Schutz vor dem plötzlichen Kindstod.

Risikofaktor Passivrauchen

Als einer der größten Risikofaktoren in den ersten Lebensmonaten des Säuglings gilt das Passivrauchen. Es ist das mit Abstand

am weitesten verbreitete Risikoverhalten. Immer noch wird die gesundheitliche und lebensbedrohliche Gefahr, in der Umgebung des Kindes – besonders in geschlossenen Räumen (Wohnung, Auto usw.) – zu rauchen, weit unterschätzt.

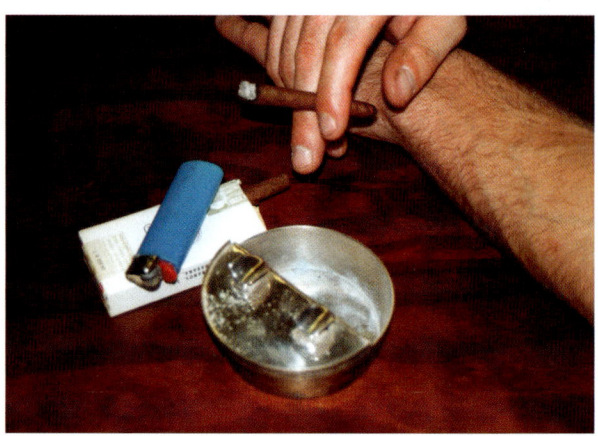

Abb. 7.8: Weg mit dem Glimmstängel, wenn ein Baby in der Nähe ist!

Risikofaktor Schlafposition

Die richtige Schlafposition ist für die Senkung des Risikos von großer Bedeutung. Aufgrund weltweiter Untersuchungen gilt seit Jahren inzwischen die Rückenlage als sicherste Schlaflage für gesunde reife Säuglinge und ist daher mit Nachdruck zu empfehlen. Befürchtungen, dass es bei auf dem Rücken schlafenden Babys zu Atemproblemen kommen könnte, haben sich nicht bestätigt.

Diese Empfehlungen beziehen sich auf die ersten sechs Lebensmonate – also die Zeit, in der sich ein Baby normalerweise noch nicht von allein drehen kann. Ist das Kind in der Lage, sich aktiv vom Rücken auf den Bauch zu drehen (zweite Hälfte des 1. Lebensjahrs), sollte es in der von ihm bevorzugten Position schlafen dürfen. Ist das Kind wach und unter Beaufsichtigung, sollte es auch auf den Bauch gelegt werden, weil dies für die weitere motorische Entwicklung vorteilhaft ist und eventuellen Schädelver-

Keine Bauchlage!

Babys, die in Bauchlage schlafen, haben ein deutlich höheres Risiko für den plötzlichen Kindstod als Kinder, die in einer anderen Position schlafen! Mögliche Ursachen für das erhöhte Risiko durch die Bauchlage sind:

- *geringere Möglichkeiten zum Wärmeaustausch,*
- *erhöhtes Risiko einer CO_2-(Kohlendioxid-)Rückatmung,*
- *erhöhtes Risiko eines Sauerstoffmangels,*
- *eingeschränkte Atemregulation im Tiefschlaf und*
- *eingeschränkte Weckreaktion.*

Seitdem diese Zusammenhänge erkannt wurden, startete man überall auf der Welt Informationskampagnen für junge Eltern mit dem Ziel, die Bauchlage bei schlafenden Babys zu vermeiden. In den Ländern, in denen sich das elterliche Verhalten geändert hat, ist die Todesrate seitdem deutlich gesunken.

formungen durch ausschließliche Rückenlage vorbeugen kann. Bei der Seitenlage ist unbedingt darauf zu achten, dass das Baby durch eine Handtuchrolle abgestützt wird.

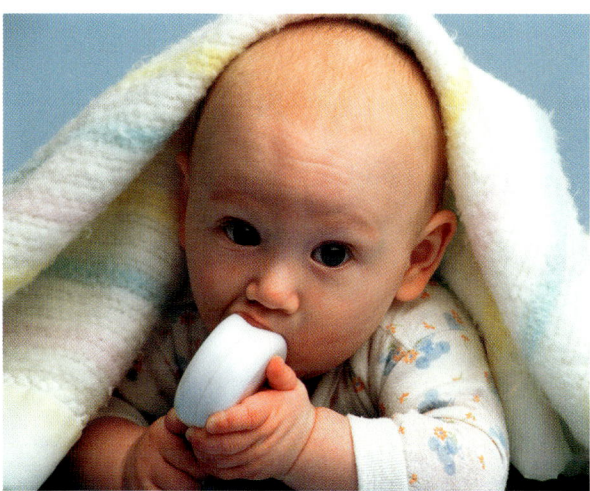

Abb. 7.9: Nur ein waches Baby sollte auf dem Bauch liegen.

Es wurden schon Fälle beobachtet, in denen die Babys unbemerkt von der Seitenlage erstmalig auf den Bauch gerollt und dann verstorben sind.

Was sind Risikobabys?

Einige Kinder haben ein größeres Risiko als andere, am plötzlichen Kindstod zu sterben. Ursächlich sind die so genannten konstitutionellen (= die Verfassung des Kindes betreffenden) Faktoren. Zu solchen Risikobabys zählen:

- Mehrlingskinder und nachfolgende Geschwisterkinder, wenn bereits ein Säugling an plötzlichem Kindstod verstorben ist;

- Kinder, die bereits einmal ein offensichtlich lebensbedrohliches Ereignis hinter sich haben (vor allem, wenn keine Ursache dafür erkennbar ist);

- Frühgeborene (vor allem vor der 33. Schwangerschaftswoche geborene Kinder sind aufgrund ihrer Unreife anfälliger für äußere Risikofaktoren);

- Kinder mit exzessiven Schweißausbrüchen im Schlaf (hierbei schwitzen die Kinder aus unerklärlichen Gründen so heftig am Körper, dass oft sogar die Unterwäsche nass ist);

- Kinder mit einer ausgeprägten Koordinationsstörung zwischen Saugen, Schlucken und Atmen mit häufigem Verschlucken und Auftreten von kürzeren Atemnotzuständen;

- Kinder mit anderen Atemnotzuständen oder unklaren Zuständen mit Blässe, Blaufärbung und muskulärem Spannungsverlust.

77

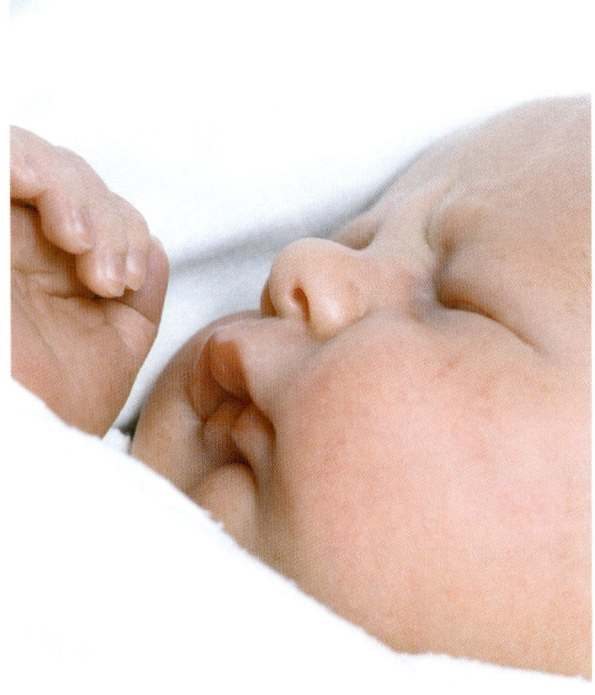

Abb. 7.10: Risikobabys sollten besonders untersucht und beobachtet werden.

Gefährdet sind solche Risikobabys unter anderem in Stress-Situationen (z B. bei einem fieberhaften Infekt), besonders aber auch in den sensiblen und störanfälligen Entwicklungsphasen, wie zum Beispiel im Alter von zwei bis vier Monaten.

Wie untersucht man Risikobabys?

Gilt ein Kind aufgrund seiner Vorgeschichte und/oder wegen auffälliger Symptome als Risikobaby, so sollte es auf jeden Fall eingehend untersucht werden. Bei der Aufnahme wird die Vorgeschichte des Kindes erfasst und das Kind durch den Aufnahmearzt untersucht. Mit den Eltern werden hierbei das weitere Vorgehen während des stationären Aufenthaltes sowie anstehende Untersuchungen besprochen. Zu den Untersuchungen gehören:

- Bestimmung wichtiger Blutparameter wie Nieren- und Leberwerte, Blutbild, Entzündungsfaktoren, Blutzucker, Antikörper und Blutgase;

- Blutzucker und Blutgase werden mehrfach am Tag gemessen, um bestimmte Krankheiten auszuschließen;

- Urinuntersuchung;

- Elektrokardiogramm (EKG);

- Hirnstrommessung (EEG);

- Ultraschalluntersuchungen des Köpfchens und des Bauches;

- Blutdruckmessungen an Armen und Beinen.

Bei bestimmten Auffälligkeiten des Kindes können noch weiter gehende Untersuchungen erfolgen:

- Röntgenaufnahme der Lunge;

- Messung des Säuregehalts in der Speiseröhre;

- spezielle Stoffwechseluntersuchungen im Urin oder Blut.

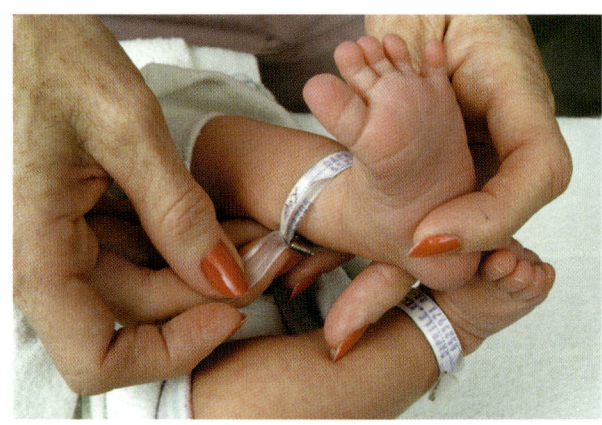

Abb. 7.11: Mit ärztlicher Hilfe sind Risikobabys sicherer.

Untersuchungen im Schlaflabor

Ein bedeutender Bestandteil in der Diagnostik von Risikobabys ist die Untersuchung im Schlaflabor (Polysomnographie).

Abhängig von den Befunden, der Vorgeschichte des Kindes und den klinischen Auffälligkeiten erfolgt die Entscheidung über notwendige weitere Maßnahmen (zum Beispiel Überwachung mit einem Heimmonitor, medikamentöse oder atmungsunterstützende Therapie).

Wird die Überwachung mit einem Heimmonitor eingeleitet, so wird im Normalfall mit den Eltern und weiteren Bezugspersonen des Kindes ein individuelles Reanimationstraining durchgeführt. Hierbei werden das Verhalten bei Monitor-Alarmen bis hin zu lebensrettenden Sofortmaßnahmen wie Herzmassage und Beatmung erläutert sowie eingeübt.

Wie kann man vorbeugen?

Bestehen Besonderheiten in der Vorgeschichte eines Kindes oder haben sich bei einer Untersuchung im Schlaflabor gewisse Auffälligkeiten ergeben, die auf ein erhöhtes Risiko hinweisen, können folgende vorbeugende Maßnahmen getroffen werden.

Heimmonitore

Der Heimmonitor kann die Atmung, die Herzaktivität und den Sauerstoffgehalt im Blut des Kindes messen, aufzeichnen und bei Auffälligkeiten Alarm auslösen. Diese Monitore sind speziell für eine einfache und schmerzfreie Anwendung im häuslichen Bereich konzipiert. Sie können aufgrund der geringen Größe problemlos bei Spaziergän-

gen oder Autofahrten mitgenommen werden. Die Überwachung der Kinder findet normalerweise während des ersten Lebensjahres statt, bei speziellen Befunden gegebenenfalls auch länger.

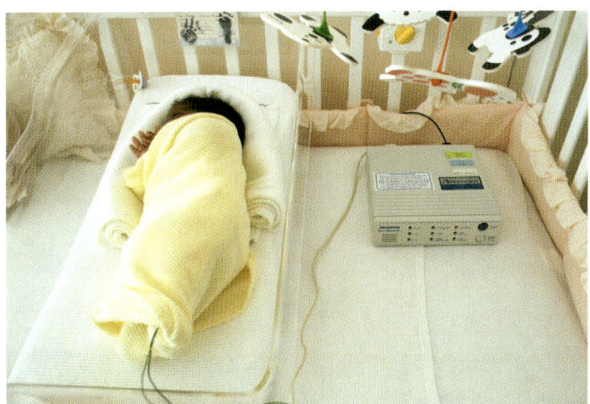

Abb. 7.12: Dank technischer Hilfe kann ein Risikobaby die ganze Nacht über überwacht werden.

Medikamentöse Therapie

Bei besonders stark ausgeprägten Atmungsstörungen gibt es auch die Möglichkeit einer medikamentösen Therapie. Bei der Einstellung auf diese Medikamente ist es sinnvoll, kleine Kinder im Krankenhaus zu überwachen und gegebenenfalls eine Kontrolle im Schlaflabor durchzuführen.

Schlafmasken

Es gibt bestimmte Arten von Atmungsstörungen, bei denen es zu einem Verschluss der oberen Atemwege kommen kann. Auch diesen Kindern kann geholfen werden: Für sie gibt es besondere, die Atmung unterstützende Geräte, so genannte Schlafmasken, die ein Offenhalten der Atemwege erreichen.

Die Eltern erlernen im Krankenhaus die Handhabung der Beatmungsgeräte, um diese zu Hause eigenständig dem Kind anlegen zu können. Damit eine ganz genaue Einstellung auf das Kind erfolgen kann, müssen mehrere Schlaflabor-Kontrollen unter Beatmungstherapie durchgeführt werden.

Telemetrische Überwachung

Schon heute gibt es die Möglichkeit, Kinder, die besonders gefährdet sind, von zu Hause aus mit einem Monitor zu bewachen, der eine direkte Verbindung in eine Klinik hat. Eventuell auftretende bedrohliche Situationen lösen eine unmittelbare Datenübertragung in die Klinik aus. Dort steht ein Arzt rund um die Uhr für die Beurteilung dieser Alarmdaten zur Verfügung. Er informiert die Eltern umgehend über die Wertigkeit des Alarms und das weitere Vorgehen.

Im Notfall kann der Arzt den Eltern Anweisungen für die zuvor in der Klinik erlernte Wiederbelebung geben und einen Rettungswagen auf den Weg schicken.

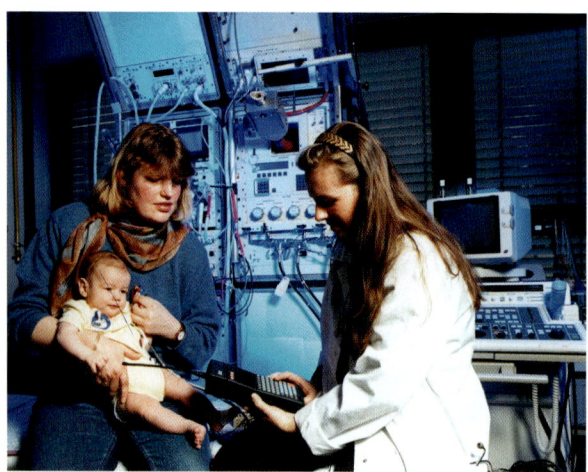

Abb. 7.13: Risikobabys können via MEDEX ständig fernüberwacht werden.

Raumanzug

Ein spannendes Forschungsziel verschiedener Ärzte, Krankenhäuser und des Deutschen Zentrums für Luft- und Raumfahrt (DLR) besteht in der Entwicklung eines speziellen Anzugs, den gefährdete Kinder tra-

gen und der rechtzeitig und zuverlässig Alarm schlägt, wenn des Kind nicht mehr atmet. Ein „Raumanzug ohne Fehlalarm" zur Lebensrettung, ausgestattet mit mehreren Überwachungssensoren und einer Funkverbindung zur Klinik befindet sich bereits im Versuchsstadium.

„Endlich wieder" durchschlafen – aber wie?

Bevor wir uns mit kindlichen Schlafstörungen befassen, möchten wir zunächst allen jungen Eltern einen Leitfaden an die Hand geben, damit es ihnen leichter fällt, selbst wieder durchzuschlafen. Wie auch das Essen, das Laufen und das Spielen für einen kleinen Menschen Dinge sind, die er erst mal lernen muss, ist ihm auch ein Schlaf-/Wach-Rhythmus, der sich an Tag und Nacht anpasst, nicht automatisch in die Wiege gelegt. Auch das Durchschlafen muss das Kind lernen – und seine Eltern können ihm dabei helfen, wenn sie einige Regeln beherzigen, auf die wir im Folgenden eingehen möchten.

Das erste Lebensjahr

Neugeborene schlafen pro Tag durchschnittlich 16 bis 18 Stunden, wobei sich ihr Schlaf auf circa fünf Schlafepisoden verteilt. Dabei findet der Schlaf nicht zu beliebiger Zeit statt. Schon wenige Tage nach der Geburt schlafen Babys bereits in der Nacht länger als am Tag. Mit zwei Monaten schlafen oder ruhen die Hälfte der Neugeborenen nachts mindestens fünf Stunden, so dass sich der Schlafrhythmus der Eltern wieder etwas normalisieren kann. Mit einem Jahr weisen die meisten Kinder einen Schlaf-/Wach-Rhythmus auf, der sich durch eine lange, durchgehende Schlafperiode in der Nacht sowie einen kürzeren Schlaf am Morgen und am Nachmittag auszeichnet, wobei der Gesamtschlaf pro Tag 12 bis 14 Stunden beträgt.

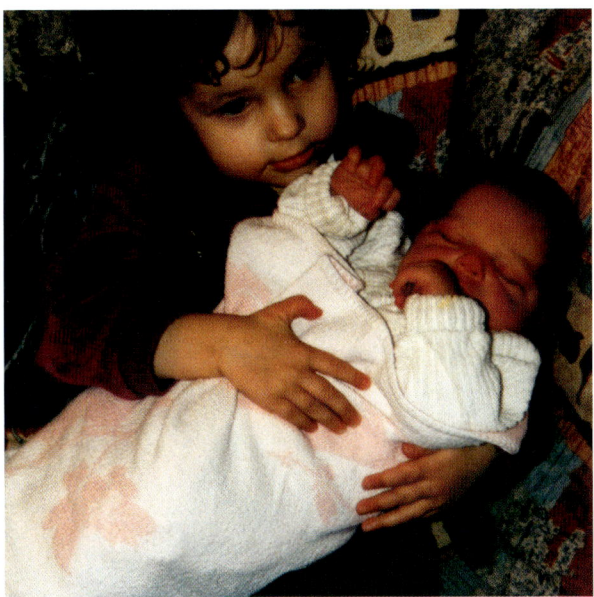

Abb. 7.14: Ein Baby sollte sich gar nicht erst daran gewöhnen, auf dem Arm einzuschlafen.

Die folgenden Leitlinien können helfen, einen regelmäßigen Schlaf-/Wach-Rhythmus zu entwickeln:

● Die Nacht sollte als Zeit des Schlafens und der Tag als Zeit des Wachens festgesetzt werden.

● Dem Baby sollte die Verbindung zwischen Bett und Schlafen beigebracht werden. Es sollte zur Schlafenszeit ins Bett gelegt werden und nicht auf dem Sofa im Wohnzimmer oder auf dem Arm einschlafen, damit es sich kein falsches Einschlafschema angewöhnt.

● Geben Sie nicht der Versuchung nach, das Baby mit einem Schnuller oder dem Fläschchen in den Schlaf zu lullen.

● Schalten Sie das Licht nachts aus oder dimmen Sie es zumindest.

Zweites bis viertes Lebensjahr

Im Alter von 1 bis 4 Jahren werden Kinder zunehmend selbstständig. Sie lernen laufen, sprechen, alleine essen, sich anziehen und auf die Toilette gehen. Ebenso wichtig ist es, dass sie lernen, zu bestimmten Schlafenszeiten sowie nachts, wenn sie ungewollt aufwachen, selbstständig wieder einzuschlafen. Wie beim Laufenlernen sind hierbei die ersten Schritte oft wackelig.

Zu den häufigsten Problemen, über die Eltern Kinderärzten und pädiatrischen Schlafmedizinern berichten, zählen heftiges Weinen und Schreien des Kindes beim Schlafengehen und nächtlichen Erwachen, das Eltern zur Verzweiflung bringen kann. Sie erzählen oft, dass sie „wirklich alles probiert" haben, um dem Kind beim Einschlafen zu helfen. Wenn sie erfahren, dass gerade Versuche der Beruhigung die Probleme oftmals verstärken, sind sie völlig überrascht. So nehmen Eltern zum Beispiel ein schreiendes Kind aus dem Bett, wiegen es im Arm, singen ihm etwas vor, geben ihm etwas zu essen, lesen eine Geschichte vor oder legen es ins elterliche Bett. Manche Eltern lassen es auch zu, dass ihr Kind vor dem Fernseher einschläft. All diese Maßnahmen tragen dazu bei, dass das Kind die Gegenwart eines Elternteils zum Einschlafen braucht, anstatt das selbstständige Einschlafen zu erlernen.

Wenn das Kind weint

Weint das Kind, sobald Sie es in sein Bettchen gelegt haben und das Zimmer verlassen, sollten Sie in regelmäßigen Abständen zu ihm gehen, es aber nicht aus dem Bett nehmen. Verlängern Sie die Abstände (1 Minute, 3 Minuten, 7 Minuten, 10 Minuten etc.) nach eigenem Gefühl.

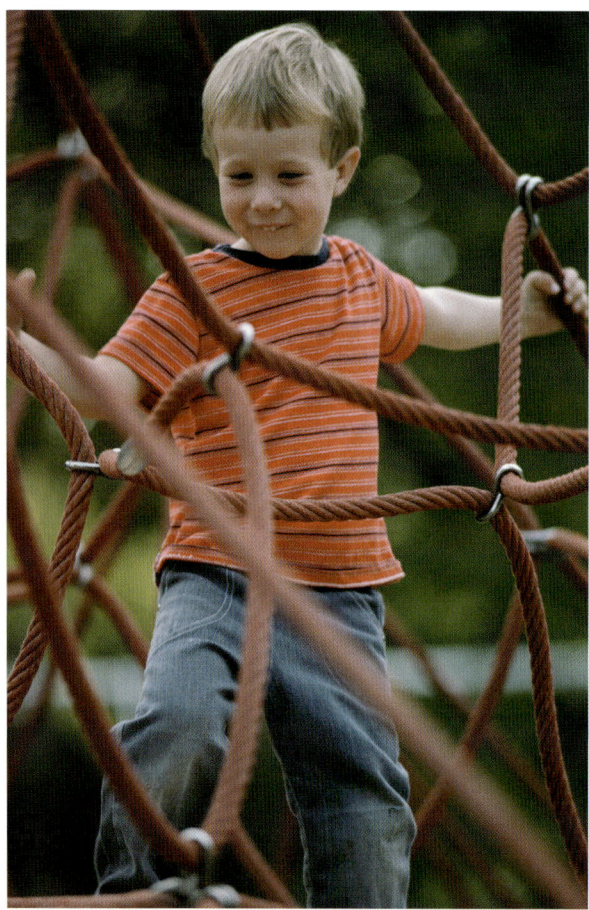

Abb. 7.15: Der Tag eines Kindes kann so aufregend sein, dass es abends Zeit zum Einschlafen braucht.

Wenn Kinder gegen das Schlafengehen protestieren, sollte man sie in wachem Zustand in einem abgedunkelten Raum hinlegen. Manche Kinder benötigen eine Lieblingsdecke oder ein Lieblingsspielzeug zum Einschlafen. Solche Dinge wirken auch beruhigend auf sie, wenn sie nachts aufwachen. Nachdem das Kind hingelegt wurde, sollten die Eltern den Raum verlassen.

Falls das Kind schreit, sollten Sie nach einigen Minuten wieder hineingehen. Bleiben Sie nur kurz im Zimmer und nehmen Sie das Kind nicht aus dem Bett. Sprechen Sie möglichst wenig und verlassen Sie das Zimmer rasch, auch wenn das Kind weiterhin schreit. Wenn es sich daraufhin immer noch nicht beruhigt, warten Sie wiederum einige Minuten ab, bevor Sie erneut hineingehen. Auch diesmal bleiben Sie nur kurz im Zimmer. Bei anhaltendem Schreien warten Sie nun fünf bis zehn Minuten und wiederholen die Prozedur.

Schlafrituale

Sehr hilfreich und nützlich können kleine Schlafrituale sein. Planen Sie vor den Schlafenszeiten zehn bis dreißig Minuten zusätzlich ein, in denen Sie sich Ihrem Kind widmen. Diese gemeinsamen Aktivitäten sollten nicht stimulierend sein – kein Springen, kein Hüpfen, keine Ringkämpfe. Vermeiden Sie Gruselgeschichten vor dem Zubettgehen. Ein Bad, ein ruhiges Spiel oder eine Geschichte können den Übergang vom Wachsein zum Schlafen erleichtern und stellen gleichzeitig eine besondere Zeit des Tages dar, die die Eltern mit ihrem Kind gemeinsam verbringen. Es begünstigt die Entwicklung von Kindern, wenn sich Eltern persönlich und direkt mit ihnen beschäftigen. Gemeinsam fernzusehen ist dagegen nur ein schlechter Ersatz. Mit bestimmten Verhaltensmaßnahmen können Eltern ihre Kinder dabei unterstützen, friedlich und zufrieden einzuschlafen.

Geben Sie der Bitte um eine weitere Geschichte oder ein Glas Wasser nicht nach. Gehen Sie Abend für Abend konsequent vor. Kinder akzeptieren Regeln nur, wenn Eltern glaubhaft auf deren Einhaltung bestehen.

Durchschlafstörungen

Bei Durchschlafstörungen sollten Sie versuchen, nächtliches Essen oder Trinken schrittweise abzuschaffen und das Kind nachts nicht auch noch mit gesteigerter Aufmerksamkeit (Licht anmachen, Spielen, Geschichten erzählen oder Ähnliches) zu „belohnen".

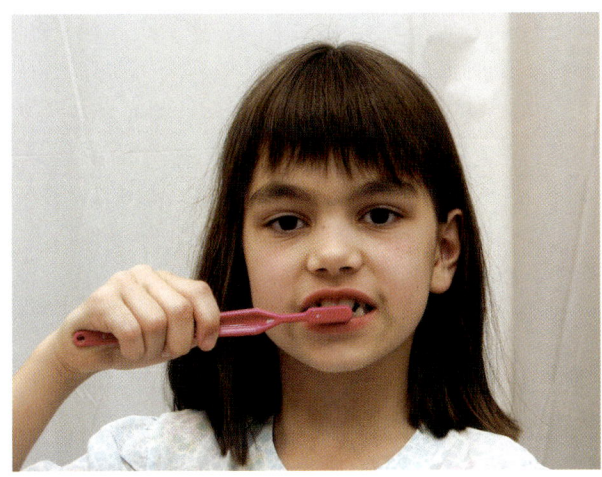

Abb. 7.16: Auch das allabendliche Zähneputzen gehört zum Schlafritual.

Das Abendritual

Durch bestimmte Rituale soll sich das Kind daran gewöhnen, alleine im Bett einzuschlafen. Solche Rituale können sein:

- *Geschichte erzählen,*
- *Bilderbuch anschauen,*
- *Lieder singen,*
- *die Ereignisse des Tages erzählen (lassen),*
- *Abendgebet.*

Danach löschen Sie das Licht und bleiben noch eine Weile bei Ihrem Kind. Wenn Sie merken, dass es ruhig geworden ist, sagen Sie ihm, dass Sie jetzt hinausgehen, dass Sie aber ganz in der Nähe sind und regelmäßig nach dem Kind schauen werden. Vielleicht können Sie ein kleines Nachtlicht anmachen, falls Ihr Kind Angst vor der Dunkelheit hat.

Bleiben Sie bei Einschlafstörungen konsequent! Innerhalb von einigen Tagen wird sich Ihr Kind an ein solches Ritual gewöhnen – aber nur, wenn Sie es nicht ständig ändern.

Kommt Ihr Kind bereits selbstständig aus seinem Bett, so sollten Sie es in sein eigenes

Bett zurückbringen mit der Erklärung, dass es dort schlafen soll, dass die Zimmertür jedoch offen bleiben wird und dass Sie regelmäßig nach ihm sehen werden. Schauen Sie dann tatsächlich nach Ihrem Kind, wobei Sie die Abstände jede Nacht etwas verlängern können.

Wenn das Kind dennoch nicht im Bett liegen bleiben will, können Eltern die Methode mit der geschlossenen Tür anwenden. Sagen Sie Ihrem Kind, dass die Tür geschlossen wird, wenn es nicht im Bett bleibt. Sperren Sie das Kind jedoch niemals ein. Schließen Sie die Tür zunächst nur für eine Minute und erklären Sie dann noch einmal die Regel: Die Tür bleibt offen, wenn das Kind im Bett bleibt. Damit bestimmt das Kind selbst, ob die Tür geschlossen wird oder offen bleibt. Sie können auch durch die geschlossene Tür mit Ihrem Kind reden und es auf diese Weise ermutigen.

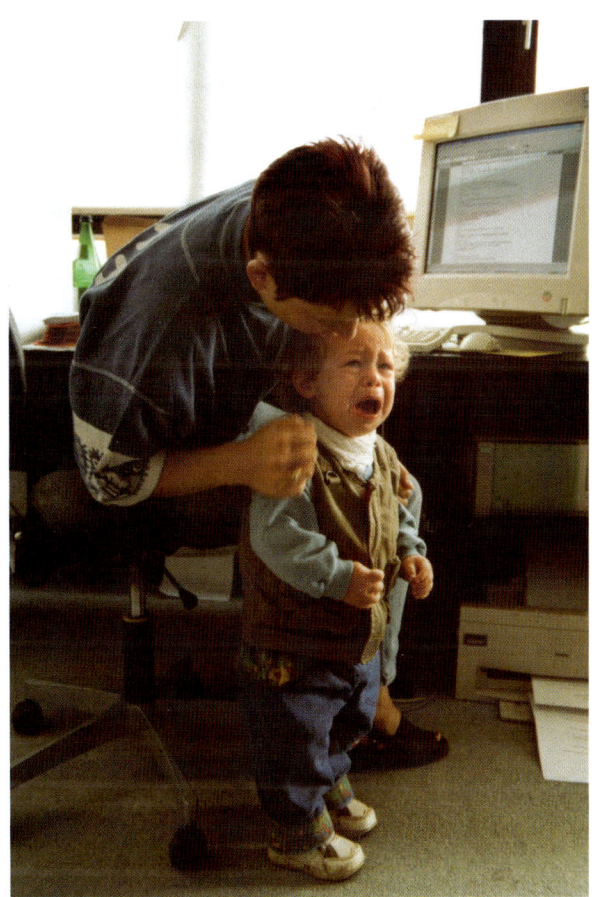

Abb. 7.17: Schicken Sie Ihr Kind immer wieder ins Bett zurück.

83

Fünftes bis zwölftes Lebensjahr

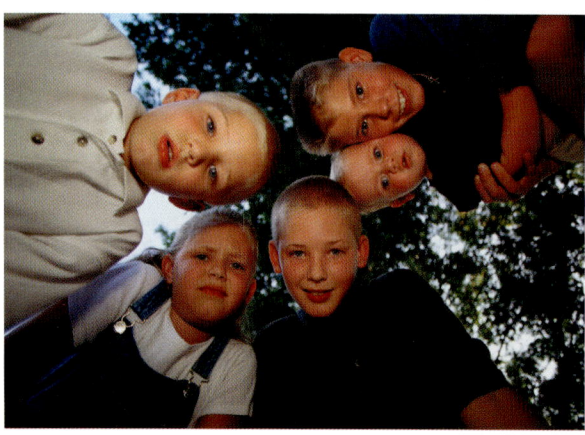

Abb. 7.18: Kinder in diesem Alter schlafen in der Regel gut und sind tagsüber voller Tatendrang.

Im Alter von fünf bis zwölf Jahren lassen die typischen Schlafprobleme der frühen Kindheit gewöhnlich nach. Kinder dieses Alters schlafen in der Regel schnell und mühelos ein, haben einen gesunden Schlaf und sind am Tage wach und ausgeschlafen. Wie bei Erwachsenen unterscheidet man auch bei Kindern zwischen zwei unterschiedlichen Typen: Es gibt Morgentypen beziehungsweise „Lerchen" und Nachttypen beziehungsweise „Eulen". Die Eigenschaften, die einen Menschen zum Morgen- oder Nachttyp machen, manifestieren sich bereits sehr früh und bleiben ein Leben lang bestehen. Das Hauptproblem liegt in diesem Lebensalter eher in den Schlafenszeiten als im Schlaf

selbst. Manche Kinder verschieben gerne die Zeit zum Schlafengehen, um fernzusehen, zu lesen oder Hausaufgaben zu machen. Es gibt keine allgemein gültige, optimale Schlafdauer, das heißt, manche Kinder benötigen – ebenso wie Erwachsene – weniger Schlaf als andere.

Es ist falsch, Kinder ins Bett zu schicken, obwohl sie nicht im Geringsten müde sind. Ein müdes Kind ist allerdings ein Anlass zur Sorge. Bei unzureichendem Schlaf sind Kinder gereizt und schlecht gelaunt. In der Schule sind sie unkonzentriert oder schlafen im Unterricht ein. Einen ersten Schritt zur Besserung stellt die Einführung früherer Schlafenszeiten dar.

Viele Dinge können den Schlaf vorübergehend stören oder beeinträchtigen, wie zum Beispiel ungewohnte Aktivitäten (Campen), Krankheit oder familiäre Ereignisse (Umzug oder Geburt eines Geschwisterkindes). Auch für sehr kleine Kinder kann es eine Erleichterung sein, über ihre Sorgen zu reden.

Der Teenager

Der Abschnitt zwischen dem 12. und 20. Lebensjahr ist eine Phase raschen Wachstums und rasanter Entwicklungen, die in ihrer Schnelligkeit nur durch die Kindheit übertroffen wird. Studien haben belegt, dass Teenager durchschnittlich eine Stunde mehr Schlaf benötigen als in den Jahren davor.

Wenn sie so lange schlafen könnten, wie sie wollten, würden sie durchschnittlich circa neun Stunden schlafen. Gewöhnlich schlafen sie aber circa ein bis zwei Stunden weniger. Wegen dieses Schlafmangels dösen sie im Unterricht schon mal ein und schlafen am Wochenende sehr lange, um die Schlafdefizite zu kompensieren.

Für die Eltern ist es in der Regel sehr schwer, das Schlafverhalten von Teenagern auf seine Normalität hin zu beurteilen. Späte Zubettgehzeiten, zu viele Hausaufgaben und Drogen (inkl. Alkohol) können den Schlaf von Teenagern negativ beeinflussen.

Wenn es nachts laut wird ...

Es gibt Schlafstörungen, die völlig unabhängig vom jeweiligen Alter des Kindes auftreten und relativ häufig vorkommen. Die im Folgenden vorgestellten Schlafstörungen sind, auch wenn sie für die Eltern eine große Belastung darstellen können, im medizinischen Sinne nicht behandlungsbedürftig.

Schlafwandeln

Ein typisches Verhalten beim Schlafwandeln ist das aufrechte Sitzen im Bett. Es kommt aber auch vor, dass Kinder tatsäch-

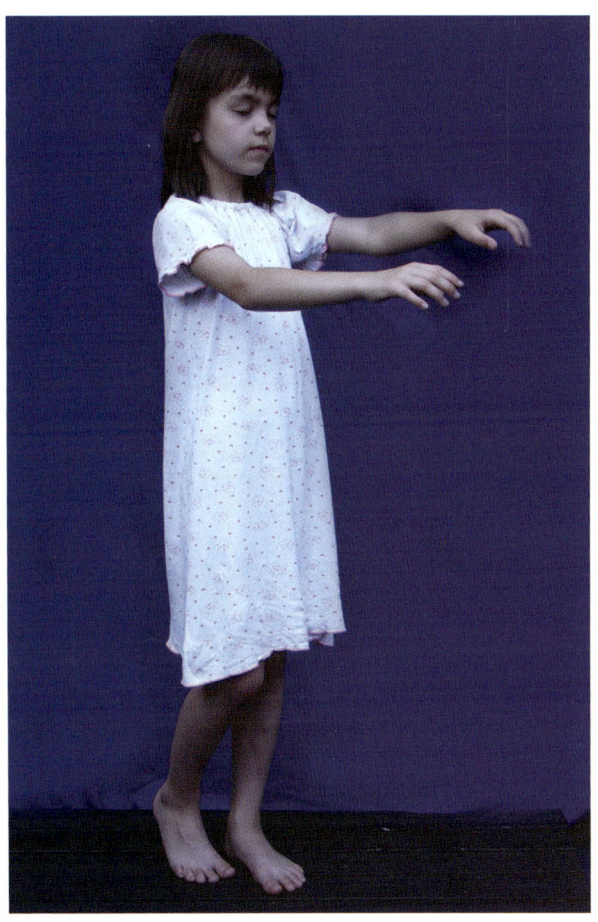

Abb. 7.19: In den meisten Fällen verschwindet das Schlafwandeln mit dem Erwachsenwerden von selbst.

lich im Schlaf wandeln und dabei den Eindruck erwecken, als wollten sie „fortgehen". In manchen Fällen kommt es auch zu unpassenden Verhaltensweisen, zum Beispiel wenn schlafwandelnde Kinder in einen Schrank urinieren.

Am häufigsten kommt Schlafwandeln bei Kindern im Alter zwischen vier und acht Jahren vor. Es tritt gewöhnlich im ersten Drittel der Nacht auf, also in der tiefsten Schlafphase. Da Kinder in der Regel aus dem Schlafwandeln „herauswachsen", ist eine medikamentöse Behandlung selten notwendig. Allerdings sollten für schlafwandelnde Kinder Sicherheitsvorkehrungen getroffen werden, um sie vor Unfällen zu schützen und die Eltern beim Schlafwandeln des Kindes zu wecken.

Sicherheitsvorkehrungen für Schlafwandler

● *Sicherheitsriegel an den Fenstern*
● *Schranken an den Treppen*
● *Alarmglocke an der Tür des Kinderzimmers*

85

Panikattacken

Wenn Eltern mitten in der Nacht von den gellenden Schreien ihres Kindes geweckt werden, finden sie es oft im Bett aufrecht sitzend vor, mit erhitztem Gesicht und in Schweiß gebadet. Manchmal nimmt das Kind die Beruhigungsversuche der Eltern gar nicht wahr. Wenn es dann aufwacht, ist

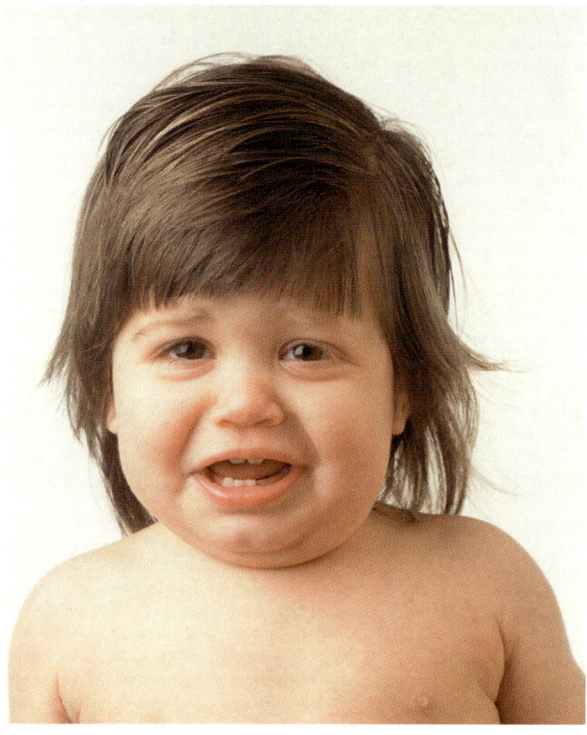

Abb. 7.20: Schlechte Träume können die Kleinen sehr ängstigen.

es verwirrt, desorientiert und kann sich auch an keine „bösen Träume" erinnern. Am nächsten Morgen weiß es gewöhnlich nichts mehr von den Vorgängen in der Nacht. Nächtliche Panikattacken kommen am häufigsten im Alter zwischen vier und zwölf Jahren vor. Wie das Schlafwandeln auch treten sie im ersten Drittel der Nacht auf. Eltern können – außer der Beschwichtigung des Kindes, dass „alles in Ordnung" ist – wenig dagegen unternehmen. Zum Glück lassen in der Nacht auftretende Panikattacken mit zunehmendem Alter nach.

Albträume

Kinder erleben in Albträumen manchmal schauerliche Dinge: Sie werden von einem Mann mit einem Messer verfolgt oder von Monstern angegriffen. Albträume treten gewöhnlich in einer späteren Schlafphase als Panikattacken auf, nämlich wenn der Traumschlaf seinen Höhepunkt erreicht. Bei Albträumen kommt es selten zu Äußerungen wie Reden, Schreien oder Um-sich-Schlagen. Im Alter von drei bis sechs Jahren treten sie am häufigsten auf und lassen dann wieder nach. Übrigens haben auch die meisten Erwachsenen hin und wieder einen Albtraum.

Bettnässen

Bei jedem dritten Kind im Alter von vier Jahren tritt noch Bettnässen auf. Schlafmediziner sehen im Bettnässen nur dann eine Störung, wenn es nach dem 5. Lebensjahr anhält. Immerhin tritt Bettnässen bei 20 Prozent der 6-jährigen und bei 10 Prozent der 10-jährigen Kinder auf. Beim Bettnässen liegt in den meisten Fällen keine Entwicklungsstörung vor. Obwohl sich Eltern und die betroffenen Kinder verständlicherweise große Sorgen machen, stellt sich das Bettnässen im Laufe der Zeit gewöhnlich von alleine ein. Das heißt natürlich nicht, dass man es ignorieren sollte. Angst und Scham beeinträchtigen oft das Selbstbewusstsein der Kinder, die wegen des Bettnässens nicht bei Freunden übernachten wollen oder sich weigern, an Camping-Freizeiten teilzunehmen. In solchen Fällen sollten Sie einen Arzt, Pädiater oder pädiatrischen Schlafmediziner kontaktieren, um andere medizinische Ursachen auszuschließen und sich über die Methoden zu informieren, mit denen man die Blase trainieren oder mit Verhaltensstrategien die Probleme besser bewältigen kann.

Nächtliche rhythmische Bewegungsstörungen

Säuglinge und Kleinkinder fallen beim Schlafeintritt manchmal in rhythmische Bewegungen, vermutlich um sich auf diese Weise zu beruhigen. Obwohl die Kinder dabei mit Kopf oder Körper gegen die Stangen ihres Gitterbettes oder gegen die Bettwand schlagen – was die Eltern sehr erschreckt –, verletzen sie sich fast nie. Ab dem vierten Lebensjahr nimmt dieses Verhalten wieder ab.

Akute, chronische oder psychische Schlafstörungen

Grundsätzlich unterscheidet man drei verschiedene Ursachenkomplexe, die einer Schlafstörung zugrunde liegen können. Wir möchten sie an dieser Stelle kurz darstellen.

Akute Ursachen

Liegen Stress durch Orts- oder Schulwechsel, Reisen, Besuch oder andere familiäre besondere Umstände oder auch durch körperliche Beeinträchtigungen vor, ist es einfach, diese als Ursache von vorübergehenden, so genannten akuten Schlafstörungen auszumachen.

Auch Kinder, die eine schmerzhafte Erkrankung haben, wie beispielsweise eine Mittelohrentzündung, können oft nicht einschlafen oder wachen wegen der Schmerzen nachts wieder auf. Ebenso können starker Juckreiz, beispielsweise bei einer Neurodermitis oder einer anderen Hautkrankheit, die Kinder vom Schlafen abhalten.

Sobald die Ursachen solcher akuten Schlafstörungen beseitigt sind – wenn also die zu-

grunde liegende Krankheit abheilt oder wenn wieder Ruhe einkehrt – dann verschwinden auch die Schlafstörungen.

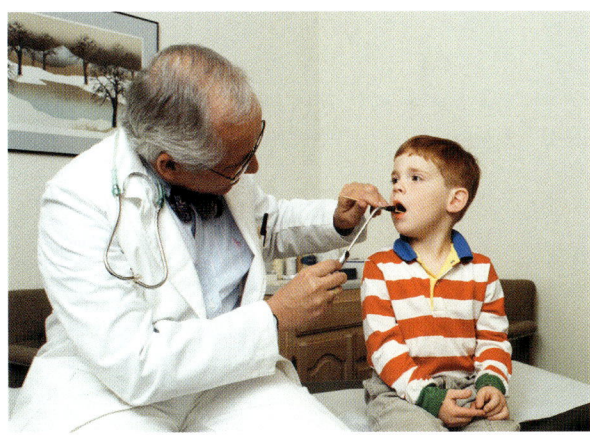

Abb. 7.21: Häufig können akute Krankheiten Schlafstörungen verursachen.

Chronische Ursachen

Chronische Schlafstörungen sind Schlafstörungen, die bei einem Kind länger andauern und nicht auf eine akute Ursache zurückzuführen sind. Dabei gibt es sowohl ein Zuviel (Schlafattacken oder ausgesprochene Schläfrigkeit) als auch ein Zuwenig (Einschlaf- und Durchschlafstörungen).

Es gibt eine Reihe von Krankheiten, die im Kindesalter charakteristischerweise mit Schlafstörungen einhergehen. Dazu gehören:

- chronische Mittelohrentzündung,
- vergrößerte Polypen,
- Epilepsien oder andere Erkrankungen des Gehirns,
- Bauchkoliken oder Rückfluss von saurem Nahrungsbrei in die Speiseröhre (gastroösophagealer Reflex),
- Asthma bronchiale,
- Neurodermitis,
- Nahrungsmittelallergien (besonders Kuhmilchallergie),
- Medikamenteneinnahme (z. B. Asthma-Mittel oder paradoxe Reaktion auf Medikamente gegen Hyperaktivität).

87

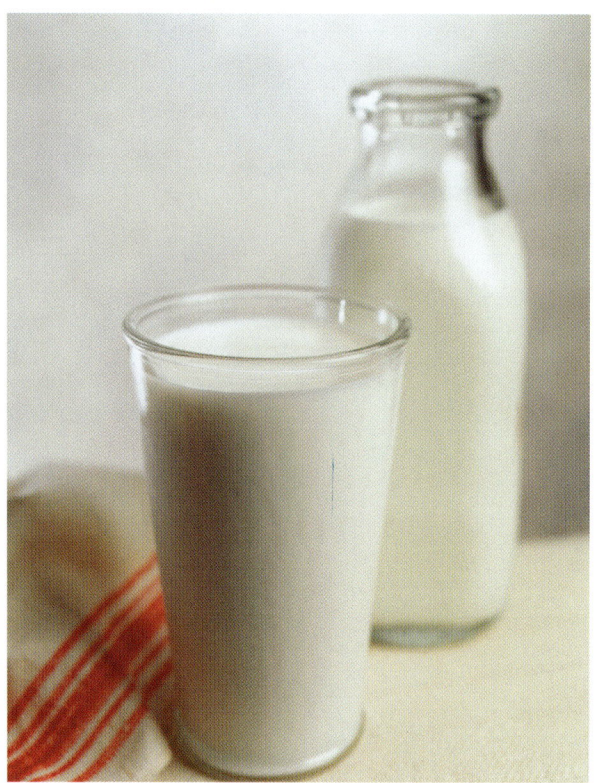

Abb. 7.22: Eventuell ist eine Kuhmilchallergie die Ursache der Schlafstörungen.

Werden die körperlichen Ursachen beseitigt, so verschwinden auch die Schlafstörungen.

Psychische Ursachen

Auch bei Kindern gibt es psychisch bedingte Schlafstörungen. Im Vordergrund stehen Depressionen, die bereits im Kindesalter auftreten können und schwierig festzustellen sind.

Aber auch Trennungsängste oder Trennungssituationen, der Verlust von Bezugspersonen, eine schwierige Position innerhalb der Geschwisterreihe etc. können dauerhafte psychische Beeinträchtigungen und damit möglicherweise auch Schlafstörungen hervorrufen. Hier sollten Eltern sich von einem Kinderpsychologen beraten lassen. Möglicherweise ist eine Psycho- oder Familientherapie erforderlich.

Das Symptom der Tagesmüdigkeit

Tagesmüdigkeit bei Kindern und Jugendlichen kann auch ein erstes Symptom von ernsthaften und medizinisch behandlungsbedürftigen Schlafstörungen sein. Zu ihnen gehören Krankheiten wie Narkolepsie, Schlafapnoe oder verzögertes Schlafphasensyndrom. Wir werden hier nur kurz auf diese Erkrankungen eingehen, da wir sie in einem hinteren Teil des Buches ausführlicher behandeln werden. Festzuhalten bleibt jedoch an dieser Stelle: Sobald Symptome dieser Schlafstörungen auftreten, muss dringend ein Arzt aufgesucht werden.

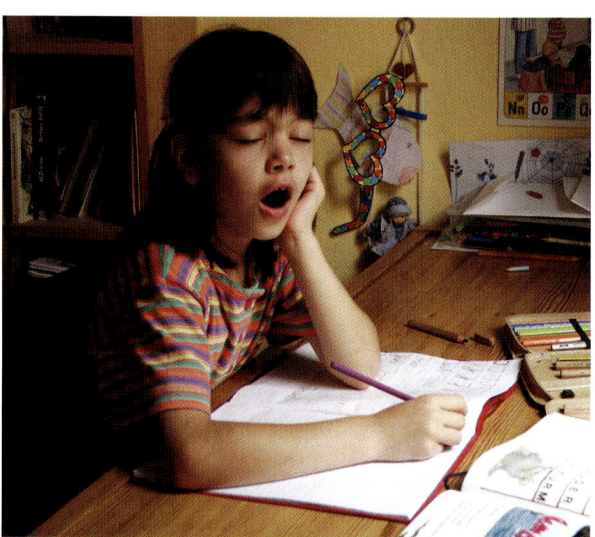

Abb. 7.23: Kinder, die unter Tagesmüdigkeit leiden, werden häufig fälschlicherweise als faul bezeichnet.

Verzögertes Schlafphasensyndrom

Kinder mit verzögertem Schlafphasensyndrom – meistens handelt es sich um Teenager – klagen darüber, dass sie vor drei oder fünf Uhr morgens nicht einschlafen können und große Mühe haben, rechtzeitig zur Schule aufzustehen. Dadurch ergeben sich auch für die Eltern Probleme, die sich oft darüber beschweren, dass sie ihr Kind jeden Morgen regelrecht aus dem Bett zerren müssen.

Bei vielen Teenagern wirkt eine Radikalkur am Wochenende. Wenn sie Freitagnacht „durchmachen" und den ganzen Samstag wach bleiben, sind sie schließlich so müde, dass sie tatsächlich gegen Mitternacht einschlafen können. Am Sonntag sollten sie dann zu der an Schultagen üblichen Zeit aufstehen. Diese Schlaf-/Wach-Zeiten sollten von nun an regelmäßig – also auch am Wochenende – eingehalten werden.

Narkolepsie

Die Tagesschläfrigkeit von Kindern, die an Narkolepsie leiden, ist mit der von gesunden Kindern nicht zu vergleichen. Narkoleptische Kinder können beim Sprechen, Essen oder sogar auf dem Fahrrad plötzlich einschlafen. Sie erfahren mehrmals am Tag unkontrollierte Schlafattacken, haben beim Einschlafen visuelle Halluzinationen und hören bizarre Töne. Beim Einschlafen und Erwachen kann es zu Bewegungsunfähigkeit und Sprachblockierung kommen. Ein Lachen oder eine Aufregung kann den plötzlichen Verlust des Muskeltonus auslösen. Die Dauer solcher Schlafattacken reicht von wenigen Sekunden bis zu einer halben Stunde.

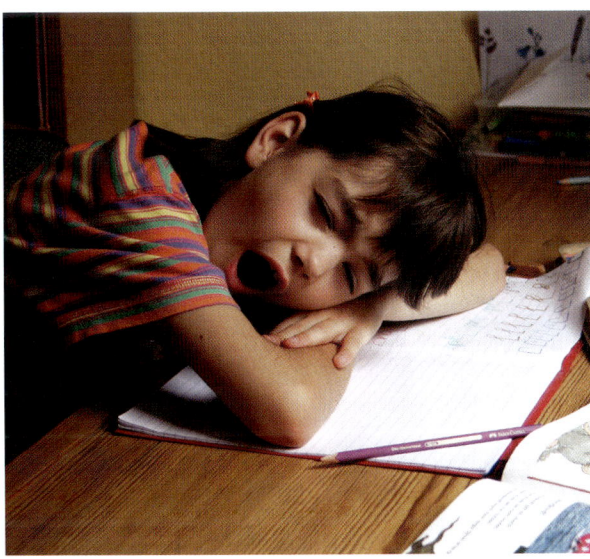

Abb. 7.24: Narkoleptische Kinder können bei jeder Tätigkeit plötzlich einschlafen.

Im frühen Stadium der Narkolepsie haben Kinder oftmals enorme Schwierigkeiten, morgens aus dem Bett zu kommen. Kurz nach dem Aufstehen sind sie verwirrt, aggressiv und werden leicht ausfallend. Es ist sehr wichtig, Narkolepsie frühzeitig zu erkennen, da Tagesschläfrigkeit die Leistungsfähigkeit in der Schule stark beeinträchtigen kann und Lehrer wie Schüler bei mangelnder Aufklärung die Symptome oft fälschlicherweise als Faulheit oder Lustlosigkeit werten. Das Befinden vieler narkoleptischer Kinder lässt sich durch regelmäßige, festgelegte und kurze Schläfchen zwischendurch sowie durch stimulierende Medikamente entscheidend verbessern.

Schlafapnoe

Die Schlafapnoe bei Kindern beruht auf einer Störung der Atmungssteuerung im Gehirn. Im Schlaf kann diese Störung nicht mehr kompensiert werden, was zu einer periodischen Unterbrechung der Atmung führt. Kurze Atempausen während des Schlafes sind völlig normal, zu einer krankhaften Schlafapnoe wird es, wenn

- die Atempausen 15 Sekunden oder länger anhalten und
- häufiger als fünf Mal innerhalb einer Stunde auftreten.

Da sich das menschliche Schlafverhalten individuell sehr unterscheidet, lassen sich Normwerte schwer bestimmen. Deshalb existieren in der Literatur verschiedene Ansichten, wo „normal" aufhört und „krankhaft" beginnt. Zum Beispiel gilt als Grenzwert für die Erwachsenen-Schlafapnoe:

- Atempausen, die 10 Sekunden oder länger anhalten und
- häufiger als zehn Mal innerhalb einer Stunde auftreten.

Trotz dieser letztlich verwirrenden Unterschiede in den Normwerten lassen sich die meisten Schlafapnoe-Syndrome aber eindeutig diagnostizieren und behandeln.

Kinder, die an Schlafapnoe leiden, schnarchen laut und klagen über morgendliche Kopfschmerzen. In manchen Fällen kommt es auch zu häufigen Entzündungen der oberen Atemwege. Solche Kinder müssen von einem Facharzt behandelt werden. Manchmal ist es auch notwendig, einen Heimmonitor anzuschaffen, der bei Atemstillstand Alarm schlägt. In den meisten Fällen wächst sich die Schlafapnoe aus und führt bei entsprechender Behandlung nicht zu bleibenden Schäden.

Säuglinge und Schlafapnoe

Auch Säuglinge können Atmungsstörungen im Schlaf haben, die für ein Schlafapnoe-Syndrom typisch sind. In den meisten Fällen sind Frühgeborene betroffen. Die Schlafapnoe bei Säuglingen führt zu einer Minderversorgung mit Sauerstoff und zu den damit verbundenen Wachstums- und Gedeihstörungen. Das Risiko für einen plötzlichen Kindstod ist deutlich erhöht.

Wann es ärztlicher Hilfe bedarf

Sobald der Schlaf für das Kind oder für die Familie zu einem Problem wird, ist es an der Zeit, einen Arzt aufzusuchen. Meist sind es die kindlichen Schlafstörungen, die länger anhalten und auch durch so genannte Familien-Rituale nicht abzustellen sind, die in ärztliche Behandlung gehören.

Hinweise auf eine behandlungsbedürftige Störung können folgende Faktoren sein:

- anhaltende Ein- oder Durchschlafstörungen,
- Einnässen,
- Schnarchen oder Keuchen im Schlaf,
- Nicht-ins-Bett-Wollen,
- ausgeprägte Müdigkeit am Tag.

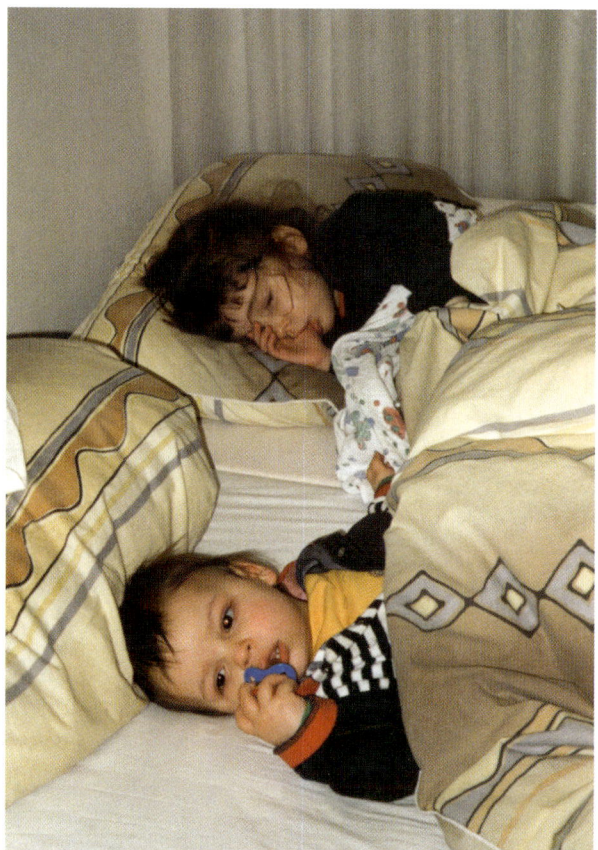

Abb. 7.25: Gehen Sie zum Arzt, wann immer die Schlaflosigkeit Ihres Kindes für Sie zum Problem wird.

Einer neuen amerikanischen Studie zurfolge leidet jedes dritte Kind im Vorschulalter unter einem der genannten Symptome und hat damit im weitesten Sinn eine „Schlafstörung".

Was kann der Kinderarzt tun?

Der Kinderarzt wird klären, ob eine körperliche Ursache für die Schlafstörungen Ihres Kindes zu finden ist und wie diese behandelt werden müsste. Er wird Sie beraten können, welche Rituale für Sie und Ihr Kind geeignet sein könnten, und wird Tipps geben können und Ihnen Mut machen. Oft ist es für die Eltern auch schon eine große Erleichterung zu erfahren, dass ihr Kind nicht krank ist.

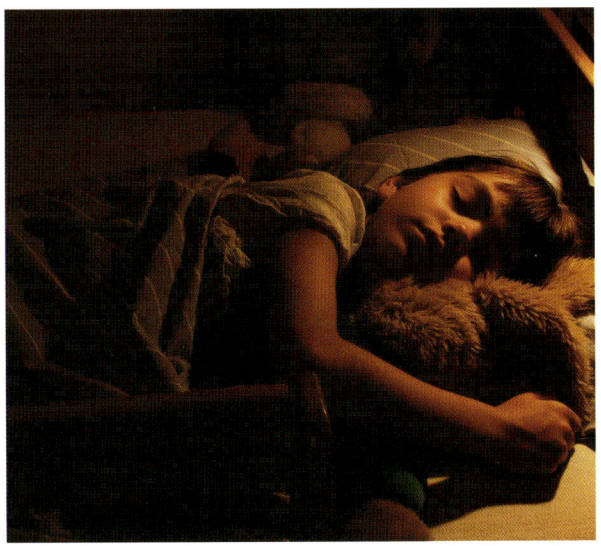

Abb. 7.26: Lassen Sie sich von Spezialisten helfen, damit Ihr Kind wieder ruhig schlafen kann.

Der Weg zum Schlafmediziner

Im Bedarfsfall wird der Kinderarzt Sie an einen pädiatrischen Schlafmediziner überweisen. Schlafmediziner sind in hohem Maße auf die Beobachtungen der Eltern angewiesen. Bei der Terminvereinbarung für einen Besuch in einem Schlafzentrum werden die Eltern in der Regel gebeten, den Schlaf-/Wach-Rhythmus des Kindes über ein bis zwei Wochen schriftlich festzuhalten. Der schlafmedizinische Experte muss wissen, wann das Kind ins Bett geht beziehungsweise aufsteht und welche Ereignisse wie oft und zu welcher Zeit seinen Schlaf stören. Darüber hinaus benötigt er auch Informationen über die Leistungsfähigkeit und Funktionstüchtigkeit des Kindes am Tage.

In einem Schlafzentrum werden zunächst ausführliche körperliche Untersuchungen und psychologische Tests durchgeführt. Im nächsten Schritt werden verschiedene Behandlungsstrategien zur Verbesserung des Schlafs getestet. Die meisten Schlafstörungen lassen sich erfolgreich therapieren, wobei die Behandlungsmethode bei jedem Kind individuell abgestimmt werden muss.

Bei bestimmten Symptomen – wie beispielsweise lautem Schnarchen oder krampfartigen Anfällen – ist eine Untersuchung im Schlaflabor über ein oder zwei Nächte erforderlich, wo mithilfe von Überwachungssystemen der Schlaf aufgezeichnet und ausgewertet werden kann. Dies ist manchmal die einzige Möglichkeit, um Schlafstörungen zu diagnostizieren.

Zur Aufzeichnung des Schlafes werden dem Kind am Kopf und anderen Körperstellen Sensoren für die Messung von Hirnstromkurven, Muskelaktivität, Arm- und Beinbewegungen, Herz- und Atmungsfunktion und weiteren Körperfunktionen angelegt. Die Bewegungsfähigkeit des Kindes wird durch die Aufzeichnungsgeräte und technischen Hilfsmittel übrigens kaum beeinträchtigt. Die ausgewerteten Ergebnisse werden anschließend mit den Daten von gleichaltrigen Kindern mit normalem Schlaf verglichen. Näheres zu den Untersuchungsmethoden im Schlaflabor erfahren Sie im Abschnitt „Das Schlaflabor".

In manchen Fällen ist zusätzlich eine Schlafuntersuchung am Tage notwendig, wobei man mithilfe verschiedener Maßnahmen versucht, das Kind im Abstand von zwei Stunden für kurze Zeit zum Schlafen zu bringen. An der Geschwindigkeit, mit der die Patienten bei dieser Methode – die als Multipler Schlaf-Latenz-Test bezeichnet wird – einschlafen, lässt sich der Grad der Tagesmüdigkeit messen.

Schlafstörungen bei Schichtarbeit

Zirkadiane Rhythmusstörungen und ihre Folgeerscheinungen

Die Behandlungsstrategien
> Arbeitszeitpläne
> Feste Schlaf-/Wach-Zeiten
> Verschreibungspflichtige
>   Schlafmittel
> Stimulanzien
> Melatonin
> Lichttherapie
> Schlafhygiene
> Bedingungen am Arbeitsplatz
> Ernährung

Noch einmal in Kürze

Es gibt Millionen von Menschen, die Schichtarbeit leisten. Die Notwendigkeit, am Tag zu schlafen und in der Nacht zu arbeiten, stellt die Betroffenen vor zahlreiche Probleme. Zu diesen gehören auch Schlafstörungen, die wiederum Leistungsminderungen mit sich bringen. Durch Beachtung einiger Grundregeln lässt sich die Schichtarbeit jedoch nicht nur erträglicher, sondern vor allem auch sicherer gestalten.

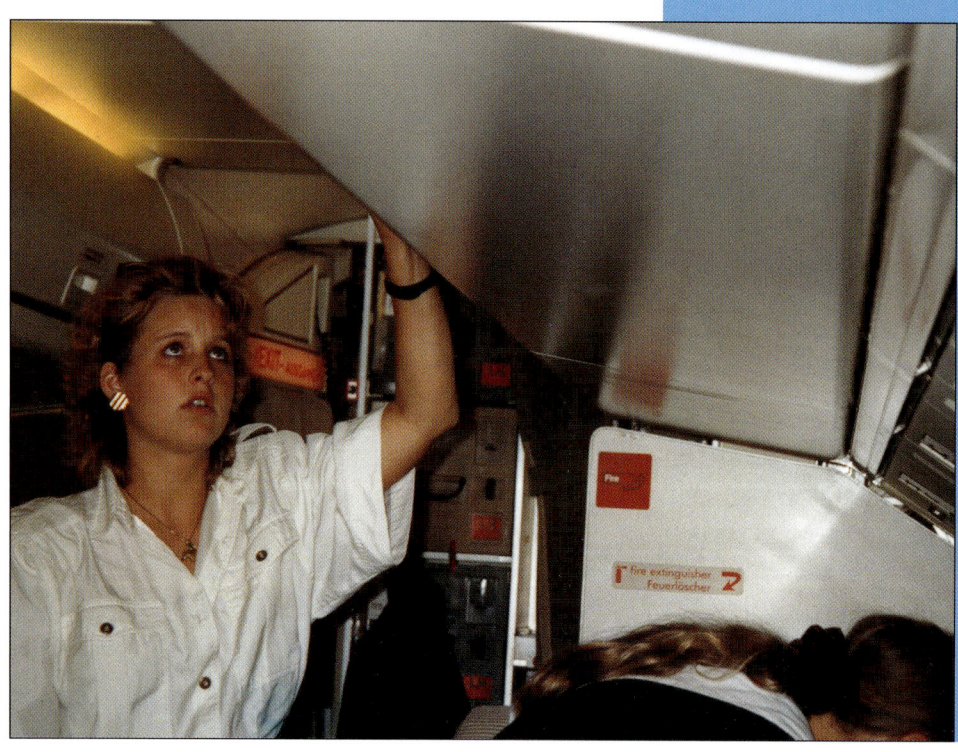

Bei Schichtarbeitern treten gewöhnlich zwei unterschiedliche schlafbezogene Probleme auf:

- die Schwierigkeit, am Tage zu schlafen, und
- die Schwierigkeit, sich nachts wach zu halten.

Es wurde nachgewiesen, dass Schichtarbeit erhebliche Probleme im sozialen und familiären Umfeld sowie eine insgesamt höhere Krankheitsanfälligkeit verursachen kann. Schichtarbeiter, die nachts (gewöhnlich zwischen 23 und 7 Uhr) oder in Wechselschicht arbeiten, sind hiervon in besonderem Maße betroffen.

Wie bereits in den einführenden Kapiteln erwähnt, legt der biologische zirkadiane Rhythmus des Menschen den Zyklus von Schlafen und Wachen fest. Bei gutem Gesundheitszustand findet der Schlaf von Erwachsenen in einer bestimmten Phase dieses zirkadianen Rhythmus statt. Diese Beziehung ist bei Nachtschichtarbeitern gestört, die den Schlaf am Tag herbeizwingen müssen, obwohl der Körper auf Wachsein eingestellt ist.

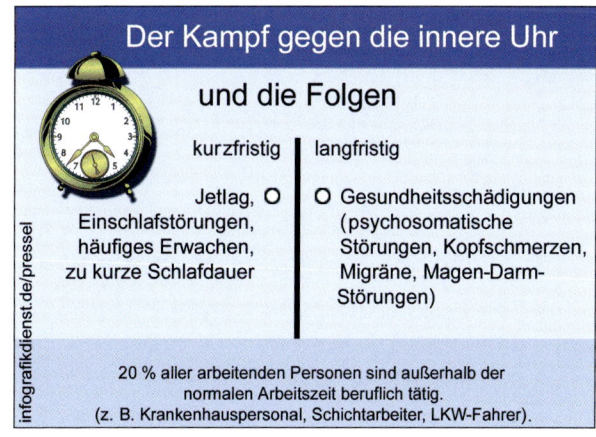

Der Kampf gegen die innere Uhr **und die Folgen**

kurzfristig | langfristig

Jetlag, Einschlafstörungen, häufiges Erwachen, zu kurze Schlafdauer | Gesundheitsschädigungen (psychosomatische Störungen, Kopfschmerzen, Migräne, Magen-Darm-Störungen)

20 % aller arbeitenden Personen sind außerhalb der normalen Arbeitszeit beruflich tätig. (z. B. Krankenhauspersonal, Schichtarbeiter, LKW-Fahrer).

infografikdienst.de/pressel

In der Wissenschaft wird die Anpassungsdauer an ständig wechselnde Schichten unterschiedlich eingeschätzt. Manche Forscher gehen von drei Jahren aus, andere glauben, dass sich der Körper nie vollkommen an unregelmäßige Schlaf-/Wach-Zeiten gewöhnen kann.

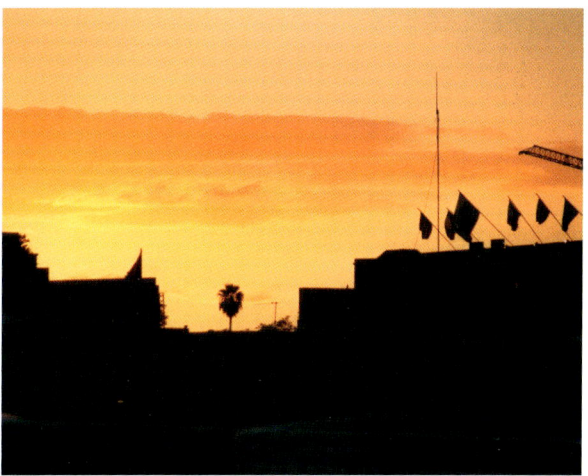

Abb. 8.1: Schichtarbeit – die Zeiten stimmen nicht mehr.

Schlafentzug durch Schichtarbeit

Nachtarbeiter leiden unter permanentem Schlafentzug. Im Vergleich zur durchschnittlichen Schlafdauer von Menschen, die tagsüber arbeiten, ist ihr Schlafzyklus um zwei bis vier Stunden verkürzt. Der Schlaf am Tage ist störanfälliger, wird häufiger unterbrochen und erreicht zudem nicht die Tiefe des Nachtschlafs. Schichtarbeiter leiden gelegentlich unter hohem Schlafmangel und haben massive Ein- und Durchschlafschwierigkeiten.

Durch Schichtarbeit verursachte Schlafprobleme gestalten sich besonders kompliziert, wenn Schlafstörungen wie zum Beispiel die Narkolepsie und die Schlafapnoe hinzukommen oder sich die Betroffenen aufgrund von Zeitmangel keinen ausreichenden Schlaf gönnen. Bei Verdacht auf Schlafstörungen sollte grundsätzlich ein Arzt zu Rate gezogen werden.

Zirkadiane Rhythmusstörungen und ihre Folgeerscheinungen

Da zwischen zwei und fünf Uhr morgens die größte Müdigkeit eintritt, wird die Leistungsfähigkeit von Schichtarbeitern selbst nach jahrelanger Nachtarbeit erheblich beeinträchtigt. Zahlreiche Studien belegen, dass sich Müdigkeit negativ auf die körperliche und geistige Leistungsfähigkeit, Motorik und Stimmung auswirkt

Müdigkeit und unzureichender Schlaf von Nachtarbeitern stellen sich immer wieder als mitverursachende Faktoren bei Unfällen heraus.

Schichtarbeiter werden zudem mit erheblichen sozialen Problemen konfrontiert, da sie zu Zeiten arbeiten, wenn andere schlafen, und umgekehrt zu Zeiten schlafen, wenn andere arbeiten oder ihren Freizeitbeschäftigungen nachgehen.

Viele Nachtarbeiter klagen, dass ihnen die Zeit für Familie und Freunde, Verabredungen und alltägliche Besorgungen fehlt. Da sich das öffentliche und gesellschaftliche Leben am Rhythmus der Tagesarbeit orientiert, fühlen sie sich oft ausgeschlossen und frustriert.

Die Behandlungsstrategien

Die Behandlungsstrategie hängt entscheidend von der Tätigkeit der Betroffenen ab. Aufgrund der unterschiedlichen Arbeitsabläufe und Anforderungen werden beispielsweise Beschäftigten im Krankenhaus andere Verhaltensmaßnahmen empfohlen als Arbeitern am Fließband. Natürlich gibt es Menschen, die sich generell besser an

Schichtarbeit anpassen können. So genannte Abendtypen können sich leichter an die Nachtschicht gewöhnen als Morgentypen. Älteren Menschen fällt dagegen Nacht- und Schichtarbeit allgemein sehr schwer.

Es gibt verschiedene Möglichkeiten, Schichtarbeit erträglicher zu gestalten. Der Erfolg hängt in erster Linie von der einzelnen Person und den jeweiligen Arbeitsbedingungen ab.

Arbeitszeitpläne

Vorteilhaft sind Arbeitszeitpläne, die den Arbeitnehmern bestimmte Pflichtzeiten vorschreiben, in denen sie wach sein und arbeiten müssen, während sie außerhalb dieser Pflichtzeiten in Rufbereitschaft schlafen dürfen. Die Nutzungsmöglichkeit flexibler Schichtpläne hängt natürlich in hohem Maße von der betrieblichen Eigenart der Unternehmen und der zu verrichtenden Tätigkeit ab.

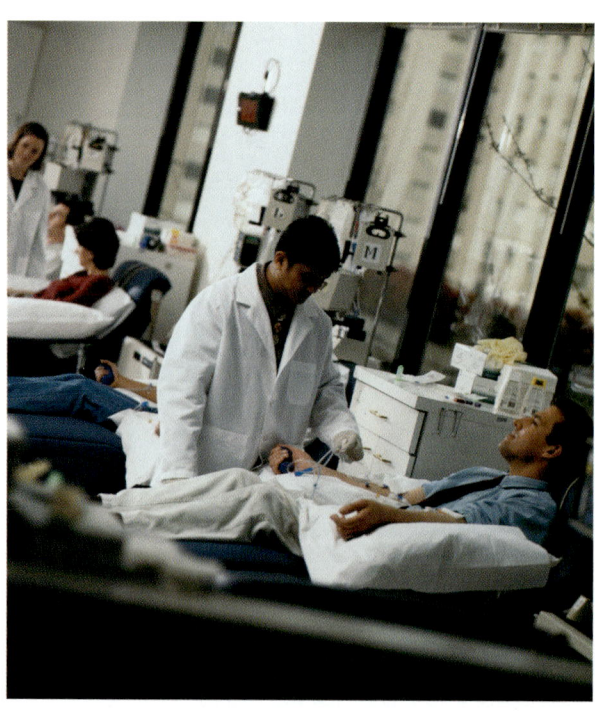

Abb. 8.2: Ein Krankenhaus ohne Schichtarbeit – undenkbar.

Besonders günstig sind Schichtpläne, bei denen der Übergang zwischen den Schichten – in Anpassung an den zirkadianen Rhythmus – bewusst im Uhrzeigersinn verläuft. Der Wechsel erfolgt im Idealfall von der Tagüber die Abend- zur Nachtschicht.

Zur Zufriedenheit aller

In verschiedenen Studien wurde nachgewiesen, dass die Berücksichtigung zirkadianer Faktoren bei der Planung von Arbeitszeiten zu Produktivitätssteigerung, höherer Zufriedenheit der Mitarbeiter und Senkung der Unfallgefahr beiträgt.

Es gibt kein Patentrezept für ideale Schichtpläne, vielmehr müssen in jedem Einzelfall die jeweiligen betrieblichen Anforderungen mit gesundheitlichen Aspekten abgeglichen und optimal aufeinander abgestimmt werden.

Mit gezielten Pausenprogrammen lassen sich Müdigkeitserscheinungen vermeiden oder zumindest reduzieren. Nachweislich wirken sich bereits kurze Pausen positiv auf die Konzentrationsfähigkeit und somit auf die Arbeitseffektivität aus. Aus betriebswirtschaftlicher Sicht stellen sinnvoll abgestimmte Arbeitszeitpläne ein wichtiges Mittel zur Steigerung der Produktivität dar und sorgen für eine höhere Zufriedenheit am Arbeitsplatz.

Feste Schlaf-/Wach-Zeiten

Nachtschichtarbeiter sollten immer – auch an arbeitsfreien Tagen – zu festen Zeiten schlafen gehen. Wird an freien Tagen der Schlaf vom Tag auf die Nacht verschoben, fällt anschließend die Umgewöhnung an die Arbeitstage sehr schwer.

Wechselschichtarbeiter können sich die Anpassung an die neue Schicht wesentlich erleichtern, indem sie in den letzten Tagen der jeweiligen Schicht ihre Schlaf-/Wach-Zeiten um ein bis zwei Stunden nach vorne verschieben. Auf diese Weise kann sich der Körper auf den veränderten Rhythmus der Nachtschicht einstellen. Allerdings lässt die familiäre oder soziale Situation solche Zeitverschiebungen nicht immer zu. Zum Erfolg führt diese Technik übrigens nur, wenn die durch die Schichten vorgegebenen Schlaf-/Wach-Zeiten auch an arbeitsfreien Tagen konsequent eingehalten werden.

Noch schwieriger als für Nacht- und Wechselschichtarbeiter ist die Situation für Arbeiter in Rufbereitschaft, da sie keine Vorkehrungen zur Anpassung an bestimmte Schlaf-/Wach-Zeiten treffen können. Für sie ist es besonders wichtig, stets ausgeruht zu sein. Kurze Nickerchen können hilfreich sein, wenn sich ein unregelmäßiger Schlaf-/Wach-Rhythmus nicht vermeiden lässt.

Obwohl der Schlaf an einem Stück nachweislich gesünder ist als der Schlaf in verschiedenen Etappen, können Schichtarbeiter, die am Tage keinen ausreichenden Schlaf finden, mit kurzen Nickerchen unzureichende Schlafzeiten ausgleichen und so die für einen erholsamen Schlaf erforderliche Gesamtstundenzahl erlangen. Kurze Nickerchen zwischendurch können die Leistungsfähigkeit steigern, die bei unregelmäßigen Schlaf-/Wach-Zeiten oftmals herabgesetzt ist. Während der Schicht ist es aber nicht unproblematisch, einen kurzen Schlaf zu halten, da die Leistungsfähigkeit direkt nach dem Aufwachen beeinträchtigt ist. Im Allgemeinen stellt sich 15 Minuten bis 1 Stunde nach dem Aufwachen eine Trägheit ein, die dem körperlichen Bedürfnis entspringt, im Ruhezustand zu verbleiben. Dies muss berücksichtigt werden, vor allem wenn die Art der Tätigkeit es erfordert, bei Alarm sofort zu reagieren.

Das kurze Nickerchen

Kurze Nickerchen außerhalb der Arbeitszeiten können dazu beitragen, den zeitlich zu geringen Schlaf am Tage von Schichtarbeitern auszugleichen, wenn sie unter Berücksichtigung des zirkadianen Rhythmus zur richtigen Zeit stattfinden. Obwohl kurzzeitiger Schlaf zwischendurch regelmäßige Schlafenszeiten nicht ersetzen kann, stellt er doch ein hilfreiches Mittel dar, Schlafdefizite zu kompensieren und zumindest vorübergehend die Wachsamkeit zu erhöhen.

Verschreibungspflichtige Schlafmittel

Schichtarbeiter benutzen oft Hypnotika (Schlafmittel), wie beispielsweise Benzodiazepine, um zu Zeiten Schlaf zu finden, die dem zirkadianen Rhythmus zuwiderlaufen. Beim Gebrauch von Schlafmitteln müssen unerwünschte Nebenwirkungen berücksichtigt werden. Sie sollten nicht über einen längeren Zeitraum eingenommen werden, da ihre Wirksamkeit im Laufe der Zeit abnimmt und die Gefahr körperlicher Abhängigkeit zu groß ist. Hinzu kommt, dass Schlafmittel zwar den Schlaf am Tage unterstützen, die erforderliche Wachsamkeit und

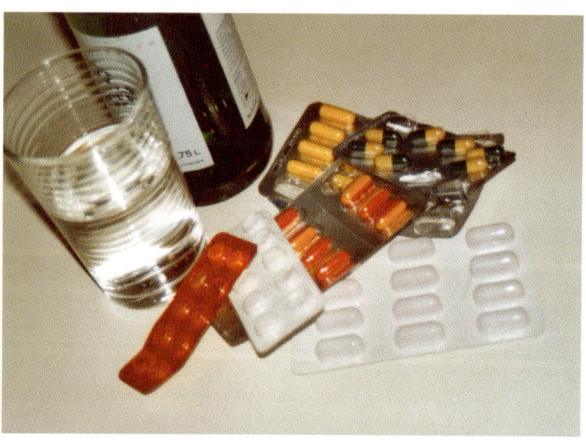

Abb. 8.3: Schnell greifen Schichtarbeiter zu Schlafmitteln.

Leistungsfähigkeit während der folgenden Nachtschicht aber nur unwesentlich steigern. Obwohl Schlaftabletten kurzfristig Erleichterung verschaffen und zusammen mit anderen Maßnahmen durchaus nützlich sein können, beseitigen sie doch nicht die Ursache für die typischen Schlafprobleme von Schichtarbeitern, da Schlaftabletten nun mal nicht die innere Uhr ersetzen können.

Rezeptfreie Schlafmittel?

Wenn Sie glauben, dass Ihnen hin und wieder eine Schlaftablette weiterhilft, wenden Sie sich an Ihren Hausarzt. Rezeptfrei erhältliche Medikamente sind nicht zu empfehlen, da sie eine über Stunden nach dem Schlaf anhaltende Schläfrigkeit bewirken können und damit zur Gefahr am Arbeitsplatz werden.

Stimulanzien

Studienergebnisse zeigen, dass der gelegentliche Gebrauch von Stimulanzien, wie beispielsweise Koffein, die Müdigkeit mindern und die Wachsamkeit während der Nachtschicht steigern kann. Allerdings sollte man vier Stunden vor dem Schlafengehen keine koffeinhaltigen Getränke mehr zu sich nehmen, da Koffein Ein- und Durchschlafschwierigkeiten verursachen kann.

Melatonin

Die Ausschüttung des im Gehirn gebildeten Melatonins unterliegt ebenfalls einem zirkadianen Rhythmus, der unseren Schlaf-/Wach-Zyklus beeinflusst. Melatonin ist ein Hormon, das von der Zirbeldrüse produziert wird. Die neueste Forschung beschäftigt sich mit der Wirkung von synthetisch erzeugtem Melatonin, das Nachtschichtarbeiter morgens zur Steuerung des zirkadianen Rhythmus einnehmen, so dass sie tagsüber schlafen und nachts arbeiten können.

Lichttherapie

Kürzlich wurde in verschiedenen Studien nachgewiesen, dass gezielte Lichtanwendungen die Anpassung an einen veränderten Schlafzyklus unterstützen.

Wie bei der Wirkung des Tageslichts auf die innere Uhr, kann künstliches Licht die Phasenlage verschiedener Körperfunktionen beeinflussen. Mit Lichtanwendungen kann der Schlaf-/Wach-Rhythmus so umgestellt werden, dass Nachtschichtarbeiter am Tage schlafen können und nachts für die Arbeit wach sind. Im Fachhandel sind verschiedene Geräte erhältlich, die sich als Lichtquelle eignen.

Spezialisierte Schlafmediziner erstellen genaue Zeitpläne für die Lichtanwendung. Nachtschichtarbeiter können übrigens nach der Arbeit auf dem Heimweg eine Sonnenbrille tragen, um die Wirkung des Tageslichts auf die biologische Uhr des Körpers zu verringern.

Schlafhygiene

Schichtarbeiter profitieren in besonderem Maße von den Regeln der Schlafhygiene. Nach diesen Regeln sind im Bett nur Schlafen und Sex erlaubt. Im Bett sollte man also nicht fernsehen oder arbeiten. Die Raumtemperatur sollte niedrig und der Raum dunkel gehalten werden (praktisch sind dunkle Vorhänge oder Augenbinden). Vor dem Schlafengehen sollte man sich entspannen und kleine Schlafrituale zur Förderung der Schlafbereitschaft ausüben, wie bei-

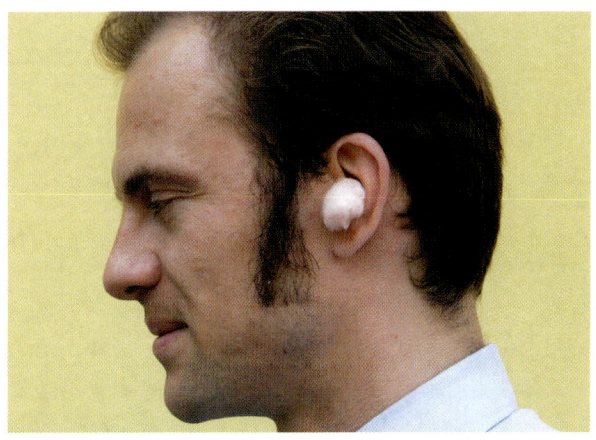

Abb. 8.4: Ohrenstöpsel können tagsüber für Ruhe sorgen.

spielsweise Zähneputzen und Umziehen innerhalb eines festen Ablaufschemas. Zur Unterstützung des Schlafes eignet sich für Schichtarbeiter auch das so genannte „weiße Rauschen". So können beispielsweise Ventilatorgeräusche oder auf hohe Frequenzen gestellte Radios störende Außengeräusche überdecken. Ebenso hilfreich kann es sein, das Telefon abzuschalten (im Bedarfsfall kann der Anrufbeantworter eingeschaltet werden), die Klingel abzustellen oder ein Schild mit dem Hinweis „Bitte nicht stören" anzubringen.

Bedingungen am Arbeitsplatz

Der Grad der Wachheit wird bei Schichtarbeitern von verschiedenen Faktoren bestimmt. Dabei spielen Lichtverhältnisse und Raumtemperaturen am Arbeitsplatz eine wichtige Rolle, aber auch das Maß an Selbstständigkeit bei der zu verrichtenden Arbeit. Niedrige Temperaturen sind grundsätzlich besser als zu hohe. Durch helle Räume lässt sich die Wachheit steigern. Arbeitgeber sollten dafür sorgen, dass Nachtschichtarbeiter ein ausreichendes Angebot an koffeinhaltigen Getränken und gesunden Mahlzeiten – statt ungesunder Snacks aus dem Automaten – erhalten.

Ernährung

Eine gesunde Ernährung wirkt sich positiv auf den Schlaf aus. Schichtarbeiter sollten Mahlzeiten mit hohem Anteil an Eiweiß und Kohlehydraten zu sich nehmen sowie auf schwer verdauliches Essen und gebratene Speisen verzichten. Schichtarbeiter (ebenso wie alle anderen Menschen) sollten nicht hungrig ins Bett gehen, andererseits aber auch keine umfangreichen Mahlzeiten kurz vor dem Schlafengehen einnehmen.

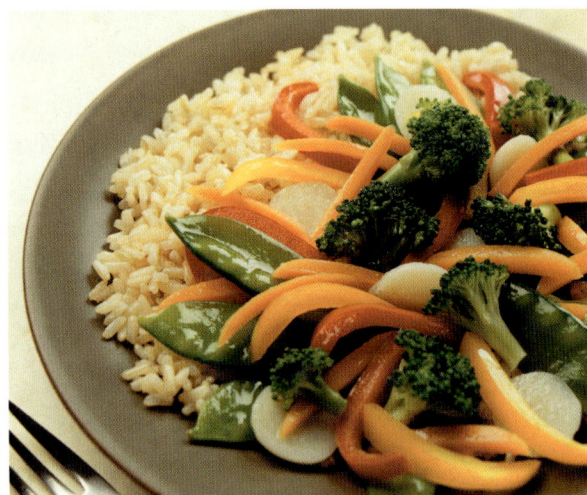

Abb. 8.5: Eine gesunde Mahlzeit kann den Schlaf fördern.

Noch einmal in Kürze

Da die Schichtarbeit für das Schlafverhalten der betroffenen Angestellten und Arbeiter sehr belastend sein kann und es – wie oben aufgeführt – zahlreiche Maßnahmen gibt, um sich das Schlafen und damit das Leben zu erleichtern, möchten wir die wichtigsten an dieser Stelle noch einmal übersichtlich zusammenfassen:

● Achten Sie auf eine gute Schlafhygiene.

● Wirken Sie Lärm und Licht mit Ohrstöpseln beziehungsweise einer Schlafmaske entgegen.

● Vermeiden Sie Koffein, und zwar in den letzten vier Stunden, bevor Sie schlafen gehen.

● Vermeiden Sie den übermäßigen Genuss von Alkohol.

● Schlafmittel können bei der Reduzierung von Schlafstörungen nützlich sein. Bei der Auswahl eines geeigneten Schlafmittels sollten Sie jedoch immer einen Arzt hinzuziehen.

● Vermeiden Sie freiverkäufliche Präparate, es sei denn, sie sind erwiesenermaßen nicht mit Folgeerscheinungen behaftet.

● Die Einnahme von Melatonin kann zur Induzierung einer Schlafperiode sehr hilfreich sein.

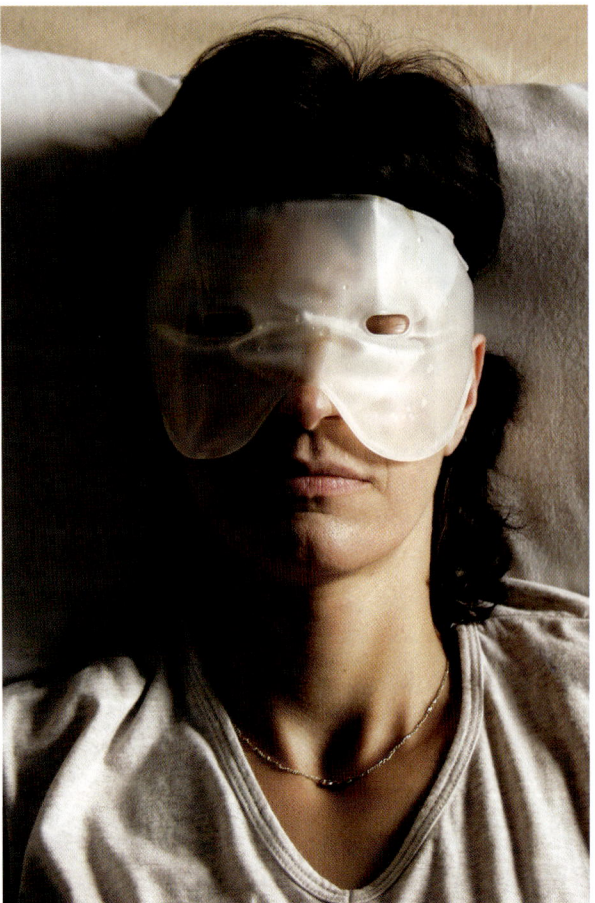

Abb. 8.6: Schlafmasken können hilfreich sein, wenn das Tageslicht stört.

Die Säge im Bett: Schnarchen

Über Menschen, die schnarchen, werden gerne Witze gemacht. Dabei ist Schnarchen alles andere als eine scherzhafte Angelegenheit. Lautes Schnarchen kann vielmehr ein ernst zu nehmendes Anzeichen für schlafbezogene Atmungsstörungen sein. Es deutet auf eine Verengung der Atemwege hin, die den Betroffenen das Atemholen im Schlaf erschwert. Die typischen Schnarchgeräusche entstehen bei der Anstrengung, durch die verengten Atemwege Luft zu holen.

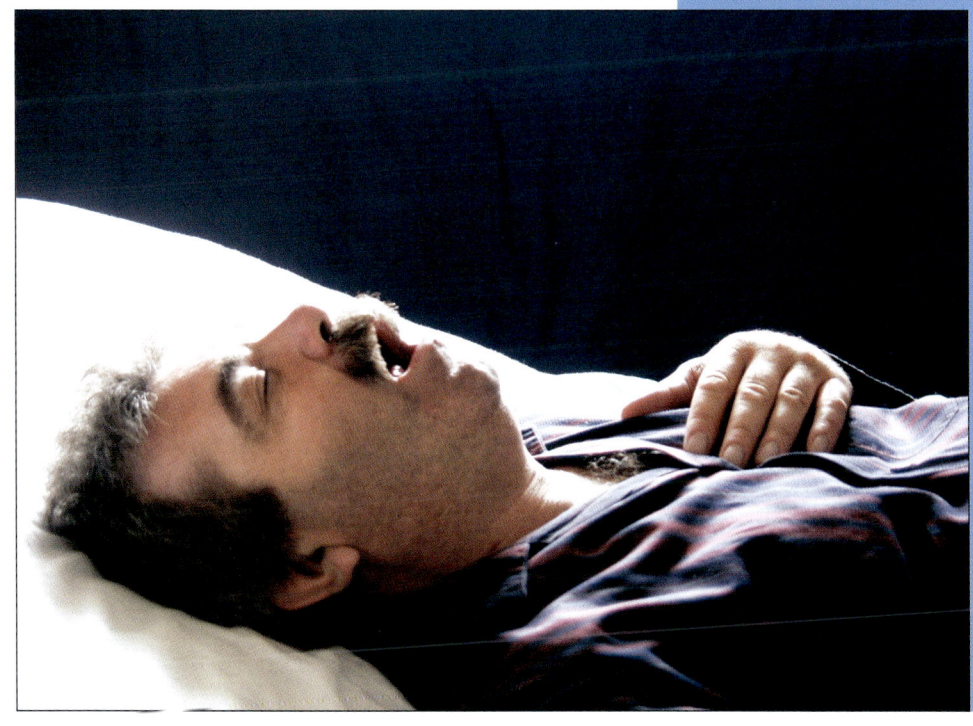

Man schätzt, dass etwa 10 bis 30 Prozent der Erwachsenen im Schlaf schnarchen. In den meisten Fällen ist jedoch keine Behandlung erforderlich, da Schnarchen an sich keine Gefahr für die Gesundheit darstellt. Dagegen ist extrem lautes und unregelmäßiges Schnarchen in der Regel ein erster Hinweis auf Schlafapnoe, eine potenziell lebensbedrohliche Erkrankung, auf die wir jedoch im folgenden Kapitel näher eingehen werden.

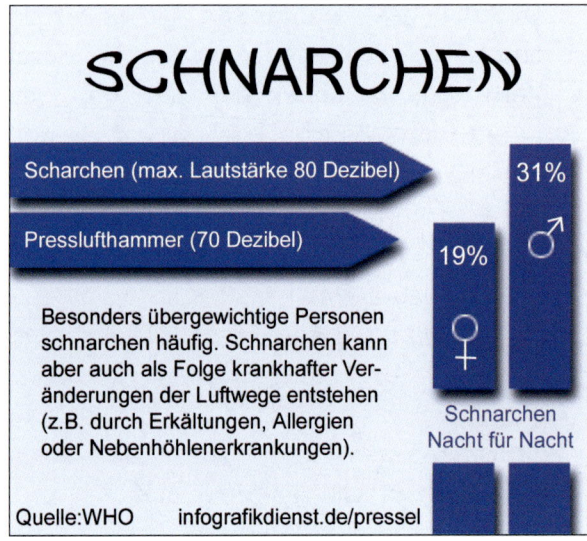

Was ist Schnarchen?

Während wir schlafen, entspannt sich der Körper. Die gesamte Muskulatur erschlafft, auch im Rachen und im Schlund. Das kann dazu führen, dass die Zunge im Liegen zurückfällt und die Luftwege teilweise blockiert. Der Schläfer atmet durch den Mund ein, um besser Luft zu bekommen. Infolgedessen kommt es zu einem Schnarchgeräusch, weil:

- die hintere Fortsetzung des Gaumens, das so genannte Gaumensegel, und das Zäpfchen durch den entstehenden Luftsog zu schwingen beginnen und

- durch die Blockierung der Luftwege Turbulenzen entstehen.

Ist Schnarchen krankhaft?

Heutzutage weiß man, dass gewöhnliches Schnarchen und das Schlafapnoe-Syndrom keine zwei verschiedenen Erkrankungen darstellen. Es sind im Grunde genommen unterschiedliche Ausprägungen ein und derselben Erkrankung.

Oftmals fängt die Erkrankung als gewöhnliches Schnarchen an. Dabei tritt nur eine geringe Einengung des Luftweges auf, zumeist durch ein Zurückfallen der Zunge im Liegen. Auf diese Weise wird das Schnarchgeräusch erzeugt. Im Laufe der Jahre entwickelt sich dann eine zunehmende Einengung des Luftweges während des Schlafes, bis es auch zu vollständigen Verschlüssen des Luftweges kommt. Bemerkbar macht sich dieses an einem zunehmend lauteren und unregelmäßigeren Schnarchen und dem Auftreten von Atemaussetzern, die manchmal von einem „explosionsartigen" Schnarchen beendet werden. In solchen Situationen bekommt der Schlafende zeitweise keine Luft mehr. Dadurch erwacht er, und die Atemwege öffnen sich wieder. Auf diese Weise wird der normale Schlafablauf gestört, und das Gehirn erhält zeitweise zu wenig Sauerstoff. Somit kann Schnarchen der Beginn eines Schlafapnoe-Syndroms sein. Doch nicht jeder Schnarcher ist gefährdet. Man unterscheidet grob die folgenden Schnarchtypen:

- **Schnarchen ohne Atemaussetzer:** Einige Menschen schnarchen ihr Leben lang, ohne dass Atemaussetzer in bedeutsamer Anzahl auftreten.

- **Schnarcher mit wenigen Atemaussetzern:** Andere Menschen schnarchen und entwickeln auch Atemaussetzer und Sauerstoffentsättigungen des Blutes. Diese treten aber in so geringer Anzahl auf und sind von so kurzer Dauer, dass sie nicht behandelt werden müssen.

● **Schnarcher mit krankhaften Atemaussetzern:** Eine letzte Gruppe von Menschen allerdings schnarcht und entwickelt Atemaussetzer sowie Sauerstofentsättigungen des Blutes, die unbedingt behandelt werden sollten, da sie sowohl zu direkten körperlichen Störungen wie Tagesmüdigkeit und Einschlafneigung führen als auch über die Jahre eine erhebliche Herz-Kreislauf-Belastung darstellen.

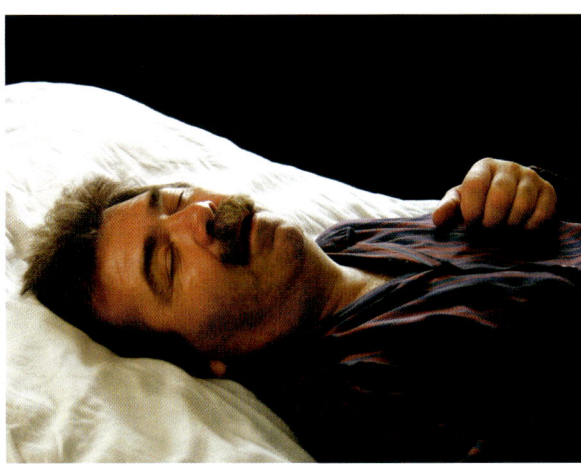

Abb. 9.1: Die meisten Menschen schnarchen in Rückenlage.

Harmlos oder gefährlich?

Da die Unterscheidung zwischen harmlosem Schnarchen und dem gefährlichen Schlafapnoe-Syndrom sehr wichtig ist, wollen wir hier noch einmal betonen, worauf der neben dem Schnarchenden liegende Partner vielleicht achten könnte, wenn er aufgrund der Lärmbelästigung ohnehin nicht schlafen kann. Es sind dabei vor allem zwei Punkte zu beachten:

● Zum einen unterscheidet sich „harmloses" Schnarchen von gefährlichem Schnarchen dadurch, dass es sich bei Ersterem um ein **regelmäßiges** Schnarchen, volkstümlich ausgedrückt um „Sägen", handelt.

Wichtiger Hinweis

Ob Sie an einem gewöhnlichen Schnarchen oder einem gefährlichen Schlafapnoe-Syndrom leiden, kann nur der Fachmann entscheiden! Lesen Sie dazu auch das folgende Kapitel „Die Schlafapnoe".

● Gefährliches Schnarchen ist unterbrochen durch **Atemstillstände,** also durch Zeiträume, in denen der Schläfer überhaupt nicht atmet. Diese werden beendet durch ein lautes, ohrenbetäubendes Aufschnarchen, dem ein oder mehrere Atemzüge folgen, die dann von einem erneuten Atemstillstand unterbrochen werden. Die Atemstillstände können bis zu einer Minute und länger anhalten.

● Zum anderen kann man harmloses Schnarchen von gefährlichem Schnarchen anhand der **Auswirkungen** beurteilen. Bei harmlosem Schnarchen ist der Schläfer meist am nächsten Tag **ausgeschlafen,** bei gefährlichem Schnarchen, also Schnarchen mit Atemstillständen, fühlt er sich gerädert und völlig unausgeschlafen. Bereits bei den geringsten Anlässen schläft er ein.

Die Risikofaktoren

Ob und wie laut jemand schnarcht, kann von verschiedenen Umständen beeinflusst werden. Zu diesen gehören vor allem

● Alkohol,

● Übergewicht,

● Medikamente.

101

Der Alkohol

Nach einem feuchtfröhlichen Abend mit reichlichem Alkoholgenuss beschwert sich der Partner am nächsten Morgen: „Du hast furchtbar geschnarcht, das machst du doch sonst nie." – Wer hat so etwas noch nicht erlebt?

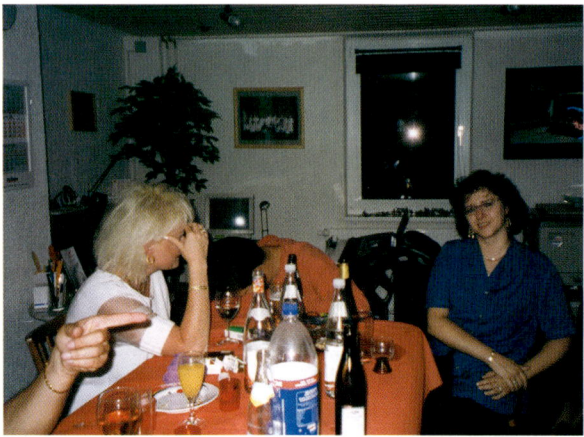

Abb. 9.2: Alkoholgenuss verstärkt das Schnarchen.

Dass ein Mensch nach Alkoholkonsum schnarcht, auch wenn er sonst ein ruhiger Schläfer ist, hat verschiedene Ursachen. Un-ter anderem führt Alkohol zu einer vermehrten Erschlaffung aller Muskeln und eben auch der Schlundmuskulatur mit dem Problem der Verengung des Luftweges.

So kann ein Mensch, der normalerweise nicht schnarcht, weil er während des Schlafes ausreichend weite Luftwege hat, durch eine alkoholbedingte leichte Verengung seiner Luftwege zum Schnarcher werden.

Das Übergewicht

Übergewicht ist nicht nur ein Risiko für Herz-Kreislauf-Erkrankungen, sondern auch für das Schnarchen beziehungsweise für das Schlafapnoe-Syndrom.

Klassischerweise ist der Schnarcher übergewichtig, auch wenn es schlanke Patienten gibt, die ebenfalls lautstark schnarchen. Meist reicht schon eine Reduzierung des Gewichtes, um das Schnarchen zu beheben.

Die positive Wirkung der Gewichtsabnahme stellt man sich so vor, dass beim Abbau von Fettgewebe und bei gleichzeitiger Besserung der Funktion der Schlundmuskeln und der Atemmuskulatur (durch weniger Fetteinlagerung) die Luftwege im Rachen wieder geweitet werden.

Folgerisiko

Bei einem Menschen, der auch ohne Alkoholkonsum schon leicht verengte Luftwege besitzt, kann durch Alkoholkonsum eine weitere Verengung auftreten. Das eigentlich ungefährliche Schnarchen geht dann in ein Schnarchen mit Atemwegsverschlüssen und Atemaussetzern über. Hinzu kommt, dass unter Alkoholeinfluss der Atemantrieb im Gehirn vermindert ist und die Alarmreaktion verspätet einsetzt. Dadurch treten deutlich mehr und deutlich längere Atemaussetzer auf. In der Folge kann ein Schlafapnoe-Syndrom entstehen oder ein bereits bestehendes Schlafapnoe-Syndrom kann sich verschlimmern.

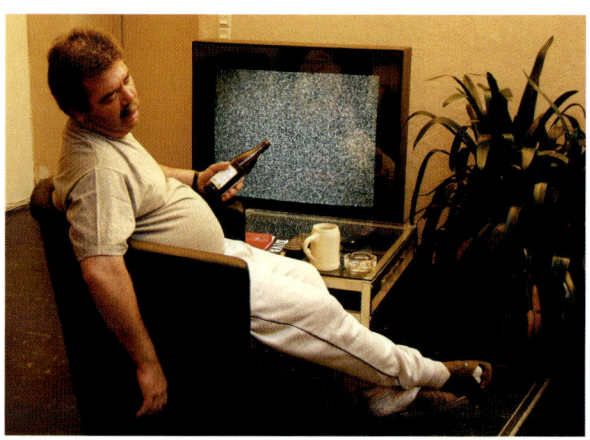

Abb. 9.3: In den meisten Fällen sind die Schnarcher übergewichtig.

Die Medikamente

Schlaf- und Beruhigungsmittel und auch stimmungsaufhellende Medikamente können – ähnlich wie Alkohol – unabhängig von der Dosis auch das Schnarchen beziehungsweise eventuelle Atemaussetzer verstärken. Dadurch kann bei einem gewöhnlichen Schnarcher, der schon eine leichte Verengung seiner Luftwege aufweist, das ungefährliche Schnarchen in ein Schnarchen mit Atemwegsverschlüssen und Atemaussetzern übergehen.

Kann man Schnarchen behandeln?

Schnarchen ist wohl seit Menschengedenken ein Problem. Grundsätzlich kann man sagen, dass alles, was die Atemwege erweitert beziehungsweise die Verengung der Atemwege vermindert, das Schnarchen günstig beeinflussen kann.

Allgemeine Maßnahmen

Im Umkehrschluss der oben genannten Risikofaktoren können wir also festhalten, dass die folgenden Maßnahmen für mehr Ruhe im Schlafzimmer sorgen können:

- Alkoholverzicht,
- Gewichtsabnahme,
- Schlafmittelverzicht usw.

Antischnarchprothesen

Im Bereich der medizinischen Antischnarchprothesen wurden viele Versuche unternommen:

Eine Pille gegen das Schnarchen?

Bislang gibt es ein solches Wundermittel noch nicht. Doch eines ist sicher: Wer auch immer sie erfindet, braucht sicherlich nie mehr zu arbeiten ...

- Es gibt gebissähnliche Prothesen, die man zur Nacht anlegt und die mit einem Stab die Zunge herunterdrücken und so versuchen, ein Zurückfallen der Zunge während des Schlafes zu verhindern. Diese Prothesen kosten über hundert Euro.

- Es gibt spezielle, zahnärztlich angepasste Prothesen, die den Unterkiefer etwas nach vorne ziehen und dadurch den Rachenraum erweitern. Diese Prothesen sind sehr unbequem zu tragen. Sie kosten bis zu 1000 Euro und können auf Dauer den Kiefer verformen.

- Darüber hinaus gibt es noch jede Menge weiterer Modelle. Informieren Sie sich bei Ihrem Arzt.

Insgesamt sind die Erfolge mit Prothesen jedoch noch sehr unbefriedigend. Bei einigen Patienten tritt vorübergehend eine Besserung des Schnarchens ein, die aber oftmals nicht von langer Dauer ist.

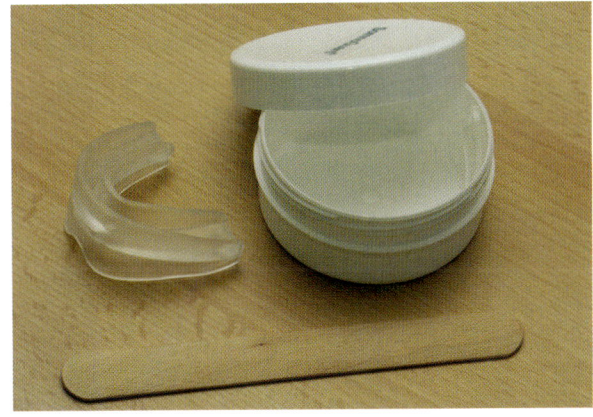

Abb. 9.4: Es gibt Aufbissschienen, die von einem Zahnarzt individuell angefertigt und angepasst werden.

103

Das Schlafapnoe-Syndrom

Das Schlafapnoe-Syndrom gehört im Schlaflabor zu den am häufigsten diagnostizierten Schlafstörungen. Dennoch gilt es in der Bevölkerung immer noch als exotische und seltene Erkrankung.

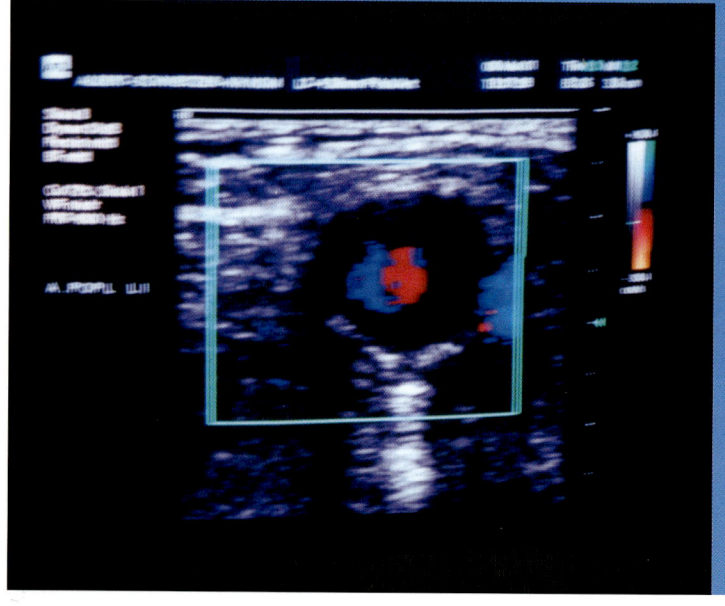

Schlafapnoe-Syndrome sind fast so weit verbreitet wie die Volkskrankheit Diabetes. Circa zwei bis vier Prozent der Deutschen leiden an der Schlafapnoe. Es ist besonders wichtig, ein Schlafapnoe-Syndrom möglichst früh zu erkennen, da dieses schwerwiegende Krankheiten nach sich ziehen kann.

Faustregel

Wer während des Schlafes stark schnarcht und mehr als 10 Atempausen pro Stunde von mehr als 10 Sekunden Dauer (pro Atempause) hat, der leidet unter einem Schlafapnoe-Syndrom.

Schlafapnoiker, deren Krankheit nicht behandelt wird, sterben früher an Herzinfarkt, Bluthochdruck oder Schlaganfall. Betroffen sind vor allen Dingen übergewichtige, laut schnarchende Männer zwischen 40 und 60 Jahren. Nach den Wechseljahren trifft die Erkrankung auch Frauen in fast gleichem Ausmaß.

Was ist eine Schlafapnoe?

Die Schlafapnoe ist eine spezielle Art der Atmungsstörung, die nur im Schlaf auftritt. Man unterscheidet drei verschiedene Formen der Erkrankung: die obstruktive, die zentrale und die gemischte Apnoe.

Bei Betroffenen kommt es während des Schlafes immer wieder zu lang andauernden Atemstillständen, so genannten Apnoen, über wenigstens zehn Sekunden, häufig jedoch über ein bis zwei Minuten!

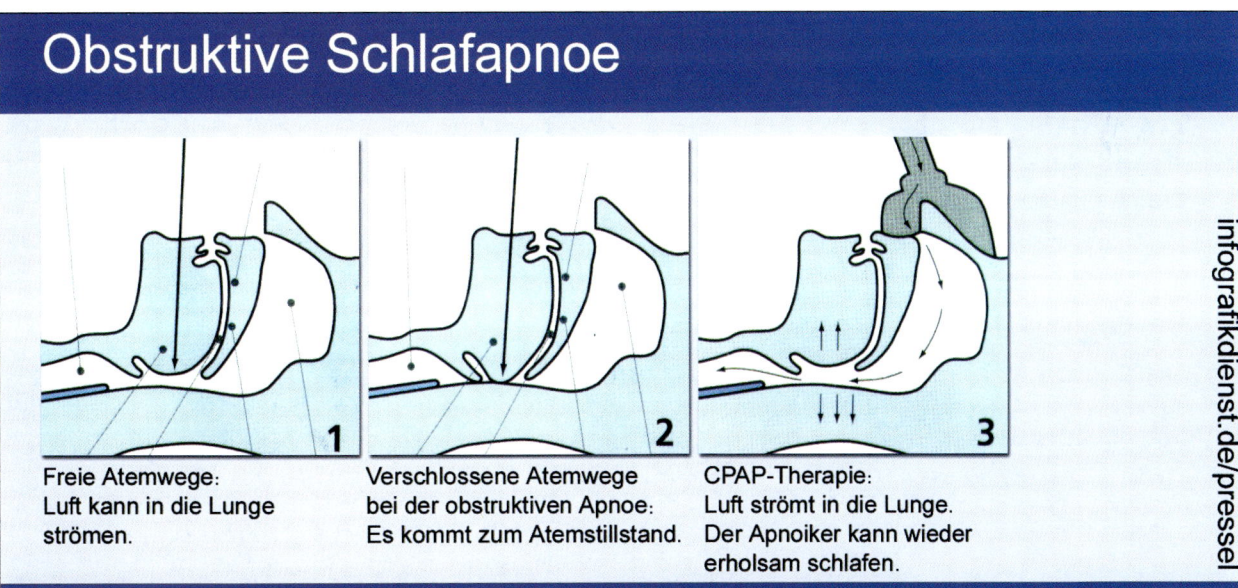

Obstruktive Schlafapnoe

1 Freie Atemwege: Luft kann in die Lunge strömen.

2 Verschlossene Atemwege bei der obstruktiven Apnoe: Es kommt zum Atemstillstand.

3 CPAP-Therapie: Luft strömt in die Lunge. Der Apnoiker kann wieder erholsam schlafen.

infografikdienst.de/pressel

Bei der obstruktiven Schlafapnoe (Obstruktion=Verschluss) bleibt dem Erkrankten mindestens 10-mal pro Stunde die Luft weg: Solche Atemblockaden können bis zu 600-mal pro Nacht auftreten.

Patienten mit einem ausgeprägtem Schlafapnoe-Syndrom benötigen eine nächtliche Atemhilfe, die so genannte CPAP-Therapie (engl. Continuous Positive Airway Pressure=kontinuierliche Überdruckbeatmung durch die Nase). Dieser Überdruck hält den Rachen offen.

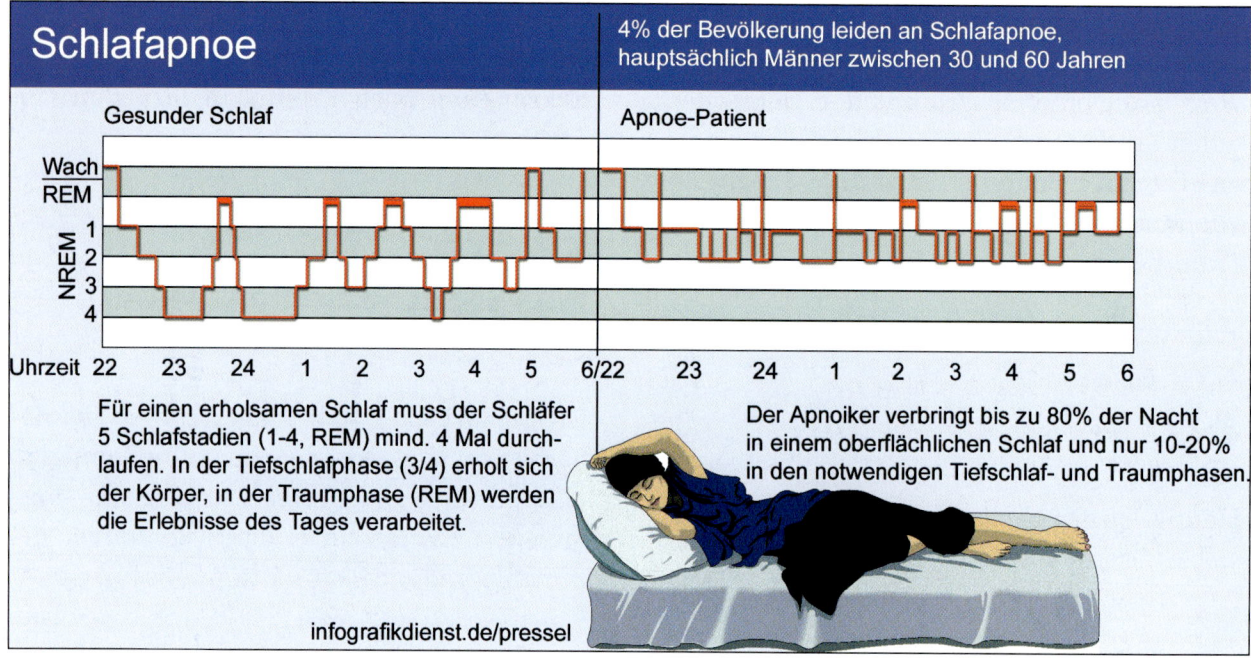

Schlafapnoe

4% der Bevölkerung leiden an Schlafapnoe, hauptsächlich Männer zwischen 30 und 60 Jahren

Gesunder Schlaf

Apnoe-Patient

Wach / REM / NREM 1 2 3 4 / Uhrzeit 22 23 24 1 2 3 4 5 6/22 23 24 1 2 3 4 5 6

Für einen erholsamen Schlaf muss der Schläfer 5 Schlafstadien (1-4, REM) mind. 4 Mal durchlaufen. In der Tiefschlafphase (3/4) erholt sich der Körper, in der Traumphase (REM) werden die Erlebnisse des Tages verarbeitet.

Der Apnoiker verbringt bis zu 80% der Nacht in einem oberflächlichen Schlaf und nur 10-20% in den notwendigen Tiefschlaf- und Traumphasen.

infografikdienst.de/pressel

Während des Schlafes kommt es immer zu einer Erschlaffung der Muskulatur. Bei einigen Menschen ist die Erschlaffung der Schlundmuskulatur so ausgeprägt, dass ein vollständiger Kollaps mit Blockierung der Luftröhre auftritt. Unterkiefer und Zungengrund rutschen in der Rückenlage so weit nach hinten, dass sie die Atemwege der Betroffenen oberhalb des Kehlkopfes teilweise oder ganz verschließen. Diese Verengung wird auch Obstruktion genannt. Der Patient kann nicht mehr ungehindert atmen, er schnarcht laut und unregelmäßig. Obwohl die Atemmuskulatur weitere Atemanstren-

gungen unternimmt, ist die Luft- und damit die Sauerstoffzufuhr unterbrochen. Der Sauerstoffgehalt des Blutes sinkt. Sind die oberen Atemwege ganz verschlossen, steht die Atmung für kurze Zeit still, es besteht der Zustand der Apnoe.

Bevor der Betroffene erstickt, „weckt" ihn jedoch eine Alarmreaktion des Körpers, die Schlundmuskulatur öffnet sich und der Atemweg wird wieder frei. Dieser gestörte Atemmechanismus tritt im Laufe der Nacht immer wieder auf, sobald der Betroffene tief und entspannt schläft. Sein Schlaf ist durch diese ständigen kurzen Aufwachreaktionen so auseinander gerissen, dass er tagsüber unter extremer, unüberwindbarer Müdigkeit leidet. Für die Betroffenen unerklärlich, denn oft bemerken sie gar nicht, dass sie nachts immer wieder „aufwachen". Auf diese Weise wird der normale Schlafablauf gestört, es kommt zu keinem erholsamen Tiefschlaf.

Nächtliche Atemstillstände können auch ohne eine mechanische Verengung der Atemwege eintreten. In seltenen Fällen setzt für Sekunden der Atmungsantrieb des Gehirns aus, das Zwerchfell bewegt sich nicht mehr, der Schlafende atmet nicht. Erst

Die Schlafapnoe in Zahlen

In schwersten Fällen wiederholen sich die Atemstillstände bis zu 60 Mal in einer Stunde. Im Falle eines 6-stündigen Nachtschlafes bedeutet das 360 Atemaussetzer und 360 deutliche Verminderungen des Sauerstoffgehaltes im Blut in einer einzigen Nacht. Da es ohne Behandlung in jeder Nacht zu einer etwa gleichen Anzahl von Atemaussetzern kommt, bedeutet das auf ein Jahr gerechnet die unglaubliche Anzahl von 131 400 Atemaussetzern.

nach Sekunden setzt die Atmung von selber wieder ein. Diese Form der Erkrankung wird als zentrale Schlafapnoe bezeichnet und tritt besonders häufig im Zusammenhang mit schwerwiegenden Herzerkrankungen und als Folge eines Schlaganfalls auf.

Wie bemerkt man ein Schlafapnoe-Syndrom?

Häufig ist es schwierig für den Betroffenen selbst festzustellen, ob er tatsächlich an einem Schlafapnoe-Syndrom leidet. Wichtig sind daher häufig die Beobachtungen der Mitmenschen und eine größere Bereitschaft, sich selbst intensiver zu beobachten. Wir haben im Folgenden einige Warnzeichen aufgeführt sowie einen Fragebogen erarbeitet, der Sie auf die richtige Fährte bringen kann.

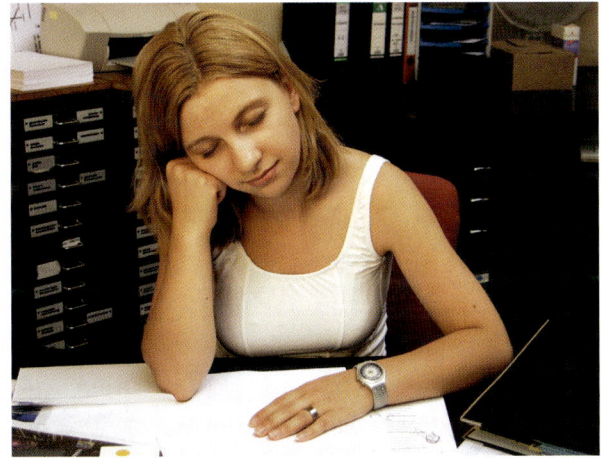

Abb. 10.1: Tagesschläfrigkeit kann ein Symptom für das Schlafapnoe-Syndrom sein.

Warnzeichen der Schlafapnoe

Bei Erwachsenen

Schnarchen kann eine Lautstärke erreichen, die an die Geräuschentwicklung von Pressluftbohrern heranreicht, über mehrere Räu-

Seit wann kennt man das Schlafapnoe-Syndrom?

Schon seit vielen Jahrzehnten ist das Pickwick-Syndrom bekannt, eine Kombination von massivem Übergewicht, Schnarchen und Schlafsucht (Narkolepsie). Es hat seinen Namen aus dem Roman von Charles Dickens „Die Pickwickier", den er 1836 veröffentlichte und in dem er einen fetten, schnarchenden, stets müden jungen Mann beschrieb, der bei jeder Gelegenheit einschlief. Ende der 1960er-Jahre wurde erkannt, dass dieses Pickwick-Syndrom nichts anderes war als die Extremform eines Schlafapnoe-Syndroms.

me hinweg zu hören ist und manchmal bis zur benachbarten Wohnung durchdringt. Die typischen Geräusche des Schnarchens, die im Wechsel von Atempausen und heftigem Luftschnappen entstehen, spiegeln das Aus- und Einsetzen der Atmung akustisch wider. In manchen Fällen setzt die Atmung zu 75 Prozent der gesamten Schlafdauer aus.

Der gestörte Nachtschlaf kann extreme Tagesschläfrigkeit verursachen und zu gravierenden Belastungen im Privat- und Berufsleben führen. Schlafapnoiker unterliegen

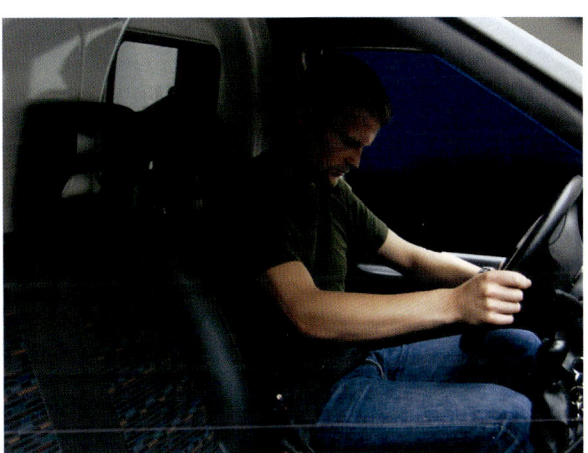

Abb. 10.2: Schlafapnoiker schlafen am Steuer häufig ein.

107

auch erhöhten Unfall- und Verletzungsrisiken, da sie jederzeit am Arbeitsplatz oder am Steuer einschlafen können. Die Wahrscheinlichkeit von Verkehrsunfällen ist bei Schlafapnoikern ca. zwei bis fünf Mal höher als bei anderen Verkehrsteilnehmern.

Schlafapnoe kann zu Konzentrationsstörungen, Vergesslichkeit, Zerstreutheit, Angstzuständen und Depressionen führen. Diese Beschwerden können plötzlich und unvermittelt auftreten oder sich in einem schleichenden Prozess über Jahre hinweg herausbilden. Die Symptome werden oftmals gar nicht beachtet oder in ihrer Bedeutung nicht ernst genommen. Meistens werden Familienmitglieder, Arbeitgeber oder Kollegen auf das veränderte Verhalten der Patienten aufmerksam und regen eine ärztliche Untersuchung an. Es gibt aber auch Fälle, in denen die Betroffenen selber registrieren, dass sie nachts häufig aufwachen und nach Luft ringen.

Manche Patienten klagen auch über morgendliche Kopfschmerzen und ein nachlassendes sexuelles Interesse. Bei Männern kann es zudem zu Erektionsstörungen kommen.

Bei Kindern

Schlafapnoe wird mit dem plötzlichen Kindstod in Verbindung gebracht, obwohl die Ursachen und Zusammenhänge nicht genau bekannt sind. In der Forschung geht man derzeit der Frage nach, welche Rolle die Schlafapnoe beim plötzlichen Kindstod spielt und inwieweit sie als auslösender Faktor in Betracht kommt.

Schlafapnoe kann bei Kindern mit Übergewicht und vergrößerten Mandeln bzw. Polypen auftreten. Unter Schlafapnoe leidende Kinder schnarchen, zeigen Schwierigkeiten

beim Luftholen und haben einen unruhigen Schlaf. Da Schnarchen im Kindesalter sehr ungewöhnlich ist, sollten Eltern stets einen Arzt zu Rate ziehen.

Ältere Kinder, die unter Schlafapnoe leiden, wirken oft träge und schwerfällig und zeigen schlechte Leistungen in der Schule. Sie werden häufig als „langsam" und „faul" eingeschätzt.

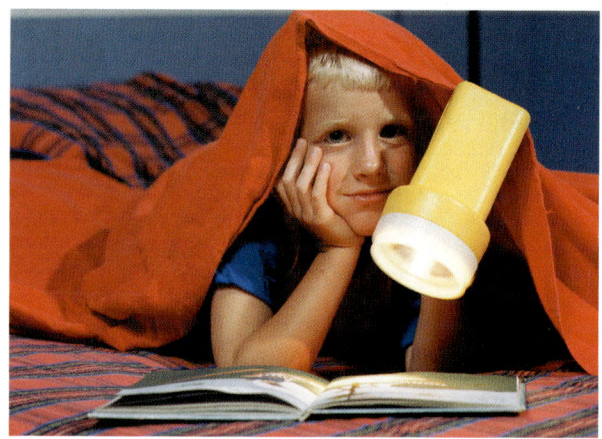

Abb. 10.3: Kinder, die an Schlafapnoe leiden, sind häufig müde und träge.

Der Fragebogen zur Selbsterkennung

Fragen Sie Ihre Partnerin beziehungsweise Ihren Partner, ob Sie nachts laut und unregelmäßig schnarchen und ob Sie Atemaussetzer haben, die manchmal von einem „explosionsartigen" Schnarchen beendet werden.

Fragen Sie, ob sie beziehungsweise er Sie schon einmal (vielleicht sogar schon öfter) angestoßen und wachgerüttelt hat, weil Sie für längere Zeit nicht geatmet haben.

Neben Schnarchen und Atemaussetzern gibt es aber noch viele weitere Beschwerden, die zu einem Schlafapnoe-Syndrom gehören können. Es kommen aber nur selten alle Beschwerden gleichzeitig vor. Beantworten Sie daher die folgenden Fragen:

1. Fühlen Sie sich morgens **unausgeschlafen**, gegebenenfalls sogar „wie gerädert"?

2. Haben Sie bereits beim Aufwachen **Kopfschmerzen** oder **Schwindel**?

3. Werden sie tagsüber gelegentlich so **müde** (oft um die Mittagszeit oder am frühen Nachmittag), dass sie sogar einschlafen?

4. Machen Sie womöglich genau aus diesem Grunde einen **Mittagsschlaf?**

5. Merken Sie, dass Sie trotz ausreichendem Nachtschlaf tagsüber **Konzentrationsschwierigkeiten** haben?

6. Merken Sie, dass Sie trotz ausreichendem Nachtschlaf tagsüber körperlich und geistig **vermindert leistungsfähig** sind?

7. Merken Sie, dass Sie trotz ausreichendem Nachtschlaf tagsüber **gereizt** und **nervös** sind?

8. Schlafen Sie regelmäßig beim **Fernsehen** oder aber beim **Zeitunglesen** ein?

9. Sind Sie schon einmal beim **Autofahren** plötzlich weggenickt und dann erschrocken wieder aufgewacht (so genannter Sekundenschlaf); oder sogar tatsächlich eingeschlafen und haben einen Unfall verursacht?

10. Haben Sie nachts oft **Albträume,** wachen Sie nachts unvermittelt auf und haben Atemnot, oder schwitzen Sie nachts sehr stark?

11. Haben Sie **Übergewicht?**

12. Leiden Sie unter **sexuellen Funktionsstörungen** oder **Impotenz?**

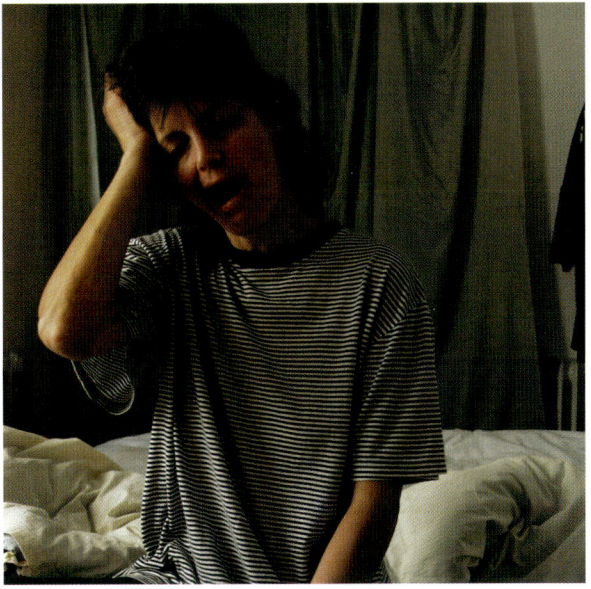

Abb. 10.4: Schlafapnoiker fühlen sich auch nach ausreichendem Schlaf unausgeschlafen und müde.

13. Sagen Ihnen Bekannte und Verwandte, Sie hätten sich in Ihrer **Persönlichkeit** geändert, seien nicht mehr aufgeschlossen und fröhlich, sondern depressiv?

14. Fühlen Sie sich nach abendlichem mäßigem **Alkoholkonsum** am nächsten Morgen besonders erschöpft und abgeschlagen?

15. Haben Sie schon einmal nachts wie aus heiterem Himmel **Herzrasen** oder **Herzstolpern** gespürt?

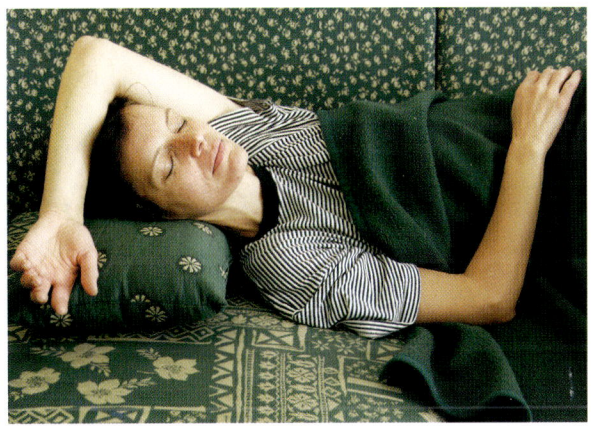

Abb. 10.5: Schlafapnoiker benötigen häufig ein Nickerchen am Mittag.

109

Alle genannten Beschwerden können Anzeichen eines Schlafapnoe-Syndroms sein!

Auswertung: Wenn Sie einige der oben gestellten Fragen mit „Ja" beantwortet haben, dann könnten Sie an einem Schlafapnoe-Syndrom leiden!

Keine Angst!

Nicht jeder Mensch, der schnarcht, hat auch ein Schlafapnoe-Syndrom. Es gibt harmloses Schnarchen, das nur geräuschbelästigend ist.

Außerdem haben viele Menschen nachts (zumeist kurze) Atemaussetzer.

Heutzutage geht man davon aus, dass bis zu 5 Atemaussetzer pro Stunde noch normal sind, 5 bis 10 Atemaussetzer pro Stunde einen Grenzbereich darstellen und erst ab 10 Atemaussetzern pro Stunde von einem Schlafapnoe-Syndrom gesprochen werden kann.

Die Gefahren des Schlafapnoe-Syndroms

Ein Schlafapnoe-Syndrom ist aus zwei verschiedenen Gründen gefährlich für den Betroffenen und muss daher ärztlich behandelt werden. Zum einen führt das Schlafapnoe-Syndrom in aller Regel zu direkten körperlichen Störungen. Zum anderen können Herz-Kreislauf-Störungen oder andere Erkrankungen die Folge sein.

Direkte körperliche Störungen

Das Hauptproblem der Betroffenen ist die Tagesmüdigkeit sowie die durch die Müdigkeit ausgelöste Einschlafneigung. Das ein Mensch noch niemals einen Film zu Ende gesehen hat, weil er immer schon vorher ein-

schläft, oder dass jemand regelmäßig zu spät nach Hause kommt, weil er während seiner Busfahrt immer seine Haltestelle verschläft und erst an der Endstation vom Busfahrer aufgeweckt wird, ist noch eher amüsant. Tragisch sind die durch die Einschlafneigung und den so genannten Sekundenschlaf ausgelösten Auto- und Arbeitsunfälle.

Betrachten wir einzelne Berufsgruppen bei ihrer täglichen Arbeit und stellen uns dann vor, dass einige von ihnen für zehn bis zwanzig Sekunden (oder sogar länger) einschlafen:

- der Pilot, der sich gerade im Landeanflug befindet;
- der Fluglotse, der im Flughafentower die Flugzeuge auf ihrem Kurs dirigiert;
- der Kranführer, der in 30 Metern Höhe alleine im Führerhaus sitzt und Stahlträger über die Köpfe der Bauarbeiter hinweg bewegt;
- der Schreiner, der mit der Kreissäge arbeitet;
- der Neurochirurg, der am Gehirn operiert.

Des Weiteren ist die Leistungsfähigkeit, insbesondere die Konzentrationsfähigkeit, so stark eingeschränkt, dass man sich zu jeder Tätigkeit zwingen muss.

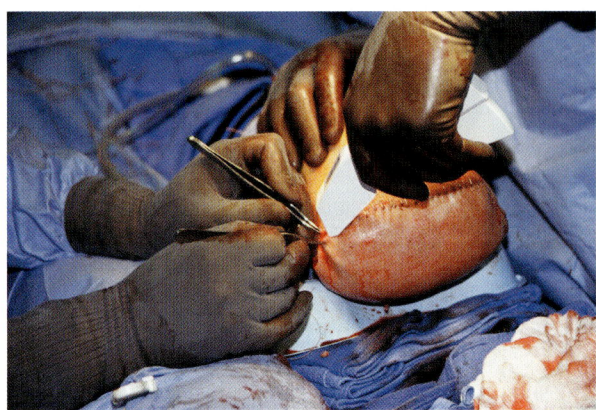

Abb. 10.6: Der Sekundenschlaf kann für manche Berufsgruppen, z. B. Chirurgen, zu fatalen Folgen führen.

Schlafapnoe - Gefahr für die Gesundheit

SYMPTOME	MÖGLICHE FOLGEN	RISIKOFAKTOREN
— lautes, unregelmäßiges Schnarchen	— Bluthochdruckerkrankungen	— starkes Übergewicht
— ständige Müdigkeit, Einschlafzwang am Tag	— Herzrhythmusstörungen	— üppige Mahlzeiten am Abend
— verminderte geistige und körperliche Leistungsfähigkeit	— koronare Herzkrankheit	— Alkohol, besonders am Abend
— Konzentrationsschwäche	— Herzinfarkt	— Rauchen
— Nervosität, Gereiztheit	— Herzinsuffizienz	— Schlaf- und Beruhigungsmittel
— Kopfschmerzen	— plötzlicher Herztod	— unregelmäßige Schlafzeiten
— Albträume	— Schlaganfall	— (z.B. bei Schichtarbeit)
— Depressionen	— krankhafte Vermehrung der roten	— an Schlafapnoe leidende Verwandte
— sexuelle Störungen, Impotenz	Blutkörperchen	— männliches Geschlecht
— Bettnässen bei Kindern	— nächtliches Nasenbluten	— Engstellen im Nasen-/Rachenraum
— Schwindelanfälle	— Depressionen	— (z.B. durch vergrößerte Mandeln)
— Persönlichkeitsveränderungen	— erhöhte Unfallgefahr	
— nächtliches Schwitzen		

infografikdienst.de/pressel

Schließlich entsteht durch die Unausgeschlafenheit eine Gereiztheit, die oftmals den Umgang mit den Mitmenschen erschwert.

Folgeerkrankungen

Es gibt zahlreiche und auch sehr schwerwiegende Folgeerkrankungen, die im Vorfeld zu vermeiden sind, wenn man eine Schlafapnoe frühzeitig entdeckt und behandelt. Zu ihnen gehören unter anderem:

● Bluthochdruck,
● Belastungsluftnot,
● Herzschmerzen,
● Herzrhythmusstörungen,
● Schlaganfall.

Auch sexuelle Funktionsstörungen und Impotenz können die Folge eines Schlafapnoe-Syndroms sein. Allerdings sind nicht nur Männer durch den Verlust der Erektionsfähigkeit beeinträchtigt, auch bei Frauen können sich sexuelle Funktionsstörungen in Form von eingeschränkter Liebeslust und verminderter Orgasmusfähigkeit einstellen.

Schlafapnoe und Schnarchen

Wie man harmloses Schnarchen vom gefährlichen und durch die Schlafapnoe verursachten Schnarchen unterscheiden kann, haben wir bereits im Kapitel „Die Säge im Bett: Schnarchen" ausführlich behandelt und möchten an dieser Stelle auf dieses Kapitel verweisen. Allerdings sei hier noch einmal festgestellt, dass unterbrochenes, lautes, unregelmäßiges und explosionsartiges Schnarchen mit Atemaussetzern auf eine Schlafapnoe hinweisen kann.

Auch die Risikofaktoren des Schnarchens wie Alkohol, Übergewicht und Medikamente haben wir bereits besprochen. Es sei jedoch noch einmal auf folgende Punkte hingewiesen:

Alkohol verengt nicht nur die Luftwege. Es kommt vielmehr hinzu, dass unter Alkoholeinfluss der Atemantrieb im Gehirn vermindert ist und die Alarmreaktion verspätet einsetzt. Dadurch treten deutlich mehr und deutlich längere Atemaussetzer auf. Bei Patienten, die regelmäßig abends Alkohol trinken, reicht im einen oder anderen Fall das Weglassen des Alkohols aus, die Schlafstörungen oder die Tagesmüdigkeit zu beheben. **111**

Die meisten Schlafapnoe-Patienten sind übergewichtig. Bei vielen von ihnen reicht manchmal schon alleine eine deutliche Gewichtsabnahme aus, die Schlafstörungen oder die Tagesmüdigkeit zu beheben. Auf alle Fälle aber ist durch Studien belegt, dass durch eine Gewichtsabnahme im Durchschnitt der untersuchten Patienten die Anzahl der Atemaussetzer absank, die Beschwerden über Tage besser wurden und die Rate an begleitenden Erkrankungen geringer wurde.

Schlaf- und Beruhigungsmittel wirken ähnlich wie Alkohol verengend auf die Luftwege und verstärken die Atemaussetzer. Bei einem Schlafapnoe-Patienten kann dadurch aus einem leichtgradigen ein mittel- bis schwergradiges Schlafapnoe-Syndrom werden. Bei Patienten, die zusätzlich an Lungenerkrankungen wie einer chronischen Bronchitis, einem Lungenemphysem oder einem Asthma bronchiale leiden, verschlechtern sich Atmung und Schlafapnoen nach Einnahme dieser Medikamente noch deutlicher als bei lungengesunden Patienten. Aus diesem Grund ist es wichtig, bei Tagesmüdigkeit oder bereits gesichertem Schlafapnoe-Syndrom solche Medikamente konsequent abzusetzen (wenn das medizinisch vertretbar ist).

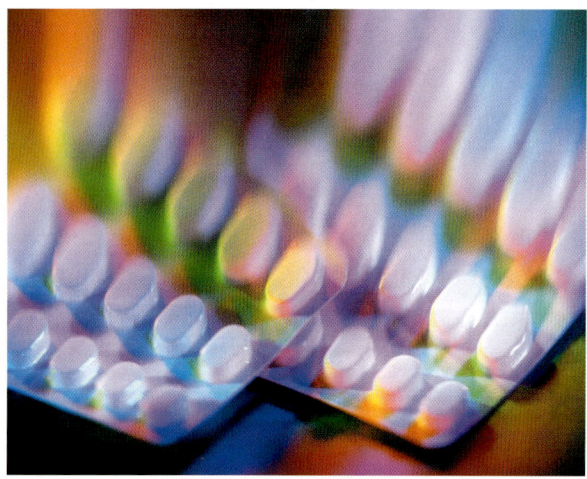

Abb. 10.7: Schlaf- und Beruhigungsmittel sind bei einem Schlafapnoe-Patienten nicht zu empfehlen.

Alkohol von der Krankenkasse

Die auf ein Schlafapnoe-Syndrom verstärkende Wirkung des Alkohols wird auch in der Diagnostik eingesetzt. Sollten sich in einer Messnacht im Schlaflabor nur wenige Atemaussetzer zeigen, obwohl ein Patient über erhebliche Beschwerden wie Schlafstörungen oder Tagesmüdigkeit klagt, wird eine zweite Messnacht mit so genannter „Alkohol-Provokation" durchgeführt. Dazu trinkt der Patient die Mengen an Alkohol, die er normalerweise abends zu sich nimmt, mindestens jedoch zwei Flaschen Bier oder eine halbe Flasche Wein.

Somit ist das Schlafapnoe-Syndrom die einzige Erkrankung, bei der man (zumindest im Rahmen der Diagnostik) den Alkohol von der Krankenkasse bezahlt bekommt.

Wer kann helfen?

Wenn Sie den Verdacht hegen, dass Sie an einem Schlafapnoe-Syndrom leiden, sollten Sie sich zunächst an Ihren Hausarzt wenden. Dieser wird Sie, wenn er aufgrund Ihrer Beschwerden ein Schlafapnoe-Syndrom oder eine andere so genannte „schlafbezogene Atemstörung" vermutet, zu einem Spezialisten überweisen. Zu solchen Spezialisten zählen:

- Lungenfachärzte,

- Internisten mit der Zusatzbezeichnung Lungen- und Bronchialheilkunde,

- Ärzte mit der Zusatzbezeichnung Schlafmedizin.

Gelegentlich bieten auch

- Internisten und
- Internisten mit der Zusatzbezeichnung Kardiologie

die Möglichkeit zur Schlafapnoe-Diagnostik an.

Diese Ärzte führen ein so genanntes **Schlafapnoe-Screening** bzw. eine so genannte **Polygraphie** durch. Beide Untersuchungen werden wir im Nachfolgenden ausführlich darlegen.

Zeigt sich in dieser Untersuchung ein krankhafter Befund, so wird der Patient in der Regel an ein Schlaflabor überwiesen. Derzeit sind die meisten dieser Schlaflabore an ein Krankenhaus angeschlossen (zumeist in Lungenfachkliniken). Es ist daher ein stationärer Krankenhausaufenthalt von einigen Tagen für die weitere Diagnostik und Therapie erforderlich. Die Wartezeiten sind allerdings lang.

Im Schlaflabor wird dann die „große Schlaflabor-Untersuchung", die so genannte „Polysomnographie" (vgl. dazu den Abschnitt „Das Schlaflabor" im ersten Teil des Buches)

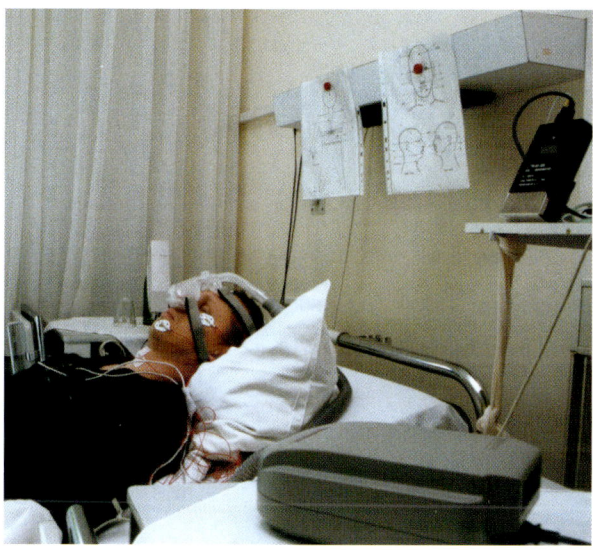

Abb. 10.8: Beobachtungen im Schlaflabor sind nur ein Bestandteil der Diagnostik.

durchgeführt und gegebenenfalls eine Therapie eingeleitet

In einzelnen Fällen, insbesondere wenn Ihre Beschwerden sehr ausgeprägt sind, wird der behandelnde Arzt Sie trotz einer unauffälligen Voruntersuchung in ein Schlaflabor überweisen, um der Ursache Ihrer Schlafstörungen auf den Grund zu gehen.

Die Diagnostik

Die Diagnostik eines Schlafapnoe-Syndroms ist sehr aufwändig und setzt sich aus verschiedenen Teilschritten zusammen, die wir im Folgenden aufführen werden. Zunächst wird auch der Spezialist eine gezielte Befragung durchführen, um anhand Ihrer Beschwerden zum einen auf die mögliche Erkrankung zu schließen (wie schon gesagt, es gibt viele verschiedene Erkrankungen, die zu Schlafstörungen führen) und zum anderen auch die Schwere Ihrer Erkrankung einzuschätzen.

Denn ob man eine Schlafstörung behandeln muss, hängt unter anderem vom Ausmaß der Beeinträchtigung ab. Es lässt sich leicht vorstellen, dass der Arzt einen Patienten mit nur wenigen Atemaussetzern in der Nacht, der aber tagsüber kaum noch leistungsfähig ist, weil er ständig einschläft, behandeln wird, während er einen anderen Patienten mit der gleichen geringen Anzahl von Atemaussetzern, der überhaupt keine Beschwerden außer seinem Schnarchen hat, nicht behandeln wird.

Die Notwendigkeit einer Behandlung hängt also nicht alleine von der Anzahl der Atemaussetzer pro Nacht ab, sondern auch von anderen Faktoren. Deshalb gehört die Therapie-Entscheidung in die Hände eines erfahrenen Spezialisten.

Befragung

Oftmals wird ein Schlaf-Fragebogen verteilt, anhand dessen der Patient seine Beschwerden auf einer Skala einordnen muss. Im Folgenden sehen Sie zwei Beispiele:

Sehr geehrte Patientin, sehr geehrter Patient,

zur Abklärung Ihres Befundes ist es erforderlich, die folgenden Fragen vollständig zu beantworten, indem Sie die jeweils zutreffende Ziffer ankreuzen. Bei den Fragen zum Schlafverhalten bitten wir Sie, sich auf den Zeitraum der vergangenen vier Wochen zu beziehen.

1. Sind Sie tagsüber müde?

   ① ② ③ ④ ⑤
   nie selten gelegentlich oft sehr oft

2. Schlafen Sie tagsüber spontan ein?

   ① ② ③ ④ ⑤
   nie selten gelegentlich oft sehr oft

3. Fällt es Ihnen schwer, lange konzentriert zu bleiben?

   ① ② ③ ④ ⑤
   nie selten gelegentlich oft sehr oft

4. Kommt es vor, dass Sie

   • abends schlecht einschlafen?

   ① ② ③ ④ ⑤
   nie selten gelegentlich oft sehr oft

   • mitten in der Nacht aufwachen?

   ① ② ③ ④ ⑤
   nie selten gelegentlich oft sehr oft

   • früher als gewöhnlich aufwachen, ohne wieder einzuschlafen?

   ① ② ③ ④ ⑤
   nie selten gelegentlich oft sehr oft

5. Spüren Sie nachts eine oder mehrere der folgenden Beschwerden? (Mehrfachnennungen möglich)

   • Herzstolpern, Herzrasen

   ① ② ③ ④ ⑤
   nie selten gelegentlich oft sehr oft

   • Nass-geschwitzt-Sein

   ① ② ③ ④ ⑤
   nie selten gelegentlich oft sehr oft

   • Atemnot/Erstickungsgefühle

   ① ② ③ ④ ⑤
   nie selten gelegentlich oft sehr oft

   • Kopfschmerzen

   ① ② ③ ④ ⑤
   nie selten gelegentlich oft sehr oft

   • längere Hustenanfälle

   ① ② ③ ④ ⑤
   nie selten gelegentlich oft sehr oft

   • lange anhaltender Druck oder Beklemmung im Brustraum oder Oberbauch

   ① ② ③ ④ ⑤
   nie selten gelegentlich oft sehr oft

6. Müssen Sie nachts Wasser lassen?

   ① ② ③ ④ ⑤
   nie selten gelegentlich oft sehr oft

7. Sind abends Ihre Beine angeschwollen?

   ① ② ③ ④ ⑤
   nie selten gelegentlich oft sehr oft

8. Sind Sie durch Luftnot in Ihrer Belastbarkeit eingeschränkt,

   • wenn Sie schwere körperliche Arbeit verrichten?

   ① ② ③ ④ ⑤
   nie selten gelegentlich oft sehr oft

   • wenn Sie leichte körperliche Arbeit verrichten?

   ① ② ③ ④ ⑤
   nie selten gelegentlich oft sehr oft

   • wenn Sie keinerlei körperliche Arbeit verrichten?

   ① ② ③ ④ ⑤
   nie selten gelegentlich oft sehr oft

9. Hat Ihr Partner Atemstillstände bei Ihnen bemerkt?

   ① ② ③ ④ ⑤
   nie selten gelegentlich oft sehr oft

10. Schnarchen Sie laut und unregelmäßig?

    ① ② ③ ④ ⑤
    nie selten gelegentlich oft sehr oft

11. Erwachen Sie morgens frisch und ausgeruht?

    ① ② ③ ④ ⑤
    nie selten gelegentlich oft sehr oft

12. Nehmen Sie Schlafmittel?

    ① ② ③ ④ ⑤
    nie selten gelegentlich oft sehr oft

Liebe Patientin, lieber Patient!

Wie groß ist die Wahrscheinlichkeit, dass Sie während der folgenden Tätigkeiten einschlafen oder einnicken? Hiermit ist gemeint, dass Sie sich nicht nur müde oder erschöpft fühlen. Die Angaben beziehen sich auf die letzten zurückliegenden Tage. Selbst wenn Sie diese Tätigkeiten in letzter Zeit nicht durchgeführt haben, überlegen Sie sich bitte, wie sie sich ausgewirkt hätten. Benutzen Sie bitte folgende Einteilung, indem Sie die am ehesten zutreffende Ziffer ankreuzen.

0 = würde nie dabei einnicken oder einschlafen

1 = geringe Wahrscheinlichkeit, dabei einzunicken

2 = mittelmäßige Wahrscheinlichkeit, dabei einzunicken

3 = hohe Wahrscheinlichkeit, dabei einzunicken

Tätigkeit oder Situation	Wahrscheinlichkeit einzunicken			
Sitzen oder Lesen	0	1	2	3
Fernsehen	0	1	2	3
Ruhigsitzen in der Öffentlichkeit	0	1	2	3
(Theater, Sitzung, Wartezimmer)	0	1	2	3
Eine Stunde Mitfahrt im Auto ohne Pause	0	1	2	3
Liegen am Nachmittag um auszuruhen, wenn die Umstände es erlauben	0	1	2	3
Sitzen und dabei mit jemandem sprechen	0	1	2	3
Ruhigsitzen nach einem Essen ohne Alkohol	0	1	2	3

Schlaf-Tagebuch

In Schlaf-Tagebücher trägt der Patient in einem vorgegebenen Zeitraum von ein bis vier Wochen täglich seine Ruhezeiten, Bettzeiten und empfundene Schlafzeiten ein.

Darüber hinaus muss registriert werden, wie der Patient den Tag und die Zeit vor dem Zubettgehen verbracht hat (Arbeiten, Nikotin- und Alkoholgenuss, Medikamenteneinnahme, Sex, Geräuschbelästigung usw.).

Weiterhin soll registriert werden, wie oft und wie lange der Patient seiner Meinung nach wach lag und was er getan hat, wenn er nicht einschlafen konnte.

Aus diesen Aufzeichnungen lassen sich dann folgende Dinge erkennen:

- welcher Art die Schlafstörung ist,
- welchen Umfang die Schlafstörung hat,
- welche Änderungen des Schlafes in Ab-

hängigkeit von den Tätigkeiten am Tage auftreten,
- welche Änderungen des Schlafes in Abhängigkeit von den Umwelteinflüssen auftreten.

Erhebung der Vorgeschichte

Auch in der Schlafmedizin gehören die sorgfältige Erhebung der übrigen Erkrankungen

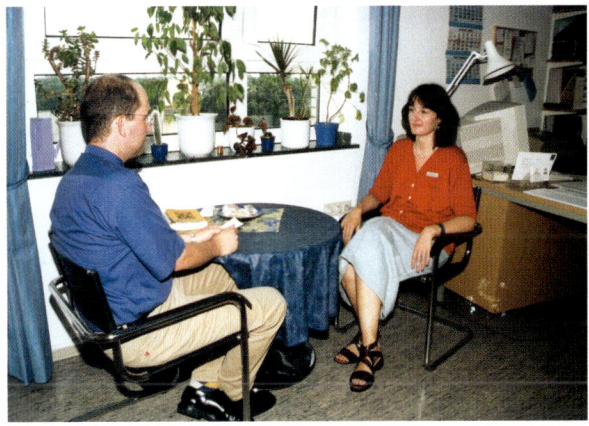

Abb. 10.9: In einem Gespräch werden die Probleme des Patienten besprochen.

115

eines Patienten sowie eine allgemeine körperlich-klinische Untersuchung dazu. Einige internistische Krankheitsbilder, wie zum Beispiel Schilddrüsenfunktionsstörungen, Störungen der Mineralstoffe im Körper (Magnesiummangel) oder eine Herzschwäche und nicht zuletzt Schlaganfälle, führen ebenfalls zu Schlafstörungen.

Schlafapnoe-Screening (Polygraphie)

Bei der Polygraphie bekommt der Patient ein etwa Kassettenrekorder großes Gerät mit nach Hause, welches er entsprechend der vorherigen ärztlichen Anleitung vor dem Zubettgehen selbst anlegt und am nächsten Morgen zurück in die Praxis bringt.

Dieses Gerät misst sechs verschiedene Körperfunktionen (Parameter):

- Atemfluss (mittels Thermistor)

- Sauerstoffsättigung (mittels Pulsoxymeter)

- Brustkorbbewegung (mittels Impedanzmessung)

- Herzfrequenz (mittels Pulsoxymeter)

- Körperlage (mittels Lagesensor)

- Schnarchen (mittels Mikrofon)

Der Arzt kann so am nächsten Morgen sämtliche Daten ausdrucken und Schnarchen, Atemaussetzer, Sauerstoffentsättigungen des Blutes, die Körperlage sowie nächtliche Herzrhythmusstörungen feststellen.

Eine Messung der Hirnströme und somit eine Messung der Schlafqualität ist mit diesem Gerät aber nicht möglich.

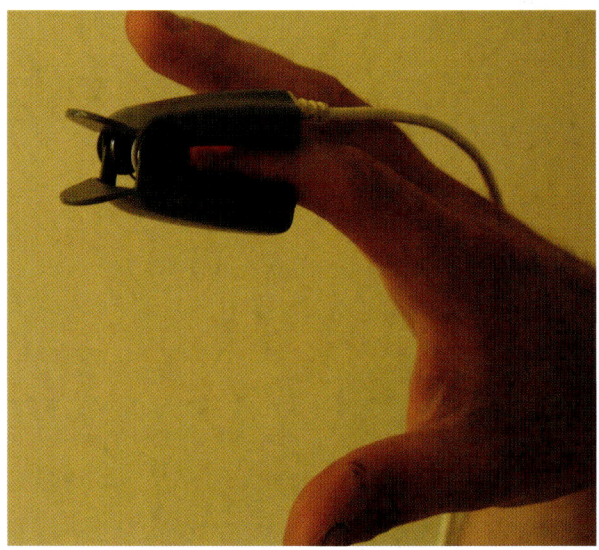

Abb. 10.10: Das Pulsoxymeter misst die Sauerstoffsättigung im Blut.

Allerdings gibt es seit wenigen Jahren ein Zusatzgerät („QUISI"), welches zur Hirnstrommessung zu Hause genutzt werden kann. Dieses Gerät findet zunehmend Eingang in die ambulante Diagnostik, trotzdem erfolgt der Großteil der Hirnstrommessungen zur Schlafstadienbestimmung heutzutage immer noch im Schlaflabor.

Zeigt sich in der Polygraphie ein krankhafter Befund, so wird der Patient in der Regel an ein Schlaflabor überwiesen, in dem dann eine große Schlaflabor-Untersuchung (so genannte „Polysomnographie") durchgeführt wird. Da wir diese bereits zu Beginn des Buches im Abschnitt „Das Schlaflabor" behandelt haben, werden wir an dieser Stelle nicht weiter darauf eingehen.

Testungen des Wachheitsgrades

Um festzustellen, wie schläfrig ein Patient tagsüber ist, werden verschiedene Testungen angewendet, bei denen der Patient tagsüber an die Hirnstrommessung angeschlossen wird.

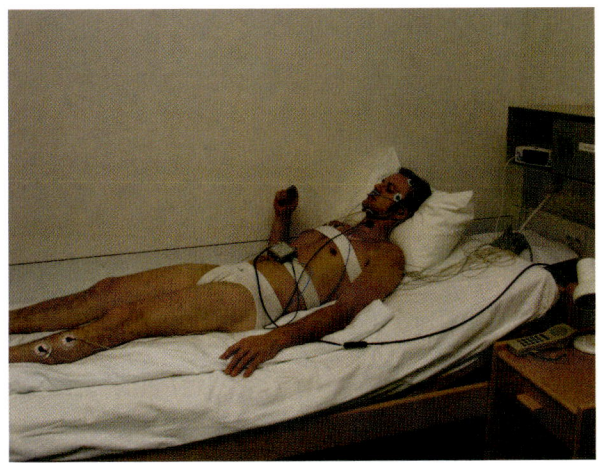

Abb. 10.11: Auch das Wachsein kann im Schlaflabor geprüft werden.

MSLT (Multipler Schlaf-Latenz-Test)

Der Patient legt sich in einen geräuschlosen, abgedunkelten Raum, wird verkabelt und versucht dann zu schlafen. Die Messung wird beendet, wenn er eingeschlafen ist, spätestens aber nach 20 Minuten. Es werden vier Messungen im Abstand von jeweils zwei Stunden durchgeführt. Normalerweise schläft ein Mensch nach 10 bis 20 Minuten in einer solchen reizarmen Umgebung ein.

Krankhaft ist ein Einschlafen bereits innerhalb der ersten zehn Minuten, hochgradig krankhaft ist ein Einschlafen innerhalb der ersten fünf Minuten.

MWT (Maintenance of Wakefulness Test)

Der Patient legt sich in einen geräuschfreien, abgedunkelten Raum, wird verkabelt und versucht dann, wach zu bleiben. Die Messung wird beendet, wenn er eingeschlafen ist, spätestens aber nach 20 Minuten. Es werden vier Messungen im Abstand von jeweils zwei Stunden durchgeführt. Normalerweise schläft ein Mensch trotz einer solchen

reizarmen Umgebung nicht ein, wenn er unbedingt wach bleiben will.

Krankhaft ist ein Einschlafen innerhalb dieser 20 Minuten, je früher, desto ausgeprägter ist die Schlafsucht und somit die Erkrankung.

Wann muss behandelt werden?

Wenn ein Mensch mehr als zehn Atemaussetzer pro Stunde hat, so liegt definitionsgemäß, wie bereits erwähnt, ein Schlafapnoe-Syndrom vor. Man teilt den Schweregrad der Erkrankung nach der Anzahl der Atemaussetzer grob in drei Gruppen ein:

- Leichtgradig = 10–20 Aussetzer pro Stunde

- Mittelgradig = 20–30 Aussetzer pro Stunde

- Schwergradig = mehr als 30 Aussetzer pro Stunde

Bei der Einschätzung des Schweregrades muss aber auch die Verteilung berücksich-

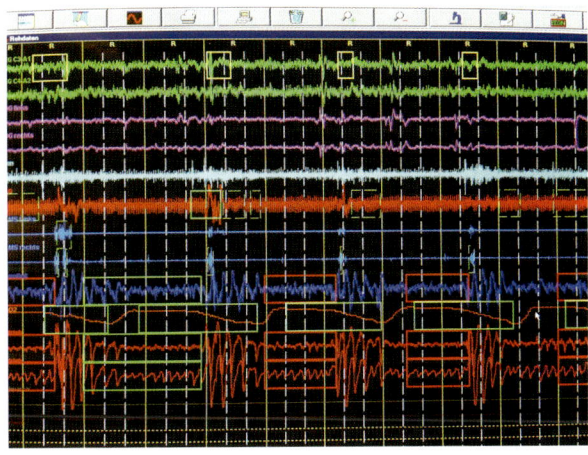

Abb. 10.12: Bei diesem EEG lässt sich eindeutig eine Schlafapnoe feststellen.

117

tigt werden. Wenn zum Beispiel ein Patient in zwei aufeinander folgenden Stunden 60 Atemaussetzer hat und in den anderen vier Stunden seines Schlafes keinen einzigen mehr, kommt er in der Berechnung auf einen Schnitt von zehn Aussetzern pro Stunde. Dieses gilt als gerade noch normal. Trotzdem ist der Schlaf in den besagten zwei Stunden erheblich gestört, was durchaus zu Tagesmüdigkeit führen kann.

Des Weiteren spielt auch die Länge der Atemaussetzer eine Rolle. 15 Atemaussetzer pro Stunde von gerade einmal zehn Sekunden Dauer sind sicherlich weniger schlimm als zehn Atemaussetzer pro Stunde, von denen jeder Aussetzer aber über 1 Minute dauert. Auch das Ausmaß der Sauerstoffentsättigungen im Blut muss bewertet werden. Sicherlich sind 20 Atemaussetzer pro Stunde, die zu keiner Sauerstoffentsättigung des Blutes führen, weniger gefährlich als 15 Atemaussetzer pro Stunde, bei denen der Sauerstoffgehalt im Blut um 50 Prozent absinkt.

Zu guter Letzt hängt der Schweregrad der Erkrankung natürlich auch vom Ausmaß der Beeinträchtigung ab, das durchaus individuell verschieden sein kann.

Bei der Entscheidung, eine Therapie einzuleiten, müssen neben der Schwere einer Schlafapnoe-Erkrankung auch eventuelle Begleiterkrankungen berücksichtigt werden. Bei Atemstörungen bzw. Schlafstörungen nach einem Schlaganfall hat man herausgefunden, dass die geschädigten Körperfunktionen deutlich schneller wiederhergestellt werden, wenn man nicht nur den Schlaganfall, sondern auch das Schlafapnoe-Syndrom behandelt.

Gleiches gilt für das gleichzeitige Vorliegen von Schlafapnoe-Syndrom und Herzschwäche. Auch hier kann sich die Herzschwäche deutlich bessern, wenn man nicht nur diese, sondern auch das Schlafapnoe-Syndrom behandelt.

Therapiemöglichkeiten und Behandlungsstrategien

Von alleine tritt keine spontane Besserung der Beschwerden ein. Zumeist verschlimmert sich der Befund mit zunehmendem Lebensalter. Dieses ist verständlich, wenn man bedenkt, dass alle Muskeln im Laufe des Lebens zunehmend erschlaffen und somit auch die Schlundmuskulatur an Spannkraft verliert, so dass letztlich ein Verschluss der Luftröhre auftritt. Eine Schlafapnoe ist damit, sofern eine Behandlungsnotwendigkeit festgestellt wurde, auch unbedingt ärztlich zu behandeln. Dabei gibt es verschiedene Therapieansätze, sowohl operative als auch nichtoperative, so genannte konservative Behandlungen, die je nach Einzelfall und Schweregrad unterschiedlich greifen.

Allgemeine Maßnahmen

Beginnen wir mit der Schlafhygiene, also mit den allgemeinen Maßnahmen, die sich günstig auf ein Schlafapnoe-Syndrom aus-

Wichtiger Hinweis

Wie schwergradig eine Schlafstörung ist und ob man sie behandeln muss, hängt also nicht alleine von der Anzahl der Atemaussetzer pro Stunde ab, sondern auch von anderen Faktoren. Die Entscheidung über die Notwendigkeit der Behandlung sollte daher dem Spezialisten überlassen werden.

wirken können. Dazu zählen:

- Gewichtsabnahme,
- Alkoholverzicht,
- Schlafmittelverzicht,
- regelmäßige Schlaf-/Wach-Zeiten,
- ruhige nächtliche Umgebung und gemäßigte Zimmertemperatur,
- Vermeidung von Nacht- und Wechselschichten.

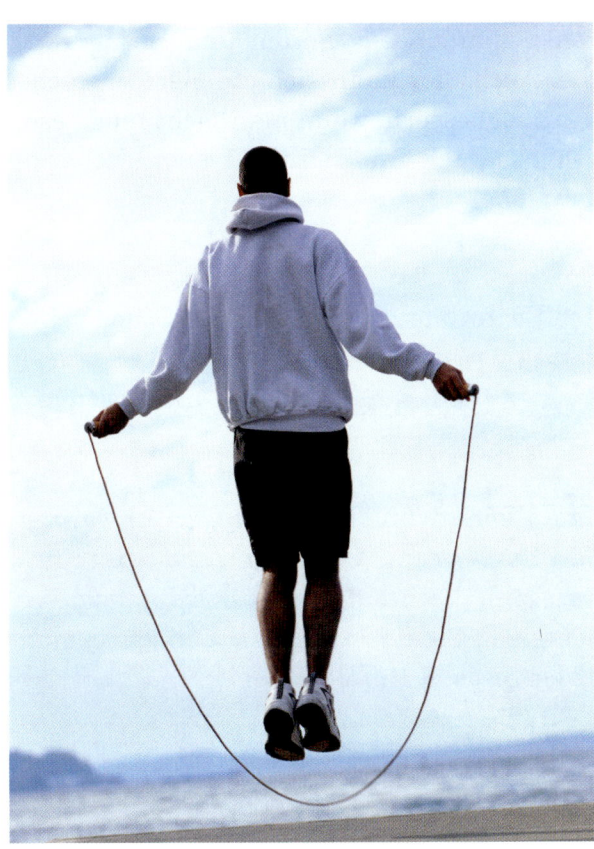

Abb. 10.13: Durch Fitness und gesunde Ernährung lässt sich das Übergewicht leicht in den Griff bekommen.

Bei einigen Patienten reichen alleine diese Maßnahmen aus, die Beschwerden deutlich zu bessern. In der überwiegenden Zahl der Fälle sind es aber nur Begleitmaßnahmen, die zusätzlich zu einer der nachfolgend beschriebenen Therapieformen durchgeführt werden.

Die Körperposition

*Zumeist treten Atemaussetzer häufiger in Rückenlage als in Seiten- oder Bauchlage auf, was unter anderem dadurch zu erklären ist, dass in Rückenlage die Zunge nach hinten fällt und die Atemwege verschließt. Aber nur in seltenen Fällen treten die Atemaussetzer **ausschließlich** in Rückenlage auf. Findet sich jedoch ein streng Rückenlage-abhängiges Schlafapnoe-Syndrom, so kann eine **Lagerungs-Therapie** erfolgreich sein. Dazu wird ein Tennisball oder ein Schaumstoffkeil in das Schlafanzugoberteil eingenäht, so dass der Patient nicht mehr auf dem Rücken liegen kann und demzufolge keine Atemaussetzer mehr auftreten.*

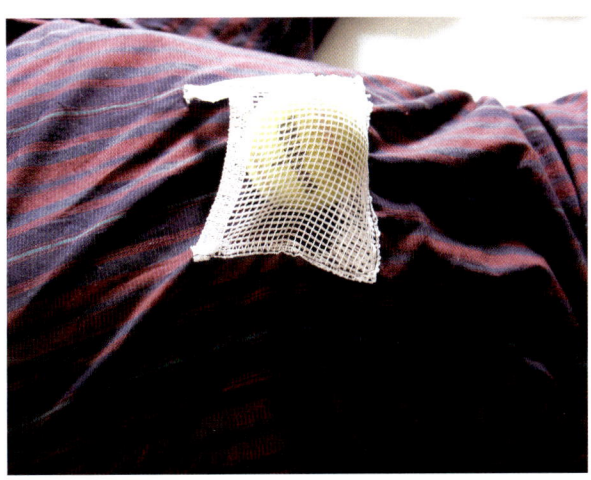

Abb. 10.14: Ein am Schlafanzugoberteil eingenähter Tennisball kann die Rückenlage verhindern.

Die medikamentöse Therapie

Trotz vieler Versuche mit den verschiedensten Medikamenten hat sich bisher nur retardiertes Theophyllin in einer Dosierung zwischen 100 und 500 mg (20 Minuten vor dem Schlafengehen) bewährt. Allerdings ist dieses Medikament mit zahlreichen Nachteilen verbunden:

119

- 20 Prozent der Schlafapnoe-Patienten sprechen nicht darauf an.

- Es tritt ein Gewöhnungseffekt nach einigen Monaten ein.

- Bei mittelschwerem und schwerem Schlafapnoe-Syndrom ist Theophyllin nicht erfolgreich.

Die CPAP-Therapie

Die CPAP-Therapie ist die erfolgreichste Therapie eines Schlafapnoe-Syndroms.

Der Australier Sullivan fand 1981 heraus, dass man die kollapsgefährdeten Atemwege im Schlaf stabilisieren kann, wenn man über die Nase einen Überdruck zwischen 5 und 15 mmHg in den Atemwegen aufbaut. Auf diese Weise werden die Atemwege geschient (vergleichbar einem Fahrradschlauch, der aufgepumpt wird).

Man benötigt hierzu eine Druckluftpumpe (funktioniert wie ein Gebläse), ein Schlauchsystem und eine festsitzende Nasenmaske. Sullivan nannte diese Therapie **CPAP-Therapie** (*Continous Positive Airway Pressure*), weil durch diese Konstruktion kontinuierlich ein positiver Atemwegsdruck aufgebaut wird.

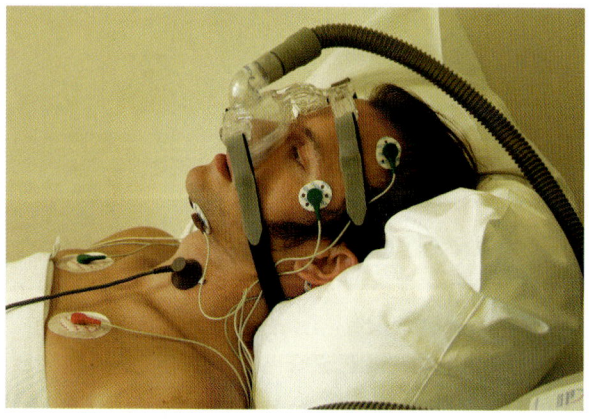

Abb. 10.15: Kontinuierliche Überdruck-beatmung durch die Nase

Die Überdruckbeatmung im Vergleich

Ein Druck von 12 mmHg auf die Atemwege entspricht etwa dem Luftdruck, den man spürt, wenn man auf der Autobahn bei 140 Stundenkilometern den Kopf aus dem Fenster steckt und dann ein- und ausatmet.

Durch die kontinuierliche Überdruckbeatmung kann man sowohl alle Schnarchgeräusche als auch alle Atemaussetzer vollständig beseitigen, allerdings nur für die Dauer dieser Beatmung. Der aufgebaute Druck ist jedoch nicht so hoch, dass der Patient „aufgeblasen" wird, sondern lässt eine Ausatmung der eingeatmeten Luft zu.

Trotz dieser zunächst abschreckend anmutenden Therapie ist die Langzeitakzeptanz bei den Patienten sehr gut, zumal sich bei ungefähr 80 Prozent das Befinden dramatisch verbessert.

Die Nachteile

- Die Atemwege trocknen aus und die Nasenschleimhaut schwillt an. (Dem kann man mit öligen Nasentropfen oder einem speziellen, teilweise bereits in die Geräte eingebauten Atemluftbefeuchter entgegenwirken.)

- Im Bereich der Maske kommt es zu Druckstellen. Es gibt inzwischen sicherlich über 100 verschiedene Maskenformen und Maskengrößen von unterschiedlichen Herstellern, notfalls ist sogar die individuelle Anfertigung einer Nasenmaske möglich.

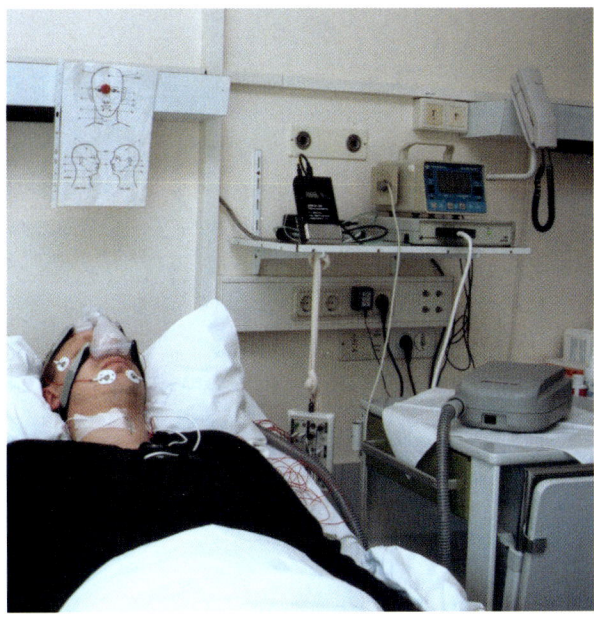

Abb. 10.16: Die CPAP-Therapie ermöglicht dem Patienten endlich wieder gesunden und erholsamen Schlaf.

- Bei geringen Maskenundichtigkeiten wird die Bindehaut durch einen ständigen Luftstrom gereizt.

- Das Gerät ist nicht geräuschlos. Die neuen Geräte-Generationen sind im Vergleich zu ihren Vorgängern bereits deutlich leiser und werden in Zukunft noch leiser werden – darüber hinaus ist jedes Schnarchen deutlich lauter und störender als ein solches Gerät.

Viele Patienten sind der Meinung, sie schliefen mit offenem Mund, bedingt dadurch würde über den Mund ständig Druck entweichen und eine Schienung der Atemwege unmöglich werden.

In Wirklichkeit aber haben über 90 Prozent aller Patienten im Schlaf den Mund geschlossen. Bei den wenigen, die den Mund regelmäßig öffnen, kommen Kinnbinden (die das Aufklappen des Mundes verhindern) oder Nasen-Mund-Masken (die sowohl Nase als auch Mund umschließen) zur Anwendung.

Die Einstellung der Maske

Die Einstellung auf eine solche CPAP-Therapie erfolgt in der Regel in einem Schlaflabor. Die ambulante CPAP-Einstellung hat sich in Deutschland noch nicht etabliert, obwohl entsprechende gerätetechnische Möglichkeiten inzwischen gegeben sind.

Es ist sehr viel Erfahrung nötig, um die richtige Maske anzupassen.

Des Weiteren benötigt jeder Patient sein spezielles Druckniveau. Es ist nicht möglich, von der Anzahl der Atemaussetzer oder der Ausprägung der Schläfrigkeit auf die Höhe des benötigten Überdruckes zu schließen. Der Druck wird dementsprechend in der Therapie-Nacht so lange erhöht, bis keine oder nur noch wenige Atemaussetzer nachweisbar sind und der Schlaf sich wieder normalisiert hat.

In den Fällen, in denen das benötigte Druckniveau 15 mmHg übersteigt oder der Patient den erreichten Überdruck nicht toleriert, kann ein so genanntes **BIPAP-Gerät** (*Bi-level **P**ositive **A**irway **P**ressure*) eingesetzt werden, das bei jedem Ausatmen den Druck herunterreguliert und bei jedem Einatmen wieder erhöht.

Neue Tendenzen

Die derzeitige Entwicklung der Geräte geht hin zu einem „intelligenten" CPAP-Gerät, welches in der Lage ist, Atemaussetzer zu erkennen und dann selbstständig das Druckniveau so lange erhöht, bis keine Atemaussetzer mehr auftreten, und anschließend nach einer gewissen Zeit den Druck versuchsweise wieder absenkt.

Diese Geräte bezeichnet man als Auto-CPAP-Geräte.

121

Dadurch wird in Zukunft wahrscheinlich die Therapie-Einstellung in einem Schlaflabor überflüssig werden, so dass dann im Schlaflabor nur noch die Diagnostik durchgeführt wird und die Therapie sich auf einige wenige Problemfälle beschränkt.

Wenn auch Sie an einem Schlafapnoe-Syndrom leiden und über eine CPAP-Therapie nachdenken, sollten Sie allerdings wissen, dass dieses „intelligente" System durchaus seine Tücken hat. In Deutschland wird derzeit noch überwiegend normales CPAP und nicht Auto-CPAP angewendet. Welches dieser Systeme für Sie das Richtige ist, muss letztendlich Ihr Arzt entscheiden.

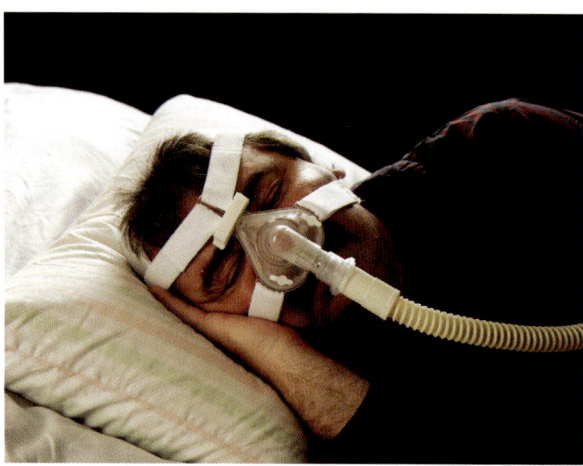

Abb. 10.17: Nach einiger Zeit wird es für den Betroffenen ganz normal, mit der Maske zu schlafen.

Grundsätzlich sei gesagt, dass die CPAP-Therapie nur die Folgen (das heißt den Kollaps bzw. die Verengung der Atemwege) behandelt und nicht die Ursache der Erkrankung (die Erschlaffung der Muskulatur). Wenn man die Therapie unterbricht oder beendet, treten innerhalb von 2 bis 3 Tagen die ursprünglichen Beschwerden wieder auf.

Daher ist die CPAP-Therapie eine lebenslange Therapie.

Wer sich aber einmal mit einem Betroffenen unterhalten hat oder selbst betroffen ist und durch die Therapie seine Schaffenskraft am Tage wiedererhalten hat, der versteht, dass ein erfolgreich behandelter Patient sein CPAP-Gerät nie mehr freiwillig abgeben wird.

Weitere Tipps und Informationen zur CPAP-Therapie

An dieser Stelle möchten wir Ihnen zusätzliche Informationen bieten, die Ihnen helfen, im Rahmen der CPAP-Therapie Ihren Lebenskomfort zu erhalten und in den Genuss der Vorteile der Behandlung zu kommen.

Dazu benötigen Sie vor allem:

- eine komfortable, passende Nasenmaske,
- eine angenehme Befestigung für Maske und Schlauch (etwa Kopfbänderung oder Kopfhaube),
- einen weichen, angenehmen Schlauch,
- ein leises, zuverlässiges Therapiegerät, mit dem Sie gut zurechtkommen,
- einen Dienstleister, an den Sie sich jederzeit wenden können, wenn Sie Probleme mit dem Gerät haben, die Maske nicht sitzt, der Schlauch erneuert werden muss, eine Wartung erforderlich ist oder eine Reparatur durchgeführt werden muss.

Die Kosten

Der Preis einer CPAP-Maske liegt zwischen 175 und 225 Euro.
Eine individuell angefertigte Maske kostet etwa 1000 Euro.
CPAP-Geräte liegen zwischen 1250 und 2000 Euro, BIPAP-Geräte zwischen 2250 und 4000 Euro.
Die Auto-CPAP-Geräte kosten je nach Hersteller um die 2500 Euro.

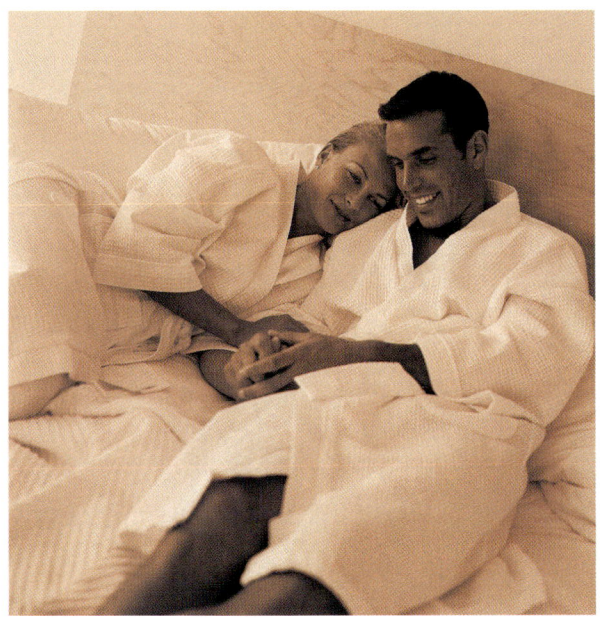

Abb. 10.18: Im Vordergrund der CPAP-Therapie steht der ausgeruhte, lebensfreudige Mensch.

Die Nasenmaske: Der gute Sitz entscheidet

Wie bereits gesagt, ist der Sitz der Nasenmaske von entscheidender Bedeutung für Ihr Wohlbefinden. Jeder Mensch hat ein individuell geformtes Gesicht. Und auch diese Form verändert sich stetig. Faktoren wie Gewichtsveränderung, Lagerung oder Wettereinflüsse lassen Ihre Gesichtsform variieren. Deswegen ist eine individuelle Anpassung der Maske sehr wichtig. Nehmen Sie sich Zeit dafür.

Wenn die Nasenmaske angepasst wird, sollten Sie entweder liegen oder Ihren Kopf nahezu waagerecht halten. In diesen Positionen können Sie die Maske optimal auf den perfekten Sitz testen.

Ein guter Partner wird Ihnen auf jeden Fall verschiedene Masken zum Test anbieten. Bestehen Sie darauf, denn die Hersteller verwenden unterschiedliche Techniken, um die Masken gesichtsfreundlich zu gestalten. Einige Dienstleister bieten Ihnen Masken-

sprechstunden an. Erkundigen Sie sich danach!

Es kann vorkommen, dass keine Standardmaske optimal passt. Dann ist eine Individualmaske notwendig, die für Ihre Gesichtsform entwickelt wird. Gute Dienstleister verfügen über spezielle Techniken, um eine perfekte Passform zu erzeugen. Allerdings kann etwa größerer Gewichtsverlust dazu führen, dass die Individualmaske Ihren perfekten Sitz verliert. Dann ist eine Neuanpassung durchzuführen.

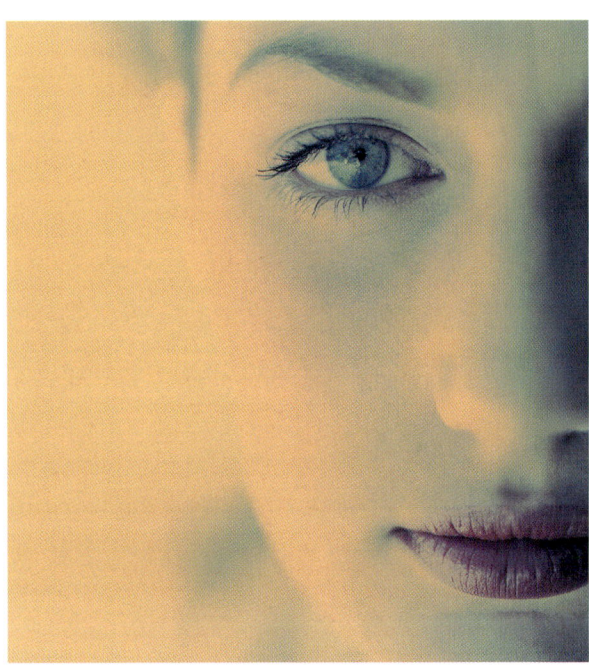

Abb. 10.19: Eine individuelle Gesichtsform verlangt eine individuelle Anpassung der Maske.

Die Wahl des Dienstleisters

Ihr Partner für die CPAP-Therapie sollte vor allem drei Kriterien erfüllen: gute Erreichbarkeit, Fachkompetenz und Zuverlässigkeit. Idealerweise informiert Ihr Arzt Sie über den Dienstleister, der die Versorgung mit dem Therapiegerät sicherstellt.

Sie können Ihren Arzt zum Beispiel auch direkt nach *VitalAire* fragen. Denn dieser Partner verfügt über langjährige Erfahrung

123

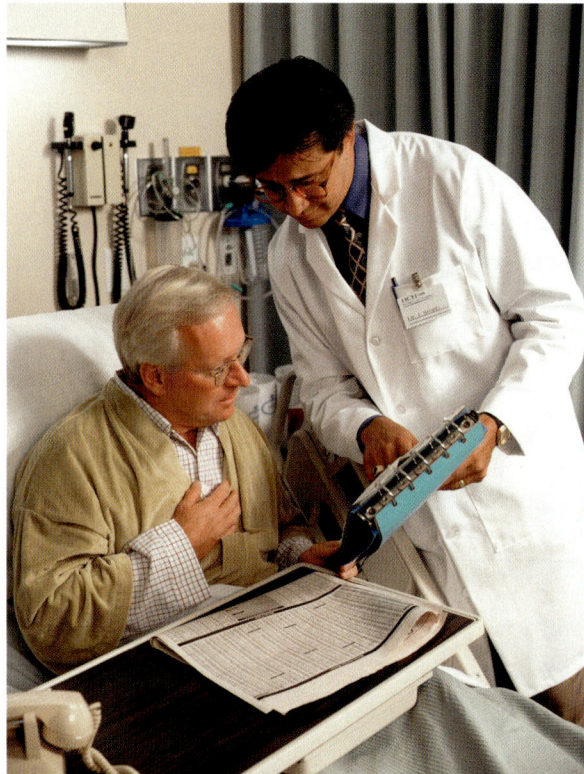

Abb. 10.20: Bei Auswahl und Anpassung ist guter Rat von Experten unerlässlich.

in der Dienstleistung für respiratorische Patienten. Nicht nur die Schlafapnoe-Therapie, auch alle anderen Erkrankungen rund um die Lunge können Sie bei *VitalAire* versorgen lassen.

Darüber hinaus sollten Sie auch umfassende Beratung rund um das Therapiegerät, Individualmasken-Anpassungen oder Beratung in häuslicher Umgebung mit geschulten Beratern und Technikern erwarten können.

Die operative Behandlung

Nach sorgfältiger Auswahl geeigneter Patienten durch einen in der Schlafmedizin erfahrenen Hals-Nasen-Ohren-Arzt kann eine so genannte Uvulo-Palato-Pharyngo-Plastik (UPPP) durchgeführt werden. Während des operativen Eingriffs wird:

● die überschüssige Schleimhaut im Bereich der Gaumenbögen entfernt,
● das Zäpfchen verkleinert und
● die Schleimhaut im Rachenbereich gerafft.

Die Nachteile

● Durch eine Beschädigung des Gaumensegels bei dieser schwierigen Operation kann es später beim Essen und Trinken zum Eintritt von Nahrung und Flüssig-

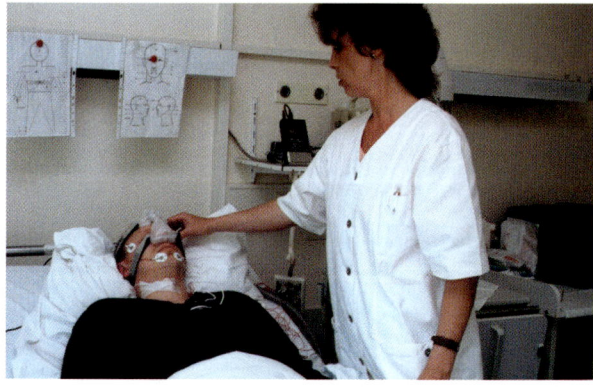

Abb. 10.21: Die Einstellung der Maske kann auch im Schlaflabor erfolgen.

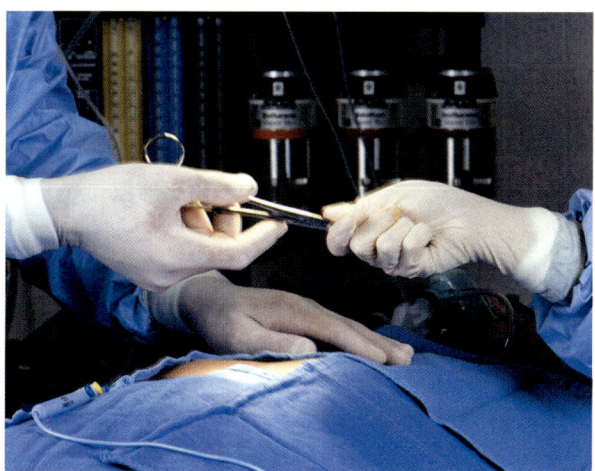

Abb. 10.22: Eine Operation sollte immer nur als letzte Möglichkeit in Betracht gezogen werden.

keit über den Rachen (quasi „von hinten") in die Nase kommen, was sehr unangenehm ist. Darüber hinaus kann eine näselnde Sprache entstehen.

● Der Erfolg dieser Operation ist zudem leider nicht vorauszusagen, und der Eingriff ist irreversibel.

● Die Erfolgsrate liegt bezogen auf alle Schlafapnoe-Patienten bei etwa 50 Prozent, wobei von diesen erfolgreich operierten Patienten wiederum über die Hälfte im Laufe der nächsten Jahre erneut Beschwerden bekommt.

● Ist dieser Eingriff einmal erfolgt, so ist eine Maskentherapie (CPAP-Therapie) nur noch sehr eingeschränkt möglich, da der Überdruck aus dem Rachen entweichen kann.

Ein Schlafapnoe-Patient sollte sich daher sehr gut überlegen, ob er diese Operation durchführen lassen möchte oder nicht doch erst einen Versuch mit der Maskentherapie unternimmt, da durch diese keine bleibenden Veränderungen verursacht werden. Eine Operation kann immer noch durchgeführt werden, wenn alle anderen Maßnahmen nicht geholfen haben.

Bei strenger Indikationsstellung und Berücksichtigung der heute möglichen nicht-operativen Therapien sind allenfalls noch 1–3 Prozent aller Schlafapnoe-Patienten direkt für eine Operation geeignet.

Weitere schlafbezogene Atemstörungen

● *Hypoventilationssyndrome (lang anhaltende Minderatmung durch eine Fehlfunktion der körpereigenen Messfühler für Kohlendioxid und Sauerstoff, z. B. Undines-Fluch-Syndrom)*

● *Epilepsien (Krampfleiden)*

● *Hirnabbauerkrankungen (Alzheimer, Parkinson)*

● *Schlafgebundenes Asthma bronchiale*

● *Alkoholkonsum und Schlafmittelgebrauch*

● *Schilddrüsenunterfunktion*

● *Mineralstoffstörungen (Magnesiummangel)*

Der letzte Ausweg

Als allerletzte Möglichkeit, wenn alle anderen Therapieversuche fehlgeschlagen sind und der Patient stärksten Leidensdruck empfindet, kann eine so genannte „Tracheotomie", also ein Luftröhrenschnitt, durchgeführt werden. Ein Kollaps der Atemwege im Schlundbereich während des Schlafes hat dann keine Auswirkung auf die Atmung mehr, da die Luft direkt in die Luftröhre und weiter in die Lunge gelangt.

Während diese Therapieform früher häufiger Anwendung fand, ist sie seit Einführung der CPAP-Therapie extrem selten geworden. **125**

Gibt es Schlafapnoe bei Kindern?

Schlafstörungen sind im Säuglings- und Kindesalter gar nicht so selten und können verschiedene Ursachen haben. Unter anderem kann bereits im Kindesalter ein Schlafapnoe-Syndrom auftreten. Es kommt dann genauso wie beim Erwachsenen zu Schnarchen und Atemaussetzern. Im Unterschied zum Schlafapnoe-Syndrom bei Erwachsenen, wo in der Regel ein Kollaps der Atemwege auftritt, hat die Atemwegsverengung bei Kindern aber meistens eine organische Ursache. Es liegt also ein direktes Hindernis vor, das die Atmung stört. In Frage kommen beispielsweise bei Säuglingen angeborene Fehlbildungen (Kieferspalten, Retrognathie = so genanntes fliehendes Kinn), bei Kleinkindern massiv vergrößerte Rachen- oder Gaumenmandeln oder vergrößerte Nasenmuscheln.

Oftmals lässt sich die gesamte Schlafapnoe-Symptomatik durch eine operative Korrektur der Fehlbildung oder eine Entfernung der Rachen- und/oder der Gaumenmandeln (die so genannte Adenotomie bzw. Tonsillektomie) vollständig beseitigen. Daher erübrigt sich bei Kindern in den allermeisten Fällen eine CPAP-Maskentherapie.

Schlafapnoe und Verkehr: Der schnelle Tod durch den Sekundenschlaf

Es gibt Schätzungen auf der Grundlage von Unfallstatistiken, dass 20–25 Prozent der Unfälle im Straßenverkehr durch Einschlafen am Steuer bedingt sind. Die Schlafapnoe als eine der Hauptursachen von Einschlafneigung gehört damit neben Alkohol und überhöhter Geschwindigkeit zu den häufigs-

ten Ursachen von Verkehrsunfällen. Oftmals verlaufen diese Unfälle besonders schwer, da der Fahrer keine Möglichkeit hat, überhaupt zu reagieren.

Das Unfallrisiko von Patienten mit einem Schlafapnoe-Syndrom ist gegenüber dem aller anderen Autofahrer etwa um das 2,6-fache erhöht! 25 Prozent, also ein Viertel aller Patienten mit einem Schlafapnoe-Syndrom, schlafen nach eigener Auskunft regelmäßig einmal pro Woche am Steuer ein!

Eine amerikanische Studie stellte bei amerikanischen Schlafapnoe-Patienten Folgendes fest:

- Vor der CPAP-Therapie gab es 0,93 Unfälle und Beinahe-Unfälle pro 10 000 Meilen durch Einschlafen am Steuer.

- Mit der CPAP-Therapie fanden sich nur noch 0,4 Unfälle und Beinahe-Unfälle pro 10 000 Meilen durch Einschlafen am Steuer.

Bislang gibt es kein Gesetz, das Patienten mit Schlafapnoe-Syndrom das Autofahren so lange untersagt, bis sie erfolgreich behandelt worden sind. Selbst wenn jemand regelmäßig am Steuer einschläft und bereits mehrere Unfälle verursacht hat, darf er weiter Auto fahren. Hier besteht sowohl bei den Betroffenen als auch bei der Allgemeinbevölkerung noch Informations- und sicherlich auch Handlungsbedarf.

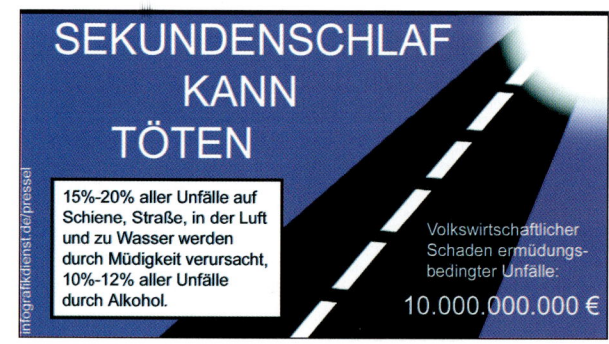

Weitere krankhafte Schlafstörungen

Restless-legs-Syndrom – Das Symptom der ruhelosen Beine

Narkolepsie und Schlafsucht

Syndrom der vorverlagerten Schlafphase

Schlafwandeln

Periodische Bewegungen der Gliedmaßen

Abnormes Verhalten im REM-Schlaf

Bruxismus – Das nächtliche Zähneknirschen

Wie bereits mehrfach erwähnt, sind die Ursachen, die Schlafstörungen zugrunde liegen, mannigfaltig. Dieses Kapitel wird sich einigen Ursachen widmen, wobei die Liste der Beispiele unvollständig ist. Selbstverständlich ist es immer wichtig, die Ursache der Schlafstörung ärztlich abzuklären und nicht einfach nur die Symptome zu behandeln, indem man sie mit Schlafmitteln zu bekämpfen versucht.

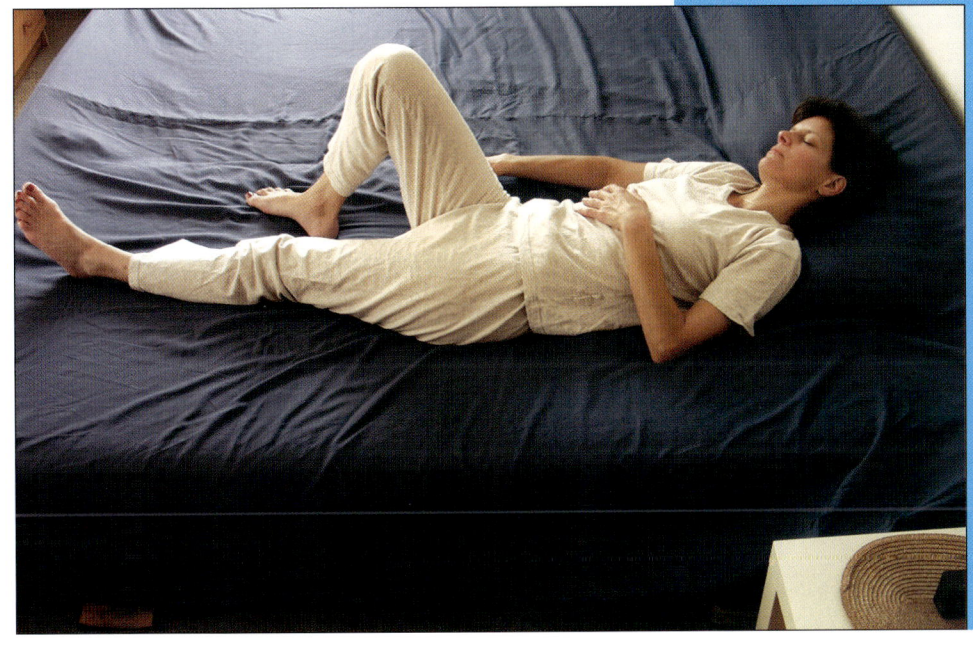

Restless-legs-Syndrom – Das Symptom der ruhelosen Beine

Das Restless-legs-Syndrom äußert sich durch unangenehmste, zum Teil aufsteigende Missempfindungen in den Beinen. Die Beschwerden treten fast ausschließlich in Ruhe und/oder vor dem Einschlafen auf und gehen einher mit einem intensiven Bewegungszwang, der sich nur durch Bewegung oder Berührung aufheben lässt und in Ruhe dann rasch wiederkehrt.

Meist sind die Unterschenkel symmetrisch betroffen, seltener können auch Oberschenkel und Füße mit betroffen sein.

Der Verlauf ist über viele Jahre wechselnd ausgeprägt, das heißt, die Beschwerden können oft mit mehrwöchigen beschwerdefreien Intervallen abwechseln.

In fast der Hälfte der Fälle ist eine Ursache nicht auszumachen. Nach erfolgter Diagnose sind jedoch medikamentöse Maßnahmen sehr erfolgversprechend.

Bei der anderen Hälfte der Fälle tritt das Restless-legs-Syndrom als Begleitsymptom von anderen Erkrankungen auf wie zum Beispiel:

- chronischem Nierenversagen,
- Blutarmut,
- Leukämie,
- chronischen Lungenerkrankungen,
- chronischer rheumatischer Gelenkerkrankung,
- während der Schwangerschaft nach der 20. Woche.

Begünstigend für das Auftreten wirken Koffein, Erschöpfung und Wärme. Das Restless-legs-Syndrom tritt oft kombiniert mit periodischen Beinbewegungen auf.

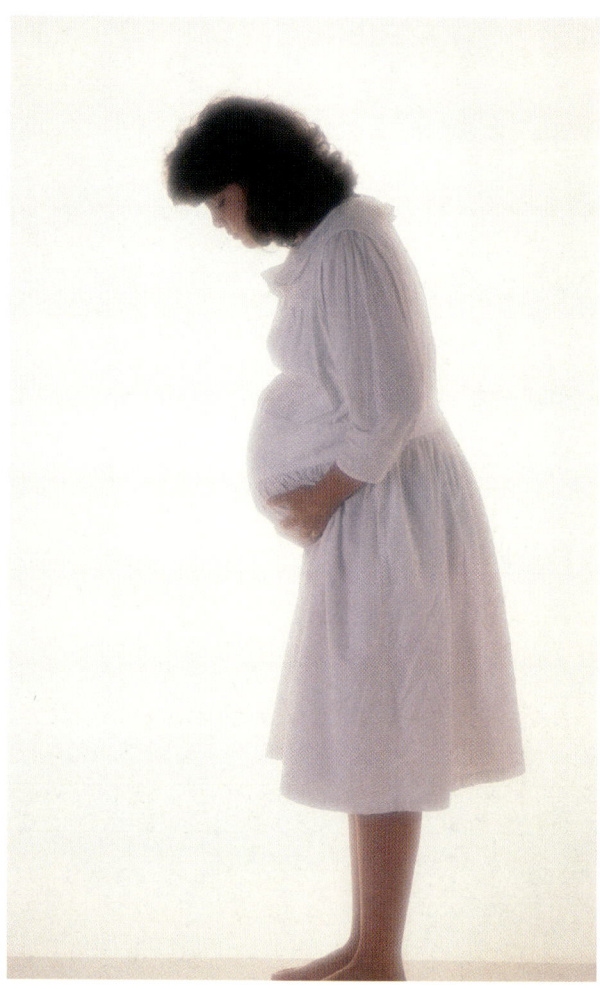

Abb. 11.1: Auch Schwangere können unter dem Symptom der ruhelosen Beine leiden.

Insgesamt sind bis zu fünf Prozent der Normalbevölkerung betroffen. Da die Beschwerden überwiegend im Wachzustand oder im Schlafstadium 1 auftreten, führen sie meistens zu schweren Einschlafstörungen.

Narkolepsie und Schlafsucht

Die Narkolepsie ist eine Störung des Wachzustandes, die durch Schlafanfälle tagsüber gekennzeichnet wird. Obwohl sie keine häufige Krankheit ist (etwa ein Fall pro 1000 bis 2000 Personen), ist die Gesamtzahl der betroffenen Personen doch beträchtlich (in den USA etwa 100 000). Auch die Narkolepsie tritt gehäuft innerhalb gewisser Familien auf, so dass eine vererbbare Veranlagung angenommen wird.

Die auffälligste Störung bei einer Narkolepsie besteht im unwiderstehlichen Schlafbedürfnis, das mehrmals pro Tag auftreten kann. Nach einer solchen kurzen Schlafepisode erwacht der Patient erfrischt. Aber nicht nur der Wachzustand, sondern auch der Nachtschlaf ist in den meisten Fällen stark gestört.

Narkoleptische Schlafattacken können unter ganz ungewöhnlichen Umständen auftreten, z. B. während des Essens oder Radfahrens, ja sogar im Verlaufe des Geschlechtsverkehrs. Weitere Erscheinungen können, müssen aber nicht die Schlafattacken begleiten. Typischerweise wird dieser Schwächezustand durch starke Emotionen (Wut, Angst, Lachen) ausgelöst. Schon ein lustiger Witz kann bewirken, dass die Muskelspannung der Beine nachlässt und der Patient kraftlos zu Boden sinkt. Er bleibt dabei bei Bewusstsein und erhebt sich nach wenigen Sekunden wieder.

Ein weiteres Symptom der Narkolepsie ist die Schlaflähmung. Beim Einschlafen oder beim Erwachen kann sich der Patient nicht bewegen und fühlt sich für Sekunden bis Minuten gelähmt, ein Zustand, der von starken Angstgefühlen begleitet wird. Eine Berührung von außen bringt die Lähmung zum Verschwinden. Narkoleptische Patienten berichten schließlich auch oft über ausgesprochen lebhafte, traumähnliche Erlebnisse beim Einschlafen oder beim Aufwachen, die ebenfalls mit Angstgefühlen einhergehen können.

Die Ursache der Narkolepsie ist unbekannt. Die Schlafattacken sowie ihre Begleiterscheinungen lassen aber vermuten, dass eine Störung des Gleichgewichts zwischen REM-Schlaf und Wachzustand vorliegt. So-

wohl der mit REM-Schlafperioden beginnende Tagesschlaf als auch der plötzliche Verlust der Muskelspannung (Kataplexie), die Schlaflähmung und ebenso die intensiven Traumerlebnisse weisen auf eine mangelhafte Abgrenzung des REM-Schlafes vom Wachzustand hin.

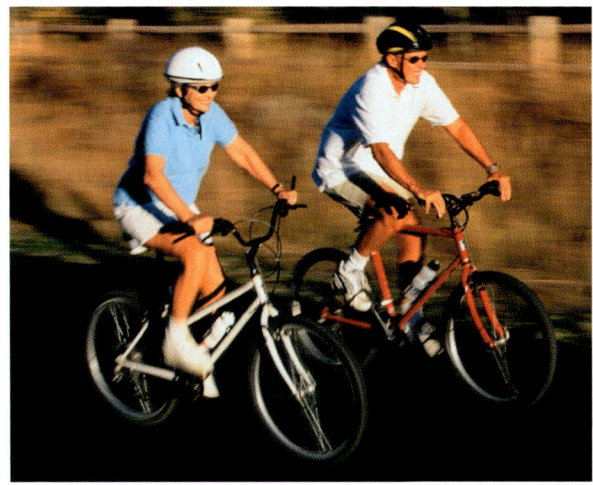

Abb. 11.2: Sogar beim Radfahren kann ein Narkoleptiker plötzlich einschlafen.

Syndrom der vorverlagerten Schlafphase

Mit dem Alter entsteht die Tendenz, früh ins Bett zu gehen und früh aufzustehen. Während sich die Mehrheit diesen veränderten körperlichen Bedürfnissen mühelos anpasst, empfinden manche Menschen die Diskrepanz zwischen dem körperlichen Bedürfnis, zeitig schlafen zu gehen – manchmal sogar vor 21 Uhr – und dem persönlichen Wunsch, länger aufzubleiben, als große Belastung. In diesem Fall spricht man vom Syndrom der vorverlagerten Schlafphase.

Menschen, die unter vorverlagertem Schlafphasen-Syndrom leiden, beklagen vor allem die Einschränkung in Bezug auf soziale Kontakte. Die meisten Versuche, den Rhythmus zu ändern, bleiben ohne Erfolg. Wenn

129

die Betroffenen beispielsweise bewusst später ins Bett gehen, können sie trotzdem nicht länger schlafen, weil ihre innere Uhr auf frühes Aufstehen eingestellt ist.

Eine wirksame Methode zur Behandlung des Syndroms der vorverlagerten Schlafphase stellt die Therapie mit Tageslicht dar. Dabei setzen sich die Betroffenen in Absprache mit dem Arzt am späten Nachmittag und möglichst auch am frühen Abend bewusst dem Tageslicht aus. Da helles Licht die Steuerung des Schlaf-/Wach-Rhythmus beeinflusst, können auf diese Weise sowohl die einsetzende Schläfrigkeit am Abend als auch das Erwachen am Morgen verzögert werden.

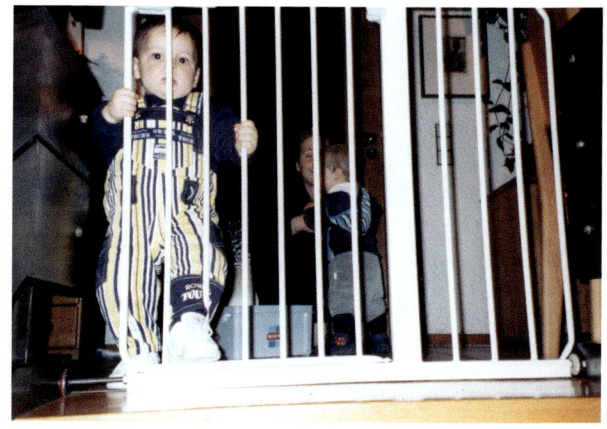

Abb. 11.3: Bei schlafwandelnden Kindern sollten die Treppen durch Absperrgitter gesichert werden.

Schlafwandeln

Lange Zeit war man der Ansicht, der Schlafwandler werde von seinem Traumgeschehen beherrscht und lebe gleichsam seine Träume aus. Neuere Untersuchungen haben diese Auffassung nicht bestätigt. So zeigten Registrierungen im Schlaflabor, dass Schlafwandeln im Tiefschlaf (Stadium 3 und 4) beginnt, in welchem Traumerlebnisse selten sind. Der Schläfer bleibt während kürzerer Schlafwandelepisoden in diesem Schlafstadium, während sich bei längeren Episoden das EEG in Richtung auf ein Einschlaf- oder Wach-EEG ändert. Intensität und Dauer von Schlafwandelereignissen können sehr unterschiedlich sein. Bei ganz kurzen Episoden sitzt der Schläfer lediglich im Bett auf, murmelt einige meist unverständliche Worte und legt sich sogleich wieder hin. Bei längeren Episoden steigt er aus dem Bett, geht im Zimmer umher oder zieht sich sogar an. Seine Augen sind dabei gewöhnlich offen, der Gesichtsausdruck bleibt starr. Der Schlafwandler kann offenbar sehen, denn er weicht Möbeln oder anderen Hindernissen aus. Auf einfache Fragen kann er einsilbige

Antworten geben. Oft legt er sich außerhalb des Bettes – z. B. in der Badewanne – nieder.

Ein weit verbreiteter Irrglaube ist, dass sich Schlafwandler mit „schlafwandlerischer Sicherheit" bewegen. Unfälle sind häufig, und die Verletzungsgefahr ist darum auch der bedrohlichste Aspekt dieses Zustands. Schlafwandler sind schon aus dem Fenster gestürzt, weil sie es vermutlich für die Türe hielten. Bei Kindern ist Schlafwandeln relativ häufig und kann sogar absichtlich hervorgerufen werden, indem man ein Kind im Tiefschlaf auf die Beine stellt. Obwohl die Ursache des Schlafwandelns noch ungeklärt ist, scheint diese Schlafstörung in bestimmten Familien gehäuft aufzutreten, so dass eine erbliche Veranlagung wahrscheinlich ist. In den meisten Fällen verschwindet das Schlafwandeln mit dem Erwachsenwerden von selbst.

Periodische Bewegungen der Gliedmaßen

Vermutlich haben die Hälfte aller über 65-Jährigen nachts Zuckungen in den Beinen, in manchen Fällen auch in den Armen. Diese Muskelzuckungen können sowohl sporadisch als auch mit großer Häufigkeit auftreten – z. B. in regelmäßiger Wiederholung ein bis zwei Mal pro Minute über ein bis zwei Stunden. Bei dieser Schlafstörung wachen die Betroffenen in der Regel nicht auf, werden aber in ihrem Schlaf deutlich beeinträchtigt. Bei schwacher Ausprägung empfinden die Betroffenen keine Beeinträchtigung ihres Schlafes oder ihrer Leistungsfähigkeit am Tage. In leichteren Fällen klagen sie über Schlaflosigkeit und unruhigen Schlaf, in schweren Fällen dagegen über ausgeprägte Tagesschläfrigkeit.

Abnormes Verhalten im REM-Schlaf

Im REM-Schlaf – auch Traumschlaf genannt – ist der Körper normalerweise bewegungslos. Bei abnormem Verhalten im REM-Schlaf setzen die Betroffenen dagegen ihre Traumerlebnisse regelrecht in Handlungen um. Da dies im unbewussten Zustand geschieht, unterliegen sie einer großen Verletzungsgefahr: Sie fallen über Möbel, brechen durch Fensterscheiben oder stürzen auf der Treppe. Da es sich dabei meistens um Männer über 50 Jahre handelt, liegt der Schluss nahe, dass das Alter eine wesentliche Rolle für diese Schlafstörung spielt. Mit dem Medikament Clonazepam kann der Traumschlaf verbessert und manchmal auch wieder völlig normalisiert werden.

Bruxismus – Das nächtliche Zähneknirschen

Das nächtliche Zähneknirschen ist deutbar als Folge fehlender Spannungsabfuhr am Tage. Bruxismus tritt häufiger bei Frauen auf und ist sehr schwer zu behandeln. Bissschienen von Zahnärzten sind bei dieser Störung häufig das einzige Mittel, Schäden an Zähnen zu verhindern bzw. möglichst klein zu halten.

Tägliche Entspannungsübungen können ebenfalls helfen. Sie bewirken, dass das bestehende Erregungsniveau abgebaut wird und nicht mehr nachts „gemahlen und verdaut" werden muss.

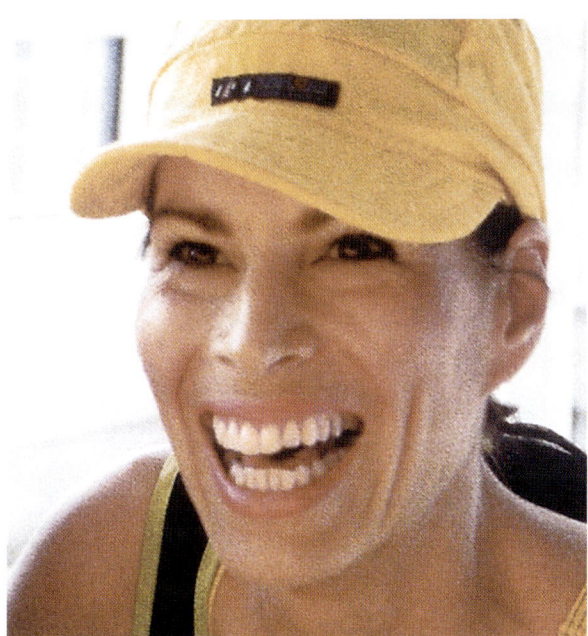

Abb. 11.4: Versuchen Sie, das Zähneknirschen zu verhindern, um Ihr Gebiss zu schonen.

Wie hilfreich sind Schlafmittel?

Schlafmittel gehören zu den meistgebrauchten Medikamenten überhaupt. In den USA beispielsweise nehmen sechs bis neun Millionen erwachsene Personen Schlafmittel ein. Fast 40 Prozent sind über 60 Jahre alt, obwohl sie nur etwa 15 Prozent der Bevölkerung ausmachen. Mit dem Alter nimmt also der Schlafmittelkonsum drastisch zu.

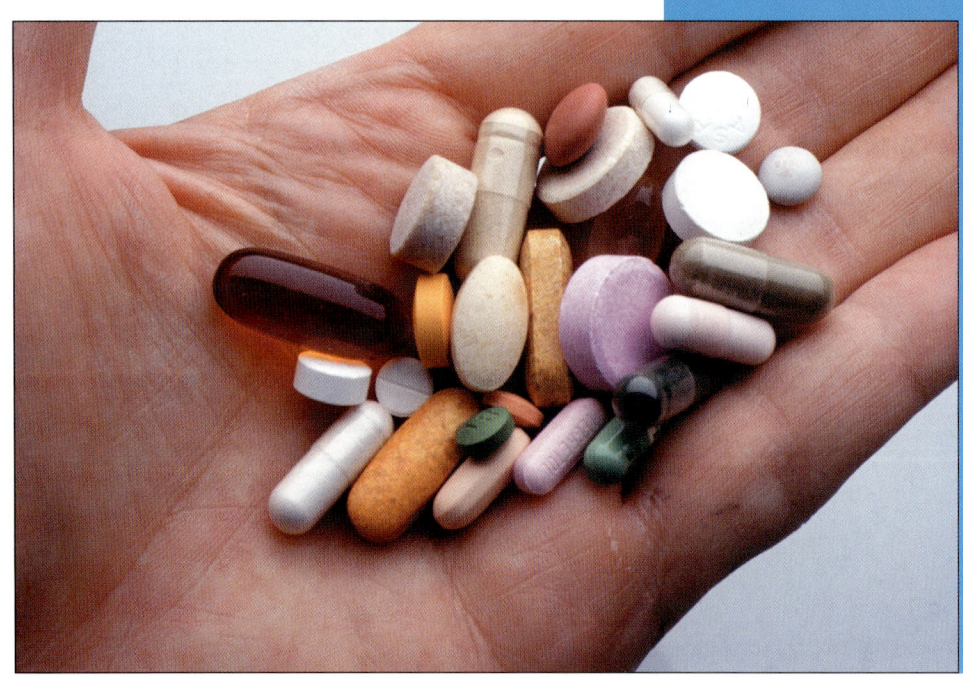

Die eigentlichen Schlafmittel gibt es erst seit etwas mehr als hundert Jahren. Natürlich wurde schon von jeher versucht, den Schlaf mit Elixieren und Drogen herbeizuführen, denn das Problem der Schlaflosigkeit ist so alt wie die Menschheit selbst. Im Mittelalter wurden Schlafsalben, Schlafschwämme, Schlafumschläge und einschläfernde Pflaster verwendet, um Schlafstörungen zu behandeln, aber auch, um Patienten vor Operationen einzuschläfern. Der Alkohol wird schon seit Urzeiten als leicht zugängliches Schlafmittel gebraucht. Auch Opium, Haschisch sowie aus Nachtschattengewächsen hergestellte Präparate wurden früher häufig bei Schlafstörungen verschrieben. Die ersten „echten" Schlafmittel waren Chloralhydrat und Paraldehyd, die in den letzten zwei Jahrzehnten des 19. Jahrhunderts zur Anwendung kamen und auch heute noch unter den Schlafmitteln figurieren.

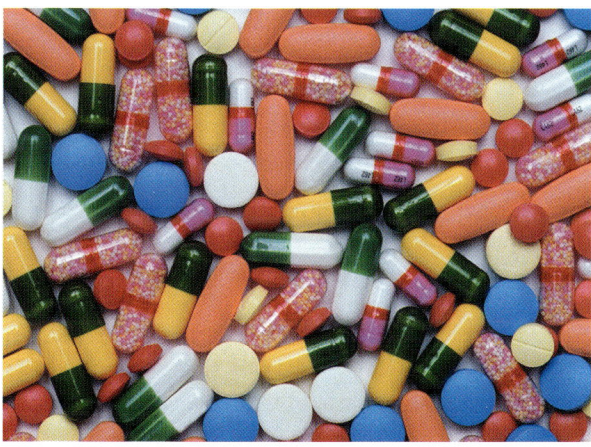

Abb. 12.1: Die Auswahl an Schlafmitteln ist enorm.

Die synthetischen Schlafmittel

Barbiturate

Die Barbitursäure wurde erstmals im Jahre 1864 von Adolph von Baeyer aus Harnstoff und Malonsäure hergestellt.

Barbiturate wurden zu Beginn des 20. Jahrhunderts in der Medizin als Schlafmittel eingeführt und fanden bald enorme Verbreitung. Von den mehr als 2500 auf chemischem Wege hergestellten Barbituraten kamen ungefähr 50 Präparate in der Medizin zur Anwendung. Während der gesamten ersten Hälfte des 20. Jahrhunderts waren die Barbiturate die weitaus am meisten verwendeten Schlafmittel. Obwohl sie sich als wirksame, zuverlässige Präparate erwiesen hatten, war ihre Anwendung doch auch mit Nachteilen und Risiken verbunden: Schon bei einer zehnfachen Überdosis kann es zu einer schweren Vergiftung kommen, die sich anfangs als rauschähnlicher Zustand und alsdann in tiefer Bewusstlosigkeit äußert. Atemtätigkeit und Kreislauf sind besonders beeinträchtigt. Ein Schocksyndrom mit Versagen der Lungen- und Nierenfunktion sowie Unterkühlung sind gefürchtete Komplikationen. Noch im Jahre 1963 wurden in den USA zehn Prozent aller Selbstmorde mit Barbituraten ausgeübt. Mit dem rückläufigen Gebrauch dieser Medikamente ist inzwischen die durch Barbiturate verursachte Selbstmordquote stark zurückgegangen.

Barbiturate können, wie andere Schlafmittel auch, eine körperliche Abhängigkeit (Sucht) erzeugen. Die Substanzen werden gelegentlich zusammen mit Opiaten eingenommen, um deren rauscherzeugende Wirkung zu steigern. Das plötzliche Absetzen des Mittels kann bei einem Barbituratsüchtigen zu schweren, mitunter lebensgefährlichen Entzugserscheinungen führen.

Benzodiazepine

Die Benzodiazepine haben unter den Schlafmitteln heute jene Vorzugsstellung inne, die ein halbes Jahrhundert lang den Barbituraten vorbehalten war. Diese neue Klasse von

133

Teufelskreis Schlaftabletten

Bevor Sie zu einem Schlafmittel greifen, versuchen Sie zunächst, die Ursachen für Ihr Schlafproblem zu ergründen. Möglicherweise können Sie die Ursachen relativ leicht beheben. Bei der Einnahme von Schlafmitteln sollten Sie unbedingt die folgenden Punkte beachten:

- *Schlafmittel behandeln das Symptom, nicht aber die Ursache der Schlafstörung.*
- *Schlafmittel sollten ohne ärztliche Aufsicht nie länger als eine Woche eingenommen werden, da Schlafmittel leicht zu Abhängigkeiten führen.*
- *Wenn Sie nicht auf eine gelegentliche Einschlafhilfe verzichten wollen, kaufen Sie möglichst nur kleine Packungen.*
- *Beachten Sie die Nebenwirkungen und Warnhinweise auf dem Beipackzettel.*

Medikamenten wurde Anfang der 1960er-Jahre zuerst als Tranquilizer eingeführt (Librium und Valium waren die bekanntesten Präparate) und fand rasch weltweite Verbreitung. Erst nach mehreren Jahren wurde man gewahr, dass die beruhigende Wirkung der Benzodiazepine auch zur Schlafförderung genutzt werden kann.

Im Vergleich zur Anwendung von Barbituraten und anderen älteren Schlafmitteln war die Einführung der Benzodiazepine ein erheblicher Fortschritt. Zwar kann es bei Überdosierung immer noch zu einer Vergiftung kommen und eine Abhängigkeit von diesen Mitteln ist ebenfalls möglich, doch sind beide Risiken viel weniger ausgeprägt als bei den älteren Schlafmitteln. Mit Benzodiazepinen allein sind selbst nach hoher Überdosis tödliche Vergiftungen selten. Doch auch diese Mittel sind gefährlich, vor allem wenn sie zusammen mit Alkohol oder anderen Psychopharmaka eingenommen werden.

Grundsätzlich sind die Benzodiazepine wirksame Schlafmittel, wobei die zur Schlafförderung erforderliche Dosis im Allgemeinen zehn- bis hundertmal kleiner ist als bei den früher verwendeten „klassischen" Mitteln.

Der Wirkung von Schlafmitteln

Die Wirkung von Schlafmitteln ist dank umfangreicher Untersuchungen weitgehend erforscht. An dieser Stelle sollen die Ergebnisse kurz skizziert werden.

Der Wirknachweis von Schlafmitteln

Man weiß schon lange, dass bestimmte Patienten auch auf ein Placebo ansprechen. Um dem Rechnung zu tragen, wird üblicherweise ein Schlafmittel in einem so genannten Doppelblind-Verfahren mit einem Placebo-Präparat verglichen. Das bedeutet, dass neben der Prüfsubstanz in einer unvorhersehbaren Abfolge auch das genau gleich aussehende Placebo-Präparat verabreicht wird. Weder Versuchsperson noch Versuchsleiter wissen bis zum Abschluss der Untersuchung, welches Mittel wann zur Anwendung kommt. Stellt man bei dieser Versuchsanordnung einen Unterschied zwischen Placebo und Pharmakon fest, so wird daraus

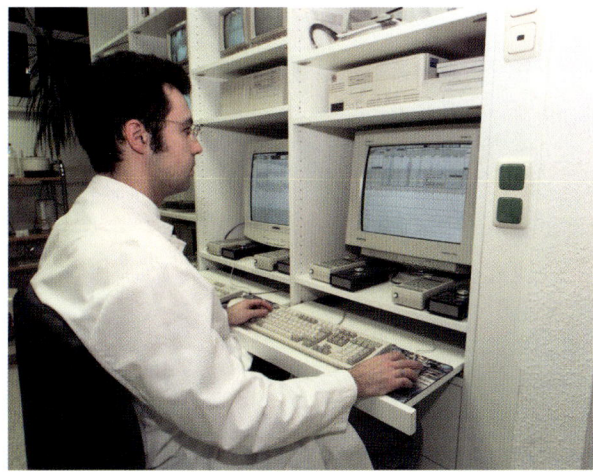

Abb. 12.2: Seit Jahrzehnten erforschen Wissenschaftler die Wirksamkeit von Schlafmitteln.

Die genauesten Aussagen über die Wirkung von Schlafmitteln lassen sich mit Registrierungen im Schlaflabor machen. Allerdings muss die hohe Aussagekraft solcher Verfahren mit einem erheblichen Versuchsaufwand erkauft werden.

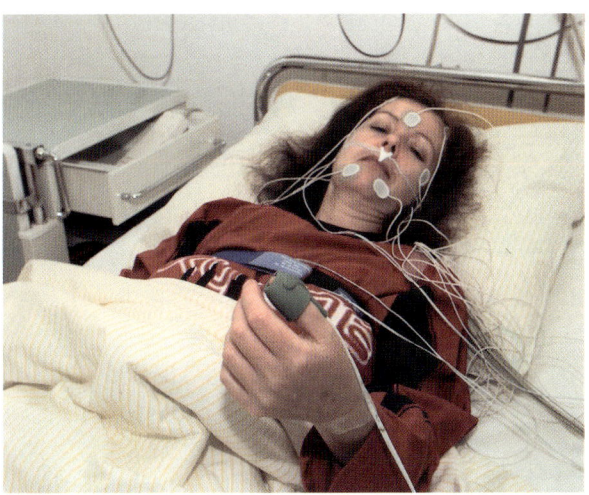

Abb. 12.3: Die exaktesten Aussagen lassen sich im Schlaflabor erzielen.

gefolgert, dass dieser Unterschied der pharmakologischen Wirkung des Mittels zuzuschreiben ist.

Wie wird die Wirksamkeit eines Schlafmittels im konkreten Fall überprüft? Hier kann man sowohl die Selbstbeurteilung durch die Versuchsperson oder durch den Patienten in Betracht ziehen als auch den Schlafvorgang mit Messmethoden registrieren. Am Morgen nach dem Erwachen wird der Proband aufgefordert, seinen Schlaf auf einer Skala einzustufen, deren Endpunkte als „ruhig–unruhig", „tief–oberflächlich" oder „sehr erholsam–wenig erholsam" bezeichnet sind. Durch eine Markierung gibt die Versuchsperson an, in welcher Richtung der Schlaf nach Einnahme des Mittels vom üblichen Schlaf abgewichen ist. Zur Auswertung wird lediglich die Länge der unterteilten Skala ausgemessen. Dieses so einfache und vielleicht unpräzise erscheinende Messverfahren hat sich als ein sehr empfindliches Messinstrument bewährt, mit dem selbst nach kleinen Dosen von Schlafmitteln subjektive Veränderungen des Schlafes nachgewiesen werden. Schlafmittel bewirken nicht nur einen subjektiv ruhigeren Schlaf, sondern verringern auch die objektiv gemessene nächtliche Bewegungsaktivität.

Die Hauptvorteile liegen einerseits in einer eindeutigen Unterscheidung zwischen Schlafen und Wachen und andererseits in der Möglichkeit, die Wirkung von Schlafmitteln auf die Schlafstadien zu untersuchen. Es sind vor allem drei Messgrößen, die die Wirksamkeit eines Schlafmittels belegen:

● Ein wirksames Präparat verringert die Einschlaflatenz (die Zeit bis zum Einschlafen).

● Es verringert die Häufigkeit und Dauer des Erwachens in der Nacht.

● Es verlängert die Gesamtschlafzeit.

Je nachdem wie schnell die hypnotische Wirkung eintritt und wie lange sie anhält, fördert das Mittel vor allem den Schlaf in der ersten („Einschlafmittel") oder in der zweiten Nachthälfte („Durchschlafmittel").

Schlafmittel und Schlafstadien

Ein ideales Schlafmittel soll einen Schlaf bewirken, der sich vom natürlichen physiologischen Schlaf in nichts unterscheidet. Leider gibt es dieses ideale Medikament noch nicht, denn alle heute verwendeten Mittel verändern die Schlafstadien und das EEG. In den 1960er-Jahren beobachtete der schottische Psychiater und Schlafforscher Ian Oswald, dass die Barbiturate die Gesamtdauer des REM-Schlafes vermindern. In einer Untersuchung wurde der REM-Schlafanteil am Gesamtschlaf von normal 20 bis 25 Prozent auf 10 bis 15 Prozent reduziert. Nach Absetzen des Mittels kommt es zu einem so genannten REM-Schlaf-Rebound (= überschießende Gegenreaktion), wobei der Anteil des REM-Schlafes während einiger Tage über den Normalwert ansteigt (z. B. auf 30 bis 40 Prozent). Anfang der 1960er-Jahre herrschte die Meinung vor, dass die mit dem REM-Schlaf in Verbindung stehenden Traumvorgänge für die Erholung im Schlaf wichtig seien. Diese Ansicht, die sich in späteren Untersuchungen nicht bestätigt hat, trug maßgeblich dazu bei, dass der den REM-Schlaf unterdrückenden Wirkung von Schlafmitteln besonders nachteilige Folgen zugeschrieben wurden. Die pharmazeutischen Firmen überboten sich mit Behauptungen, dass ihr Mittel den REM-Schlaf überhaupt nicht oder zumindest weniger als das Konkurrenzpräparat beeinflusse. Genauere Untersuchungen zeigten bald, dass Schlafmittel nicht nur den REM-Schlaf unterdrücken, sondern auch den Tiefschlaf reduzieren. Gerade bei den Benzodiazepinen wurde die Tiefschlafreduktion oft beobachtet. Im Unterschied zur Wirkung auf den REM-Schlaf kommt es jedoch nach Absetzen des Mittels nicht zu einem Rebound, sondern zu einer allmählichen Normalisierung des Tiefschlafs.

Es darf aber letztlich nicht vergessen werden, dass die Schlafstadien-Analyse nur eine mögliche Art der Beurteilung von Schlaf darstellt. Ob die Verlängerung oder Verkürzung verschiedener Schlafphasen gleichbedeutend mit einer Verminderung der Schlafqualität ist, ist heutzutage noch keinesfalls endgültig bewiesen.

Die Nachwirkungen

Schlafmittel sollten idealerweise den Schlaf in der Nacht begünstigen, den Wachzustand am Tag jedoch nicht beeinflussen. Das ist häufig nicht der Fall, eine Leistungsverminderung am nächsten Tag ist möglich. Solche Nachwirkungen sind häufig belanglos, können aber dann wichtig werden, wenn Tätigkeiten mit hoher Konzentration und Aufmerksamkeit erforderlich sind. Wegen der anhaltenden leichten Tranquilizer-Wirkung

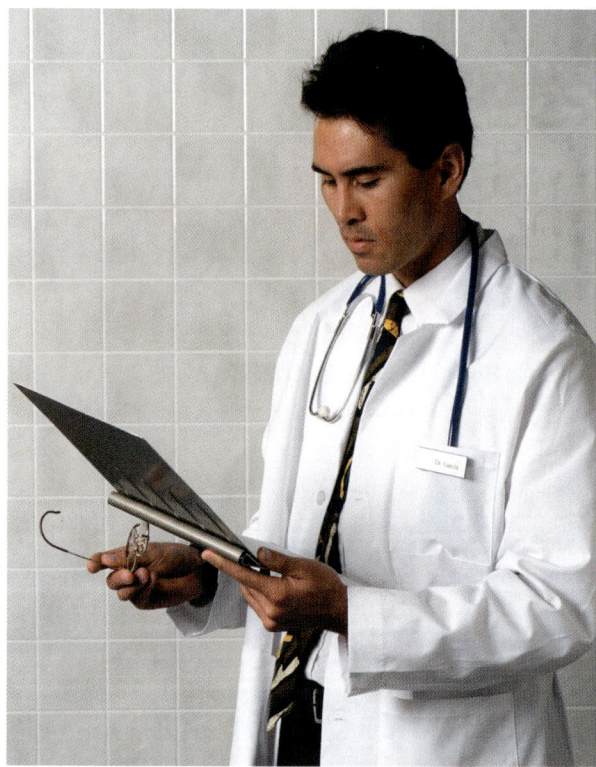

Abb. 12.4: Auch die Nachwirkungen stehen heute dank umfangreicher Testverfahren fest.

Die Dauer der Einnahme

Je kürzer die notwendige Einnahme, desto günstiger. Eine tägliche Einnahme über ein bis zwei Wochen ist vertretbar, über zwei bis vier Wochen eine „Grenzzone", darüber hinaus problematisch. Spätestens nach drei Monaten muss eine Schlafmittel-Behandlung abgeschlossen sein, wobei das Ausschleichen nicht ohne Schwierigkeiten abzugehen pflegt.

Ein Kompromiss kann – eine enge Arzt-Patient-Zusammenarbeit vorausgesetzt – eine so genannte Intervalltherapie oder auch kontrollierte Bedarfsintervalltherapie sein. Dabei beschränkt man sich auf bestimmte Einnahmezeiten und schleicht dann wieder aus. Dieses Verfahren muss aber regelrecht trainiert werden. Damit will man vor allem vermeiden, dass sich das subjektive Gefühl eines schlechten Schlafes sofort mit dem Griff zur Tablette verbindet.

nehmen die Patienten oft eine solche Leistungsabnahme selbst nicht wahr und überschätzen daher ihre eigenen Fähigkeiten. In Finnland wurden zum Beispiel bei Verkehrsunfällen bei einem relativ hohen Prozentsatz der Fahrer Benzodiazepine im Blut festgestellt. Nachwirkungen von Benzodiazepinen können nicht nur tagsüber andauern, sondern sogar noch in der folgenden Nacht nachgewiesen werden.

Eine andersartige Nachwirkung von Schlafmitteln wurde vor einigen Jahren erstmals beschrieben: Besonders bei kurz wirkenden Mitteln kann es nach Absetzen des Medikaments zu einer vorübergehenden Verschlechterung des Schlafes kommen, ein Phänomen, das als „Rebound-Insomnie" bezeichnet wird.

Es ist, als ob sich das Gehirn an das während längerer Zeit eingenommene Schlafmittel gewöhnt hat und nach plötzlichem Absetzen mit Entzugserscheinungen reagiert. Der Schlaf wird dabei vorübergehend unruhiger und oberflächlicher. Das hat oft zur Folge, dass Patienten wieder zur Tablette greifen, um die Schlafstörung zu beheben, und so nicht vom Schlafmittel loskommen. Eine allmähliche Reduktion der Dosis kann helfen, diese unangenehme Nachwirkung zu verhindern.

Da mit fortschreitendem Alter Schlafstörungen häufiger werden, nimmt auch der Gebrauch von Schlafmitteln zu. Ältere Leute reagieren indessen oft empfindlich auf diese Medikamente, und die Nachwirkungen sind ausgeprägter: Gleichgewichtsstörungen, Verwirrtheit und Gedächtnislücken können auftreten.

Die „natürlichen" Schlafmittel

Es gibt auch eine ganze Reihe oft verwendeter rezeptfreier Schlafmittel. Besonders die Präparate pflanzlichen Ursprungs sind in der Volksmedizin seit langem bekannt.

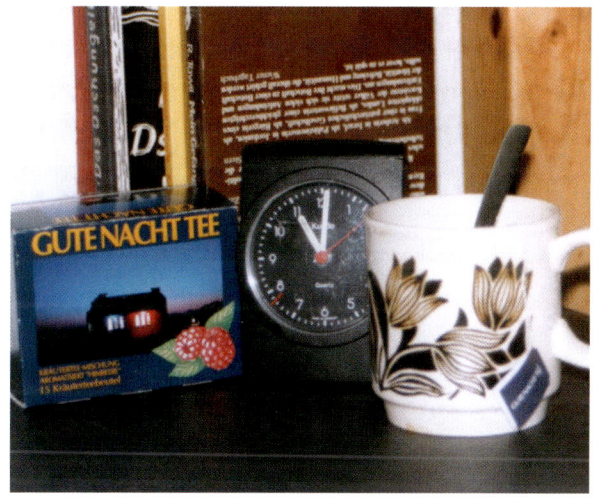

Abb. 12.5: Es gibt zahlreiche Teemischungen, die schlaffördernd wirken.

Pflanzliche Präparate

Präparate pflanzlichen Ursprungs, die zum Inventar der Volksheilkunde gehören, werden vielfach als Naturmittel angepriesen. Ihre Anwendung bei Schlafstörungen ist oft mit der Vorstellung verknüpft, diese Präparate bewirkten einen natürlicheren Schlaf als die auf chemischem Wege hergestellten Medikamente. Solche Ansichten beruhen selten auf wissenschaftlich gesicherten Erfahrungen.

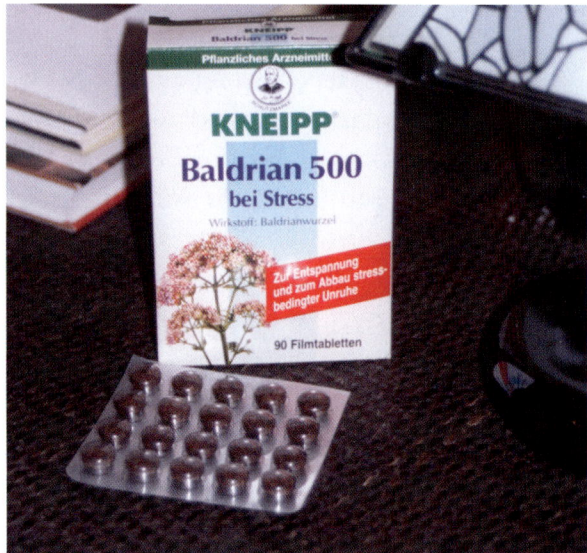

Abb. 12.6: Baldrian-Präparate sind weit verbreitet.

Baldrian-Präparate gehören zu den am meisten verbreiteten Mitteln dieser Klasse. Trotz ihrer großen Beliebtheit sind ihre Wirkungen aber auch noch wenig untersucht. Baldrian-Präparate verkürzen die Zeit bis zum Einschlafen und verbessern die Schlafqualität. Nachwirkungen am nächsten Tag werden nicht festgestellt.

L-Tryptophan

L-Tryptophan ist eine Aminosäure (das heißt ein Baustein von Eiweißen), die mit der Nahrung täglich in Mengen von 0,5–2 g aufgenommen wird. Seit Jahren gibt es Berichte, die auf eine schlaffördernde Wirkung von L-Tryptophan hinweisen. Diese Substanz ist bestenfalls ein schwaches Schlafmittel. In neueren Untersuchungen an Schlafgestörten wurde festgestellt, dass eine Schlafmittelwirkung erst nach einer mehrtägigen Einnahme auftrat. Es ist möglich, dass eine begrenzte Gruppe der Bevölkerung auf L-Tryptophan anspricht.

Alkohol

Alkoholische Getränke gehören zu den beliebtesten Hausmitteln gegen Schlafstörungen. Obschon auch hier „harte Daten" fehlen, ist doch anzunehmen, dass ein „Schlummertrunk" in vielen Fällen das Einschlafen begünstigt. Kleine Mengen von Alkohol wirken aber zu schwach zur Behandlung ernsthafter Schlafstörungen.

Erhöht man die Dosis, nimmt die Wirkung zwar zu, doch bleibt sie meistens trotzdem auf die erste Nachthälfte beschränkt. Außerdem verschlechtert sich die Schlafqualität,

Wichtiger Hinweis

Schlafmittel sind wirksame Medikamente, die die Schlafregulation und andere Gehirnfunktionen beeinflussen. Sie sollten deshalb nicht leichtfertig eingenommen werden, sondern nur dann, wenn eine erwiesene Notwendigkeit besteht. Dabei ist es wichtig, die Dosis so klein wie möglich zu halten und den Gebrauch auf eine möglichst kurze Zeitdauer zu beschränken, auch aufgrund der Erfahrung, dass bei einer längeren Anwendung die Wirksamkeit nachlässt.

die erforderlichen Tiefschlafphasen werden nicht erreicht – und Katersymptome gehören zu den bekannten und unerwünschten Nachwirkungen.

Schlafmittel als Notlösung

In manchen Fällen ist der Einsatz von Schlafmitteln unumgänglich. Keinesfalls sollten eigenständig Schlafmittel eingenommen werden. Dies ist längerfristig eher schädlich. Viele Schlafmittel sind hochwirksame Medikamente, die nur bei exakter Indikationsstellung durch einen Arzt Sinnvolles bewirken können.

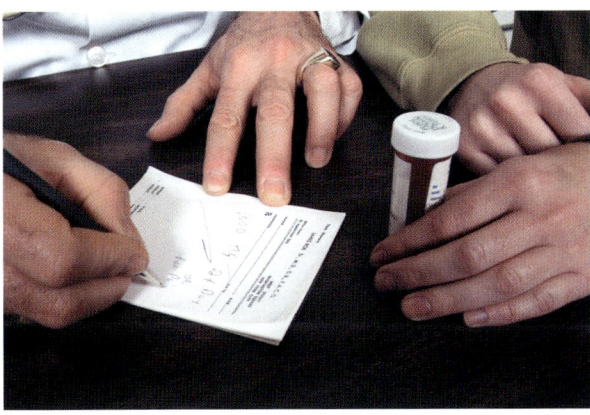

Abb. 12.7: Leider werden Schlafmittel heute viel zu häufig verschrieben.

In der Öffentlichkeit, in den Medien etc. wird immer wieder vor der Anwendung von Schlaf- und Beruhigungsmitteln gewarnt. Diese Warnungen beziehen sich oft auf die Gefahr einer potenziellen Abhängigkeit von diesen Präparaten. Neben dieser Gefahr besteht auch das Risiko des unerwünschten Eingriffs in den natürlichen Tag-/Nacht-Rhythmus. Es bestehen erhebliche Risiken in der Schwangerschaft, außerdem ist die Unfallgefahr im Straßenverkehr und beim Bedienen von gefährlichen Maschinen erhöht.

Anforderungen an ein „ideales" Präparat

- *Der natürliche Schlaf und seine biologischen Prozesse sollten nicht beeinflusst werden.*
- *Die Belastung für den Stoffwechsel sollte möglichst gering sein.*
- *Das Abhängigkeitspotenzial sollte so gering wie möglich sein.*
- *Es sollte nur eine geringe Ansammlung im Körper stattfinden.*
- *Am nächsten Morgen sollte es möglichst keinen Wirkungsüberhang geben.*
- *Bei plötzlichem Absetzen sollten keine Probleme auftreten.*
- *Es sollte nur wenig Nebenwirkungen geben.*
- *Die Wechselwirkungen mit anderen Medikamenten sollten so gering wie möglich sein.*

Dennoch sind Medikamente zur Unterstützung in bestimmten Situationen erforderlich, um größeren Schaden zu verhindern oder um kurzzeitige Hilfe zu geben.

Es besteht für alle eine schleichende Gefahr

- der Gewöhnung an das Schlafmittel/Medikament,

- der sinnlosen Dosissteigerung bei nachlassender Wirkung,

- von Entzugssymptomen bei Absetzen des Präparates.

Die Abhängigkeit

Bereits nach wenigen Wochen kann sich bei einer regelmäßigen Einnahme von Schlafmitteln eine folgenschwere Abhängigkeit einstellen, die oft von den Betroffenen viel zu spät erkannt wird. Daher haben wir im Folgenden die wichtigsten Anzeichen einer Schlafmittelabhängigkeit zusammengestellt:

- Sie nehmen die Tabletten schon länger und in höheren Dosen als beabsichtigt.

- Sie haben erfolglos versucht, die Einnahme zu verringern oder ganz auszusetzen.

- Sie verwenden einiges an Zeit für die Beschaffung.

- Sie fühlen sich in Ihrem täglichen Leben durch die Tabletten beeinträchtigt.

- Ihre Aktivitäten im Freundeskreis und Ihre Berufsfähigkeit leiden unter der Einnahme der Tabletten. Dennoch nehmen Sie sie weiterhin ein.

- Sie haben körperliche Probleme durch die Droge.

- Sie bekommen Entzugserscheinungen wie Angst- und Erregungszustände, Schweißausbrüche, Zittern oder Durchfall, wenn sie keine Tabletten nehmen.

- Sie bekämpfen diese Entzugserscheinungen mit den Tabletten.

Entzugsbehandlungen sollten immer unter ärztlicher Aufsicht durchgeführt werden. Wichtig ist nicht nur, die Sucht zu bekämpfen, sondern auch begleitende Maßnahmen sind von großer Bedeutung. Zu ihnen gehören:

- Einbeziehung der Lebenspartner und Angehörigen,

- Entspannungs- und Selbstsicherheitstraining,

- sinnvolle Freizeitgestaltung,

- Teilnahme an einer Selbsthilfegruppe.

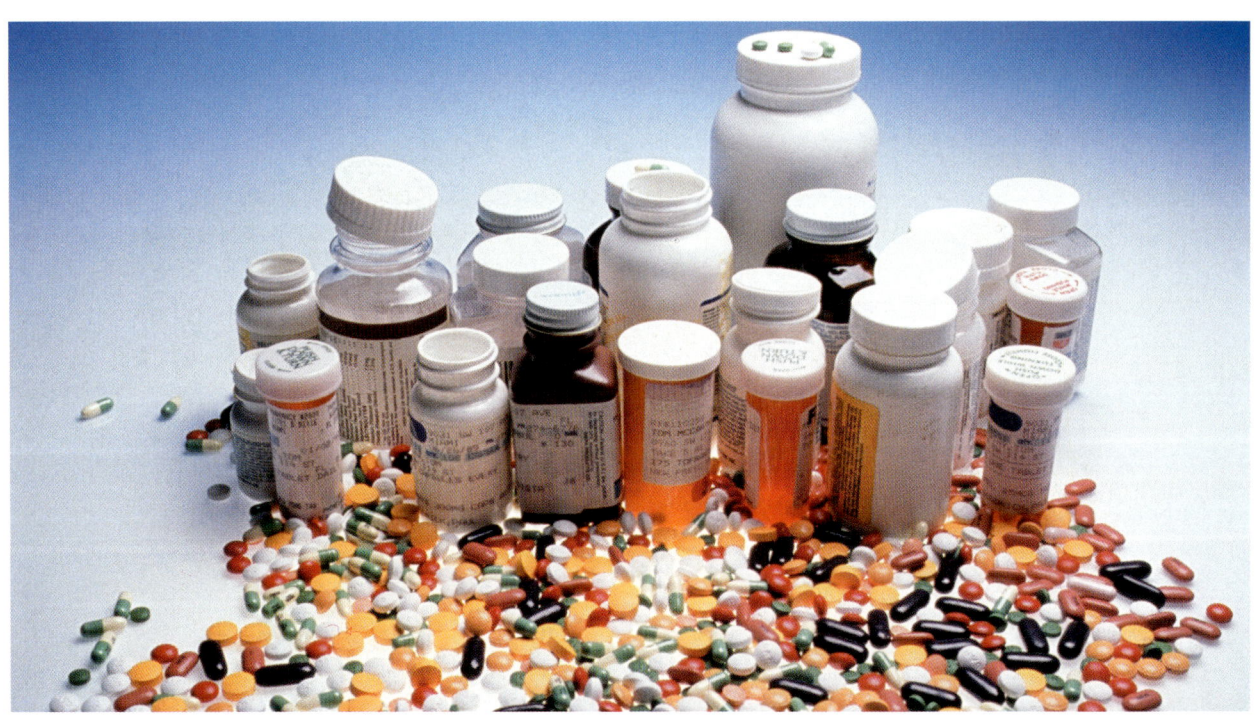

Abb. 12.8: *Eine Abhängigkeit führt zu einem immer größeren Bedarf an Schlafmitteln.*

Der Weg zum besseren Schlaf

Die wichtigsten Schlaftipps

Was kann man gegen Schlafstörungen unternehmen? Soll man den Arzt aufsuchen oder auf eigene Faust Maßnahmen ergreifen? Sind Schlafmittel die einzig wirksame Lösung oder gibt es noch andere Möglichkeiten? Führen Schlafstörungen zu gesundheitlichen Schädigungen? Wenn der Schlaf während ein bis zwei Nächten gestört ist, reagieren manche Leute schon mit Sorge und Angst und befürchten nachteilige gesundheitliche Auswirkungen. Diese Befürchtungen sind unbegründet. Kurz dauernde, gelegentlich auftretende Schlafstörungen kommen bei den meisten Menschen vor und bedürfen keiner speziellen Behandlung, da sie gewöhnlich von selbst verschwinden. Auch die sich dadurch ergebende Verkürzung der Schlafdauer hat keine ernsthaften Auswirkungen auf Befinden oder Gesundheit.

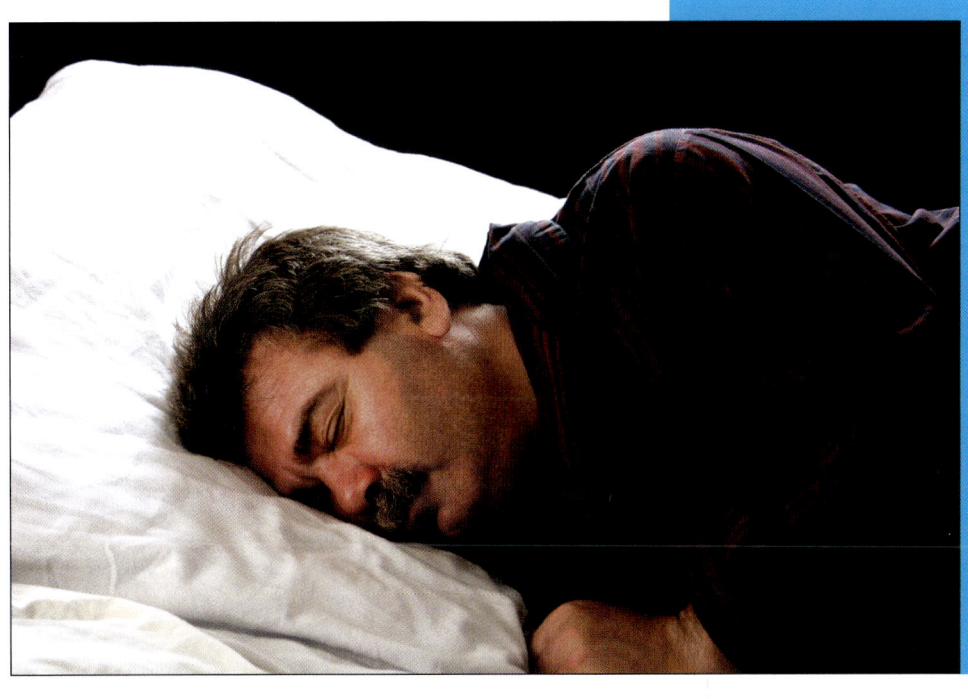

Die wichtigsten Schlaftipps

Liegen Sie nachts oft wach? Wachen Sie morgens zu früh auf oder schlafen Sie erst gar nicht ein? Das muss nicht sein. Wenn Sie die folgenden Tipps beherzigen und in Ihrem Tages- beziehungsweise Nachtablauf berücksichtigen, kehrt auch bei Ihnen nachts wieder Ruhe ein.

1. Gehen Sie möglichst häufig zur gleichen Zeit ins Bett und stehen Sie zur gleichen Zeit auf. Guter Schlaf braucht einen Rhythmus.

2. Legen Sie sich nur dann ins Bett, wenn Sie wirklich müde sind. Sich ins Bett zu legen, wenn man noch nicht müde ist, garantiert keinen Einschlaferfolg. Die Gefahr, dass es wieder nicht klappt, ist viel zu groß.

3. Verzichten Sie auf einen Mittagsschlaf.

4. Nutzen Sie das Bett nur zum Schlafen und für Sex. Verweilen Sie nicht länger im Bett als nötig, um danach ausgeruht zu sein. Verzichten Sie auf Radio oder Fernsehen im Schlafzimmer, denn eine solche Ablenkung gefährdet die innere Kopplung von Bett und Schlaf.

5. Fachbücher oder Horrorbücher sind keine geeignete Schlaflektüre. Jeder Druck und Stress, den man sich macht, verhindert das Einschlafen.

6. Genießen Sie Alkohol nur in geringen Mengen – und besser 2–3 Stunden vor dem Schlafengehen als Hilfe zur Entspannung. Diese Vorgehensweise fördert dann den normalen Schlaf, wenn der Alkohol bereits abgebaut ist. Alkohol nimmt dem Schlaf nämlich die Erholungswirkung.

7. Lärmbelästigung führt oft zu einer starken Beeinträchtigung des Nachtschlafs. Selbst ohne Erwachen kann Lärm zu einer Störung in den Schlafphasen führen. Wachsohrkügelchen wie Ohropax werden von manchen Menschen schlecht vertragen, besser sind zugeschnittene Polymerweichschaum-Kunststoffröllchen wie Hansaplast-Lärmstopp oder andere spezielle Ohrstöpsel. Etwas weniger wirksam, manchmal aber auch weniger störend, ist Gehörschutzwatte.

8. Regelmäßiges körperliches Training sollte am Vormittag oder Nachmittag stattfinden, und nicht in den letzten drei Stunden vor dem Schlafengehen. Untätigkeit fördert Schlafstörungen, körperliche Ermüdung fördert den Schlaf. Geistige Aktivitäten zu später Stunde können hingegen die gefürchtete Kombination von „müde und überdreht" herbeiführen. Aber auch körperliche Überforderung kann die gleichen Folgen nach sich ziehen.

9. Lässt sich die Überforderung für einige Zeit nicht umgehen, empfiehlt sich der Einsatz von Entspannungsverfahren, wie beispielsweise autogenes Training.

10. Ein kühles, gut gelüftetes und verdunkeltes Schlafzimmer sowie ausreichend Frischluft fördern den Schlaf. Ideal ist eine Raumtemperatur von etwa 15–17 °C für Erwachsene.

11. Früherwachen kann ein Symptom einer schweren Depression sein. Dann muss natürlich diese speziell behandelt werden. Wenn sich aber keine Ursache dafür findet, versuchen Sie, später ins Bett zu gehen. Wer kontinuierlich etwas später das Bett aufsucht, z. B. jeden Tag 15 Minuten, wird nach und nach auch sein Früherwachen in Richtung der erwünschten Uhrzeit verlegen.

12. Bei Einschlafstörungen kann es helfen, einfach regelmäßig immer etwas früher aufzustehen und dadurch die Nachtschlafzeit zu verkürzen. Dies ist anfangs zwar etwas lästig, aber durch den erhöhten Schlafdruck verbessern sich die Einschlafstörungen mit der Zeit zumeist dauerhaft. Es macht keinen Sinn, stattdessen den Mittagsschlaf auszudehnen.

13. Durchschlafstörungen: Das Wichtigste ist hier die persönliche Einstellung. In der Regel handelt es sich um kurzfristige Schlafunterbrechungen. Wer gelernt hat, diese Situation hinzunehmen oder das Beste daraus zu machen, hat mehr getan, als nur für sein Wiedereinschlafen zu sorgen. Als Grundsatz gilt: Wer den Schlaf erzwingen will, verscheucht ihn zwangsläufig durch diese Anstrengung.

14. Sehen Sie nachts nicht auf den Wecker. In Schlaflaboruntersuchungen überschätzen viele Patienten ihre Wachzeit nachts erheblich.

15. Ein- und Durchschlafschwierigkeiten, die nur wenige Tage andauern, werden häufig durch Aufregung oder Stress verursacht. Viele schlafen von Sonntag auf Montag aus Angst vor der anstrengenden Woche schlecht. Diese Schlafstörungen richten keinen Schaden an und regulieren sich von alleine.

16. Man sollte weder hungrig noch mit einem zu vollen Bauch schlafen gehen. Es gibt Menschen, die, wenn sie nachts erwachen, etwas essen oder trinken müssen. Man sollte es dann bei kleinen Mahlzeiten belassen.

17. Fast alle Menschen benötigen eine „Zwischenzeit", die den Stress des Tages von der Regeneration der Nacht trennt.

18. Nicht nur für Kleinkinder ist es sinnvoll, das Schlafengehen zu einem zwanglosen Ritual auszubauen.

19. Menschen, die unter chronisch kalten Füßen leiden und dadurch keinen Schlaf finden, sollten Wechselbäder für die Füße oder temperaturansteigende Fußbäder mit einschleichendem Wärmereiz versuchen.

20. Man kann nur sehr begrenzt „auf Vorrat" schlafen. In der Regel funktioniert dies schon deshalb nicht, weil das Vorschlafen mit einem Erwartungsdruck verbunden ist, der das Einschlafen meist zuverlässig verhindert.

21. Verlängerter Schlaf ohne vorhergehenden Schlafmangel führt häufig zu einem unangenehmen lethargischen Zustand, der nicht selten mehrere Stunden anhält. Es empfiehlt sich daher, den Schlaf nicht zu sehr auszudehnen, zumal man – wie bereits gesagt – schlecht „auf Vorrat" schlafen kann.

22. Ein Schlafdefizit kann schon durch relativ wenig Zusatzschlaf kompensiert werden. Nach einer durchwachten Nacht beträgt die Schlafdauer des Erholungsschlafes keineswegs 16 Stunden, sondern allenfalls zehn oder elf Stunden. Der Schlaf ist in diesem Falle „intensiver".

23. Selbstverständlich sollte man nicht in einem ungemütlichen Bett mit durchgelegener Matratze und zu kurzer Bettdecke schlafen. Achten Sie daher auf eine gute Matratze und ein gutes Lattenrost, und lassen Sie sich im Fachhandel eingehend beraten. Übrigens kann man hier wirklich am falschen Ende sparen.

Register